主编 黎贞豪 周敏

传统医学师承人员出师和确有专长人员考核

应试指南

全国百佳图书出版单位
中国中医药出版社
·北京·

图书在版编目（CIP）数据

传统医学师承人员出师和确有专长人员考核应试指南/黎贞豪，周敏主编 . -- 北京：中国中医药出版社，2024. 12.（2025.4重印）-- ISBN 978 - 7 - 5132 - 8931 - 3

Ⅰ. R2

中国国家版本馆 CIP 数据核字第 2024MB1313 号

中国中医药出版社出版

北京经济技术开发区科创十三街 31 号院二区 8 号楼
邮政编码　100176
传真　010 - 64405721
河北联合印务有限公司印刷
各地新华书店经销

开本 787×1092　1/16　印张 23　字数 517 千字
2024 年 12 月第 1 版　2025 年 4 月第 2 次印刷
书号　ISBN 978 - 7 - 5132 - 8931 - 3

定价　139. 00 元
网址　www. cptcm. com

服 务 热 线　010 - 64405510
购 书 热 线　010 - 89535836
维 权 打 假　010 - 64405753

微信服务号　zgzyycbs
微商城网址　https://kdt. im/LIdUGr
官 方 微 博　http://e. weibo. com/cptcm
天猫旗舰店网址　https://zgzyycbs. tmall. com

如有印装质量问题请与本社出版部联系 (010 - 64405510)

《传统医学师承人员出师和确有专长人员考核应试指南》
编委会

导师寄语

（以姓氏笔画为序）

姓名	执业地点	职称	祝福语
王文智	南宁市武鸣区中医医院	副主任医师	努力只能及格，拼命才会优秀
韦月梅	南宁市武鸣区中医医院	副主任医师	行医德为先，服务人为本
韦江林	广西壮族自治区民族医院	副主任医师	努力造就实力，态度决定高度
韦震红	广西壮族自治区中医药研究院门诊部	主治医师	对待试题，冷静乐观；对待考试，认真自信
毛桂春	灵川县中医医院	主任医师	医学知识是学来的、技术是练来的、医德情操是修来的
文莉明	梧州市龙圩区中医医院	副主任医师	永远清楚，不是只有你一个人在努力
石林勇	灵川县中医医院	副主任医师	不要等待机会，而要创造机会
卢 文	南宁市第七人民医院	主治医师	苦中有乐求学路，难上生欢读书人
叶菊珍	南宁德心医养桂雅综合门诊部	主治医生	重要的不是已经掌握的知识，而是愿意不断深造的态度
兰宇静	北京汉方静远中医药研究院	副主任医师	德医双馨，济世怀仁
兰爱珍	南宁市第七人民医院	副主任医师	仁心仁术，大医精诚
吕春燕	广西壮族自治区中医药研究院门诊部	副主任医师	勤奋的人，善于利用时间；懒惰的人，总是没有时间
全晓艳	灵川县全晓艳中医诊所	副主任医师	相信自己，你能作茧自缚，就能化茧成蝶
安 平	南宁市妇幼保健院	主任医师	医病非难，难在疑似之辨。不可人云亦云，随波逐流，误人匪浅
纪家宁	南宁市第八人民医院	副主任医师	医为仁术，必具仁心
李小勇	灵川县中医医院	主任医师	如果把才华比作剑，那么勤奋就是磨刀石
李小峰	广西骨伤医院	副主任医师	行动，就是最好的消化法
李其虎	南宁市第七人民医院	副主任医师	求学将以致用，读书先在虚心
李绪贵	南宁市第七人民医院	副主任医师	成功的秘诀就是每天要比别人多努力一点
李朝辉	南宁市第七人民医院	副主任医师	愿你们插上勤奋的双翼，遨游知识的天宇，学有所成
李鼎斌	广西骨伤医院	主任医师	勤奋出聪明，博学出智慧；多练出技巧，巧思出硕果
杨力强	广西中医药大学第一附属医院	主任医师	宝剑锋从磨砺出，梅花香自苦寒来

姓名	执业地点	职称	祝福语
杨名群	广西南宁朝阳大药房连锁有限责任公司中东路分店南宁中医诊所	副主任医师	奋斗没有终点，任何时候都是一个起点
杨瑞春	南宁市青秀区东葛社区卫生服务中心	副主任医师	平凡的脚步也可以走完伟大的旅程
肖群杰	永福县中医医院	副主任医师	人好学，虽死犹存；不学者，虽存犹灭
何立强	永福县中医医院	副主任医师	一分耕耘，一分收获；要收获得好，必须耕耘得好
沙秀	南宁市红阳诊所	主治医师	博学之，审问之，慎思之，明辨之，笃行之
张栋	广西骨伤医院	副主任医师	祝同学们承古纳今，厚德精医，传承岐黄薪火，弘扬国医精髓
陈红	北京汉方静远中医药研究院	主治医师	学中医必须博览群书，从医方能心系千家忧与乐，诊治应胸怀百姓冷与暖
陈健	广西壮族自治区中医药研究院门诊部	副主任医师	学医者，不可无情。学中医，不可无心
陈小刚	广西壮族自治区国际壮医医院	主任医师	传承岐黄医术，呵护百姓健康
陈仁年	北京汉方静远中医药研究院	副主任医师	学习前辈，博采众方，继承和发掘中医精髓，早日成为合格的中医人
陈春华	南宁市第七人民医院	副主任医师	学医之路，漫长而曲折，但只要心怀热爱和努力，每一步都会向着光明迈进
陈健玲	南宁陈健玲中医诊所	执业医师	争分夺秒巧复习，勤学苦练创佳绩
易毅	资源县资源镇卫生院	副主任医师	天道酬勤，精益求精，只争朝夕
罗玉	广西中医药大学第一附属医院门诊部	主治医师	自古以来，学有建树的人，都离不开一个"苦"字
周利	永福县中医医院	副主任医师	不管什么时候，学习都不晚
周永喜	扶绥县中医医院	副主任医师	能为梦想而吃苦是一件多么酷的事情啊
周秀远	灵川县中医医院	副主任医师	种一棵树最好的时间是十年前，其次是现在
胡善乐	南宁胡善乐中医诊所	主治医师	欲救人学医则可，欲谋利而学医不可
钟勇	南宁润和中医诊所有限公司江南润和中医诊所	主治医师	行动是成功的阶梯，行动越多，登得越高
钟丽雁	广西国际壮医医院	副主任医师	不读书则愚，不思考则浅；不多练则生，不巧用则钝
秦文付	灵川县中医医院	副主任医师	医者，书不熟则理不明，理不明则识不精
莫智珍	南宁市第七人民医院	主任医师	药山有路勤为径，医海无涯苦作舟
黄与冲	永福县中医医院	副主任医师	知识需要反复探索，土地需要辛勤耕耘
黄卫强	南宁市第七人民医院	副主任医师	悬壶济世，造福苍生
黄卡荣	南宁上水湾诊所	副主任医师	自古圣贤，盛德大业，未有不由学而成者也
黄晓清	南宁市生源堂黄晓清中医诊所	主治医生	说到不如做到，要做就做最好

姓名	执业地点	职称	祝福语
黄慧仪	广西壮族自治区中医药研究院门诊部	主治医师	医学知识如海洋，学无止境。愿后浪推前浪，创造奇迹
章恒	广西医大开元埌东医院	主任医师	放弃不难，但坚持一定很酷
梁彦勤	扶绥县中医医院	副主任医师	古之立大事者，不唯有超世之才，亦必有坚忍不拔之志
曾润清	永福县中医医院	主任医师	要想遇见伯乐，还不如使自己变成千里马
游学兴	南宁市社会福利院	副主任医师	吃得苦中苦，方为人上人
谢富荣	广西骨伤医院	主任医师	只要来日可期，今天就值得欣喜
蓝彬林	南宁蓝彬林中医诊所	执业医师	数载艰辛，一朝定乾坤，赢得似锦前程
赖吉珍	桂平市中医医院	主任医师	把苦、累、怨留给自己，将乐、安、康送给患者
廖金生	南宁市第七人民医院	副主任医师	祝汉方静远中医连锁的莘莘学子学有所成，青出于蓝而胜于蓝
谭树生	广西壮族自治区民族医院	主任医师	传承中医药，造福周边人
黎芳	南宁市第七人民医院	副主任医师	长风破浪会有时，直挂云帆济沧海
黎柱明	南宁黎柱明中西医诊所	主治医师	与其苟延残喘，不如纵情燃烧
潘小霞	南宁市第七人民医院	主任医师	希望弟子们努力学好中医经典和现代医学基础，以百姓心为心，造福人民，做明医

前　言

　　2007年，卫生部颁布《传统医学师承人员出师和确有专长人员医师资格考核考试办法》（卫生部令第52号，简称为"师承"政策）。广西的师承工作开展于2010年，在广西中医学院（现广西中医药大学）成人教育学院筹备立项。2011年广西中医学院正式按照"师承"政策招收社会上从事多年中医实践的工作人员，开展系统的有师承特点的培训工作。

　　2014年，由我负责组织系统培训的第一批师承考生考试通过率为83.4%。后来，越来越多考生通过"师承"政策获得执业医师资格。至此，我才开始系统整理培训工作中的有用经验。师承考生往往重视中医验方、验法，掌握一定的实践经验，但缺乏对中医理论知识的系统掌握。虽然考试大纲一直没有调整，但我仍然结合每年考生的真实反馈，不断优化培训内容和模式，调整培训教材。经过十余年的不断积累，我们的培训教材蜕变为《传统医学师承人员出师和确有专长人员考核应试指南》（后简称为"《指南》"），我们也形成了一套完善的、经多年验证有效的非学历中医师承人才培养模式（注重医药并举、注重长期实践、注重带教传承）。

　　一是注重医药并举。以往在传统教学中，教学设计和教学大纲参考规定学历中医本科的培养模式，简单地比对考核大纲，将中医部分的教学内容直接用于师承培训教学工作。随着教学工作的深入，我们在师承学员临床实践的学习内容中增加了只有中药学专业才有的采药认药、中药炮制、膏丸散剂制作、中药饮片品质、道地药材和伪劣假药鉴别等相关课程，并要求学员完成捡药、煎药、中药制备、饮片维护等工作，使学员在学习精力、学习态度上，将学医和学药置于同等重要的位置。

二是注重长期实践。①跟师实践。在以往的培训工作中，我们要求学员完成连续 3 年，每年至少 2 个月的跟师学习。在实际中，我们有一半以上的学员会主动延长跟师周期，有 5% ~ 10% 的学员在完成师承考核后常年在导师门诊跟师学习。②学徒实践。在师承考试之前，我们要求学员在临床专业导师的指导下，以医疗辅助工作人员的身份参与临床实践，负责一些简单的治疗手法、抄方等工作。③临床实践。通过师承考试后，我们提供多家中医诊所及医疗机构供学员进行临床实践，如这个跟诊周期的学员能力相对完善，则可以通过实践，进一步为执业助理医师考试做准备。

三是注重带教传承。①我们需要在中医医疗机构中，对临床专业导师的学术医术进行传承。这不仅是国家对通过师承途径考取执业医师的基本要求，也是中医医生初步形成诊疗观念的重要环节。②我们通过延长跟诊周期来加深学员对临床的认识，让学员认识到中医是一门需要终身学习的学科，让学员真正进入中医行业后形成不断求学、不断提升的治学精神。③我们同时开展内治法与外治法的教学实践工作。我们在 13 年的培训工作中发现，很多学员过早规划自己的职业生涯，过早地选定了专科方向。我们建议初学中医者，要用开放的心态去学习内治法及外治法，更全面地感受中医。为此，我们坚持常年定期举办公益讲座，让学员有更多机会接触到中医治病、中医养生的方法。

在此，特别鸣谢黎之江老先生与安平主任医师。黎之江老先生于 2007 年至 2009 年收集了大量以师承方式学习传统医学或经多年传统医学临床实践医术确有专长而不具备医学专业学历的人员信息，最终促成 2010 年广西中医学院（现广西中医药大学）开展师承班，并持续十年推动这本书的编写，对本书的出版作出了突出贡献。还要特别鸣谢安平主任医师，在我工作迷茫时，他总是耐心为我答疑解惑。安主任严谨的治学态度对我产生了深远的影响。同时，感谢周敏、王佳鑫、符致坚，他们每年汇总的中医师承工作经验为本书的出版提供了第一手数据；感谢梁兆斌、何亚楠、李远超、张玉洁在基础学科部分的编写修订中投入的大量精力和时间；感谢罗玳红、向鑫、周罗林、杨海涛、陈振锋、谷云青、池响峰、林观梅、张瑾、李晶晶在实体医疗机构中大力开展创新性中医师承工作所做出的贡献，他们为本书提供了临床支撑；感谢韦宇清、刘玲玲、余瑾、谭玲、苏东鸣为本书所做的校对工作。

本书虽历经十年实践与多次编审，但仍难免存在不足，恳请各位同道提出宝贵意见，以便再版时修订完善。

黎贞豪

2024 年 12 月

编写说明

本书基于《传统医学师承和确有专长人员医师资格考核考试办法》（卫生部令第52号）的有关规定，严格按照考核大纲编写，主要参考书目为《传统医学师承人员出师和确有专长人员考核指导》及中国中医药出版社出版的"十三五""十四五"规划教材。

鉴于全国的师承出师考核考试为各省依据本省（自治区）自身实际情况组织当地考试中心出题，所使用的参考文献和出题依据各有不同。这导致个别考题答案以及解释会有表述上的差异。建议考生在使用本《指南》复习的过程中，如果遇到有疑问的考点知识，可以扫描本《指南》封底提供的二维码，联系客服进行咨询。同时，建议使用本《指南》的考生同时参考本省中医类院校大专、本科阶段中医类专业使用的教材作为参考书共同作为复习备考的指导用书。

本书根据考试要求，按考核科目，共分为九章（中医基础理论、中医诊断学、中药学、方剂学、针灸学、中医内科学、中医外科学、中医儿科学、中医妇科学），并在最后附送两套模拟试卷，供考生模拟练习。

本书采用文字、表格、思维导图和记忆口诀等形式，将高频考点、常见考点、基础考点一一讲解给考生。以下为各部分内容的使用建议。

【中医基础理论】这部分内容是基础中的基础，出现在《指南》的知识点都是常考的知识点。我们借助一些示意图和表格对中医基础理论的基础知识进行整理，便于考生记忆。

【中医诊断学】同上，《指南》中所概括的知识点都是考点，我们通常告诉考生通读3遍以上只能形成"印象记忆"，通读7遍才能形成"基础记忆"。这部分用表格体现的知识点是高频考点，考生应重点加强记忆。

【中药学】考生在复习中药学的时候，可以扫描页面上的二维码，借助链接中呈现的中药图片进行多维记忆，并借助文中的方歌进行强化记忆，提高记忆效率。

【方剂学】这部分特别需要加强记忆的是"通关记忆"部分，我们提供一些反映较实用的歌诀给考生反复诵读，考生可以增强方剂部分的复习。另外，部分方剂中出现"配伍特点"的讲解，部分没有。考生不应忽视，反而需加强记忆。

【针灸学】考生在复习针灸学的时候，可以扫描页面上的二维码，借助链接中呈现的经络循行动图来加强对穴位的定位记忆（标红的穴位是考核内容）；并结合我们提供的思维导图对考点进行完整记忆。复习时，考生可以用手机浏览经络循行动图，图中每显示标红一个穴位，就诵读一个穴位的定位主治内容，以此来提高记忆效率。同样地，这部分以表格形式呈现的知识点都是高频考点，考生还需对头痛、落枕、肩痹、腰痛、痹证的主症、治法、主穴、配穴进行强化记忆。

【临床部分】即中医内科学、中医外科学、中医儿科学、中医妇科学部分。对于这部分内容，《指南》中并无取巧的强化记忆的方法，我们倡导学员在临床中通过实践强化记忆，将重点病证做成自学笔记、跟师笔记，要求学员在长期实践中主动接触考试要求掌握的病证，要求老师遇到重点病证重点带教，让学员在实践中掌握。

综上，本书可以作为一本指引目录，跟随考生的多元复习计划，帮助考生梳理自己的知识缺陷并补充完整，以形成考生自己的应考知识储备。有时间和精力的学员还可以通过扫描封底二维码咨询线下集训、线上助学等增值服务。我们希望考生通过使用本书，在复习中不断检验和印证，完善不足，顺利通过师承出师考试。

《传统医学师承人员出师和确有专长人员考核应试指南》编委会
2024 年 12 月

目 录

第一章　中医基础理论 ………………………………… 1

第一单元　中医学理论体系的主要特点 ………………… 3

第二单元　精气学说 ……………………………………… 3

第三单元　阴阳学说 ……………………………………… 4

第四单元　五行学说 ……………………………………… 6

第五单元　五脏 …………………………………………… 8

第六单元　六腑 …………………………………………… 11

第七单元　奇恒之腑 ……………………………………… 13

第八单元　气、血、津液 ………………………………… 14

第九单元　经络 …………………………………………… 16

第十单元　病因 …………………………………………… 17

第十一单元　发病 ………………………………………… 20

第十二单元　病机 ………………………………………… 21

第十三单元　防治原则 …………………………………… 23

第二章　中医诊断学 …………………………………… 27

第一单元　中医诊断疾病的三大原则 …………………… 29

第二单元　问诊 …………………………………………… 29

第三单元　望诊 …………………………………………… 33

第四单元　望舌 …………………………………………… 39

第五单元　闻诊 …………………………………………… 42

第六单元　脉诊 …………………………………………… 44

第七单元　按诊 …………………………………………… 46

第八单元　八纲 …………………………………………… 47

第九单元　病性辨证 ……………………………………… 49

第十单元　脏腑辨证 ……………………………………………… 51

第三章　中药学 …………………………………………………………… 57

第一单元　性能理论 ……………………………………………… 59

第二单元　中药的配伍 …………………………………………… 61

第三单元　中药的用药禁忌 ……………………………………… 62

第四单元　中药的剂量与用法 …………………………………… 62

第五单元　解表药 ………………………………………………… 63

第六单元　清热药 ………………………………………………… 67

第七单元　泻下药 ………………………………………………… 71

第八单元　祛风湿药 ……………………………………………… 73

第九单元　化湿药 ………………………………………………… 75

第十单元　利水渗湿药 …………………………………………… 76

第十一单元　温里药 ……………………………………………… 78

第十二单元　理气药 ……………………………………………… 79

第十三单元　消食药 ……………………………………………… 80

第十四单元　驱虫药 ……………………………………………… 81

第十五单元　止血药 ……………………………………………… 82

第十六单元　活血祛瘀药 ………………………………………… 84

第十七单元　化痰止咳平喘药 …………………………………… 86

第十八单元　安神药 ……………………………………………… 89

第十九单元　平肝息风药 ………………………………………… 91

第二十单元　开窍药 ……………………………………………… 93

第二十一单元　补虚药 …………………………………………… 94

第二十二单元　收涩药 …………………………………………… 99

第二十三单元　攻毒杀虫止痒药 ………………………………… 101

第四章　方剂学 …………………………………………………………… 103

第一单元　总论 …………………………………………………… 105

第二单元　解表剂 ………………………………………………… 106

第三单元　泻下剂 ………………………………………………… 109

第四单元　和解剂 ………………………………………………… 111

第五单元　清热剂 ………………………………………………… 113

第六单元　祛暑剂 ………………………………………………… 117

第七单元　温里剂 ………………………………………………… 118

第八单元　补益剂 ………………………………………………… 121

第九单元　固涩剂 ………………………………………………… 125

第十单元　安神剂 ……………………………………………………… 127

第十一单元　开窍剂 ……………………………………………………… 129

第十二单元　理气剂 ……………………………………………………… 130

第十三单元　理血剂 ……………………………………………………… 132

第十四单元　治风剂 ……………………………………………………… 135

第十五单元　治燥剂 ……………………………………………………… 137

第十六单元　祛湿剂 ……………………………………………………… 139

第十七单元　祛痰剂 ……………………………………………………… 143

第十八单元　消食剂 ……………………………………………………… 145

第十九单元　驱虫剂 ……………………………………………………… 147

第五章　针灸学 …………………………………………………………… 149

第一单元　经络系统的组成 ……………………………………………… 151

第二单元　经络的作用和经络学说的临床应用 ………………………… 152

第三单元　腧穴的分类 …………………………………………………… 152

第四单元　腧穴的主治特点和规律 ……………………………………… 153

第五单元　腧穴的定位方法 ……………………………………………… 154

第六单元　手太阴肺经 …………………………………………………… 155

第七单元　手阳明大肠经 ………………………………………………… 156

第八单元　足阳明胃经 …………………………………………………… 157

第九单元　足太阴脾经 …………………………………………………… 158

第十单元　手少阴心经 …………………………………………………… 159

第十一单元　手太阳小肠经 ……………………………………………… 160

第十二单元　足太阳膀胱经 ……………………………………………… 161

第十三单元　足少阴肾经 ………………………………………………… 163

第十四单元　手厥阴心包经 ……………………………………………… 164

第十五单元　手少阳三焦经 ……………………………………………… 165

第十六单元　足少阳胆经 ………………………………………………… 166

第十七单元　足厥阴肝经 ………………………………………………… 167

第十八单元　督脉 ………………………………………………………… 168

第十九单元　任脉 ………………………………………………………… 169

第二十单元　奇穴 ………………………………………………………… 170

第二十一单元　灸法 ……………………………………………………… 171

第二十二单元　其他针法 ………………………………………………… 172

第二十三单元　毫针刺法 ………………………………………………… 172

第二十四单元　针灸治疗 ………………………………………………… 177

第二十五单元　头面躯体病证 …………………………………………… 178

第二十六单元　内科病证 …………………………………………………… 182

第二十七单元　妇儿科病证 ………………………………………………… 189

第二十八单元　皮外骨伤、五官科病证 …………………………………… 192

第六章　中医内科学 ……………………………………………………………… 197

第一单元　感冒 ……………………………………………………………… 199

第二单元　咳嗽 ……………………………………………………………… 200

第三单元　哮病 ……………………………………………………………… 201

第四单元　喘证 ……………………………………………………………… 202

第五单元　肺痈 ……………………………………………………………… 203

第六单元　心悸 ……………………………………………………………… 204

第七单元　胸痹 ……………………………………………………………… 205

第八单元　不寐 ……………………………………………………………… 206

第九单元　癫狂 ……………………………………………………………… 207

第十单元　痫病 ……………………………………………………………… 208

第十一单元　胃痛 …………………………………………………………… 209

第十二单元　呕吐 …………………………………………………………… 210

第十三单元　腹痛 …………………………………………………………… 211

第十四单元　泄泻 …………………………………………………………… 212

第十五单元　痢疾 …………………………………………………………… 213

第十六单元　便秘 …………………………………………………………… 215

第十七单元　胁痛 …………………………………………………………… 216

第十八单元　黄疸 …………………………………………………………… 216

第十九单元　臌胀 …………………………………………………………… 218

第二十单元　头痛 …………………………………………………………… 219

第二十一单元　眩晕 ………………………………………………………… 220

第二十二单元　中风 ………………………………………………………… 221

第二十三单元　水肿 ………………………………………………………… 223

第二十四单元　淋证 ………………………………………………………… 224

第二十五单元　郁证 ………………………………………………………… 225

第二十六单元　血证 ………………………………………………………… 226

第二十七单元　消渴 ………………………………………………………… 227

第二十八单元　痹证 ………………………………………………………… 228

第七章　中医外科学 ……………………………………………………………… 231

第一单元　中医外科疾病的病因病机 ……………………………………… 233

第二单元　中医外科疾病辨证 ……………………………………… 233

第三单元　中医外科疾病治法 ……………………………………… 236

第四单元　疮疡 ……………………………………………………… 238

第五单元　乳房疾病 ………………………………………………… 244

第六单元　瘿 ………………………………………………………… 246

第七单元　瘤、岩 …………………………………………………… 247

第八单元　皮肤及性传播疾病 ……………………………………… 249

第九单元　肛门直肠疾病 …………………………………………… 257

第十单元　泌尿男性疾病 …………………………………………… 261

第十一单元　周围血管疾病 ………………………………………… 263

第十二单元　其他外科疾病 ………………………………………… 267

第八章　中医儿科学 ………………………………………………… 269

第一单元　儿科学基础 ……………………………………………… 271

第二单元　小儿生理、病因及病理特点 …………………………… 272

第三单元　四诊概要 ………………………………………………… 273

第四单元　儿科治法概要 …………………………………………… 276

第五单元　喂养与保健 ……………………………………………… 277

第六单元　胎怯 ……………………………………………………… 277

第七单元　胎黄 ……………………………………………………… 278

第八单元　感冒 ……………………………………………………… 279

第九单元　咳嗽 ……………………………………………………… 279

第十单元　肺炎喘嗽 ………………………………………………… 280

第十一单元　哮喘 …………………………………………………… 281

第十二单元　鹅口疮 ………………………………………………… 282

第十三单元　口疮 …………………………………………………… 282

第十四单元　泄泻 …………………………………………………… 282

第十五单元　厌食 …………………………………………………… 283

第十六单元　积滞 …………………………………………………… 283

第十七单元　疳证 …………………………………………………… 284

第十八单元　汗证 …………………………………………………… 285

第十九单元　惊风 …………………………………………………… 285

第二十单元　水肿 …………………………………………………… 286

第二十一单元　尿频 ………………………………………………… 287

第二十二单元　遗尿 ………………………………………………… 287

第二十三单元　五迟、五软 ………………………………………… 288

第二十四单元　麻疹 ··· 288

第二十五单元　风疹 ··· 289

第二十六单元　丹痧 ··· 289

第二十七单元　水痘 ··· 290

第二十八单元　流行性腮腺炎 ··· 290

第二十九单元　流行性乙型脑炎 ··· 291

第三十单元　寄生虫病 ··· 292

第三十一单元　夏季热 ··· 292

第三十二单元　紫癜 ··· 293

第九章　中医妇科学 ··· 295

第一单元　女性的生理特点 ··· 297

第二单元　妇科疾病的病因病机 ··· 298

第三单元　月经病 ··· 299

第四单元　带下病 ··· 305

第五单元　妊娠病 ··· 306

第六单元　产后病 ··· 308

第七单元　妇科杂病 ··· 311

附　模拟题 ··· 315

传统医学师承人员出师和确有专长人员考核模拟试卷（一） ············· 318

传统医学师承人员出师和确有专长人员考核模拟试卷（二） ············· 333

参考答案 ··· 349

第一章

中医基础理论

第一单元 中医学理论体系的主要特点

一、整体观念

1. 概念 中医学认识人体自身以及人与环境之间联系性和统一性的学术思想。

2. 内容

（1）人体是一个有机整体。

（2）人与自然环境的统一性。

（3）人与社会环境的统一性。

二、辨证论治

1. 症、证、病的基本概念

（1）症：即症状和体征，是机体发病而表现出来的异常反应，包括患者所诉的异常感觉与医生所诊查的各种体征。

（2）证：是对疾病过程中某一阶段的病因、病位、病性、病势等病机本质的概括。

（3）病：即疾病的简称，指有特定的致病因素、发病规律和病机演变的一个完整的异常生命过程，常常有较固定的临床症状和体征、诊断要点、与相似疾病的鉴别要点等。

2. 辨证论治的基本概念 辨证是论治的前提和依据，论治是治疗疾病的手段与方法，也是对辨证正确与否的检验。辨证与论治是理论与实践相结合的体现，既是理、法、方、药理论体系在临床上的具体应用，也是中医临床诊治的基本原则。

3. 同病异治与异病同治

（1）同病异治：指同一种病，由于发病的时间、地域不同，或所处疾病的阶段或类型不同，或患者的体质有异，反映出来的证不同，因而采取不同的治疗方法。

（2）异病同治：指不同的疾病，在其发展变化过程中出现大致相同的病机，表现为大致相同的证，因而采用大致相同的治法。

第二单元 精气学说

一、精气学说的概念

1. 精 无形（指肉眼看不见形质）而运动不息的极细微物质，是构成宇宙万物的本原——"水地说"。

2. 气　存在于宇宙之中的无形且不断运动的极细微物质，是构成宇宙万物的共同本原——"云气说"。

3. 元气　是构成宇宙万物的最基本、最原始的物质——"元气一元论"。

4. 精气　不仅是生成天地万物及人类的原始精微物质，亦是万物运动、变化和发展的共同物质基础和客观存在。

二、精气学说的基本内容

1. 精气是构成宇宙的本原　宇宙中的一切事物都是由精气所构成的，宇宙万物的生成、发展、演变皆为精气自身运动的结果，精气是构成天地万物包括人类的共同原始物质。

2. 精气的运动与变化

（1）运动：即气机，其基本形式是升、降、聚（入）、散（出）。

（2）变化：即气化，因气的运动产生各种变化的过程。

（3）两者关系：气的运动是产生气化过程的前提和条件，而气化过程中又寓有气的各种形式的运动。

3. 精气是天地万物的中介

（1）精气维系天地万物之间的联系。

（2）精气是天地万物相互感应、相互作用的中介物质。

4. 天地精气化生为人　气聚则成形，气散则形亡，人的生死过程就是精气的运动过程。

三、精气学说在中医学中的应用

1. 创立了独特的中医学精气生命理论

2. 进一步构建和完善了中医学的整体观念

第三单元　阴阳学说

一、阴阳的概念

1. 阴阳的含义　阴阳是对自然界相互关联的某些事物或现象对立双方属性的概括。

（1）阳：相对运动的、外向的、上升的、弥散的、温热的、明亮的、兴奋的。

（2）阴：相对静止的、内守的、下降的、凝聚的、寒冷的、晦暗的、抑制的。

2. 事物阴阳属性的绝对性与相对性

（1）绝对性：属阴或属阳的不可变性。

（2）相对性：阴阳属性相互转化，阴阳中复有阴阳，随比较对象的改变而改变。

※昼夜：白天的上午与下午相对而言，上午属阳中之阳，下午属阳中之阴；夜晚的前半夜与后半夜相对而言，前半夜属阴中之阴，后半夜为阴中之阳。

※四季：春属少阳（阴中之阳），夏属太阳（阳中之阳），秋属少阴（阳中之阴），冬属太阴（阴中之阴）。

二、阴阳学说的基本内容

基本内容	要点
阴阳的对立制约	互相斗争，互相制约，互相排斥；"动极者镇之以静，阴亢者胜之以阳"
阴阳的互根互用	相互依存，互为根本；互根破坏，则"孤阴不生，独阳不长""阴阳离决，精气乃绝"
	互用正常，则"阴在内，阳之守也；阳在外，阴之使也"；互用失调，则"昼不精，夜不寐"；互用关系破坏→阴阳不得相互资助→"阴损及阳，阳损及阴"
阴阳的交感互藏	阴阳交感，即阴阳二气在运动中相互感应而交合，"二气交感，化生万物"
	阴阳互藏，即阴阳双方交感合和的动力根源，"男女构精，万物化生"
阴阳的消长	阴阳的互为消长，有阴长阳消、阳长阴消、阴消阳长、阳消阴长四种形式
	阴阳的皆消皆长，有阴随阳消、阳随阴消、阴随阳长、阳随阴长四种形式
阴阳的相互转化	物极必反，即"寒极生热，热极生寒"。阴阳消长是量变过程，阴阳转化是在量变基础上的质变
阴阳的自和与平衡	阴阳平衡是动态的常阈平衡，如四季的正常更替、生命活动的协调稳定

三、阴阳学说在中医学中的应用

（一）在组织结构和生理功能方面的应用

1. 脏腑形体的阴阳属性

脏腑形体	阴阳属性
上下与表里	上部为阳，下部为阴；体表属阳，体内属阴
腹背与四肢	背为阳，腹为阴；四肢外侧为阳，四肢内侧为阴
表里组织	体表属阳，然皮肉为阳中之阳，筋骨为阳中之阴；再分则皮肤为阳中之阳，肌肉为阳中之阴；筋为阴中之阳，骨为阴中之阴
五脏	心为阳中之阳；肺为阳中之阴；肝为阴中之阳；肾为阴中之阴；脾为阴中之至阴

2. 经络系统的阴阳属性

（1）十二正经：手、足三阳经属阳，手、足三阴经属阴（速记：阳少太，太厥少）。

（2）奇经八脉：督脉为"阳脉之海"，任脉为"阴脉之海"；跷脉与维脉，行于身之内侧者，称阴跷脉、阴维脉；行于身之外侧者，称阳跷脉、阳维脉。

（二）在病理方面的应用

1. 分析病因的阴阳属性　六淫之中，风邪、暑邪、火（热）邪属阳；寒邪、湿邪属阴。

2. 阴阳盛衰的病理表现 阴阳失调是疾病的基本病机之一。"阳盛则热，阴盛则寒""阳胜则阴病，阴胜则阳病""阳虚则寒，阴虚则热"。

（三）在疾病诊断方面的应用

1. 辨证分阴阳 表证、热证、实证属阳；里证、寒证、虚证属阴。

2. 四诊分阴阳 面色鲜明、声音高亢为阳；面色晦暗、声音低微为阴。

（四）在疾病预防和治疗方面的应用

1. 指导养生 "法于阴阳""春夏养阳，秋冬养阴"。

2. 确定治疗原则 什么虚治什么（阴虚，阳病治阴）；什么虚求什么（阳虚，阴中求阳）。

证候表现	治疗原则	
阴阳偏盛	"实则泻之"，即"损其有余"，实热证则"热者寒之"，寒实证则"寒者热之"	
阴阳偏衰	"虚则补之"，即"补其不足"	阴偏衰，"阴虚则热"即为虚热证，"阳病治阴"，治疗应滋阴制阳
		阳偏衰，"阳虚则寒"即为虚寒证，"阴病治阳"，治疗应扶阳抑阴
阴阳互损	"阳损及阴"导致的以阳虚为主的阴阳两虚证，当以补阳为主，兼以补阴	
	"阴损及阳"导致的以阴虚为主的阴阳两虚证，当以补阴为主，兼以补阳	

3. 分析和归纳药物的性能

（1）药性：即寒、热、温、凉，又称"四气"，其中寒、凉属阴，温、热属阳。

（2）五味：即酸、苦、甘、辛、咸，其中辛、甘、淡属阳，酸、苦、咸属阴。

（3）升浮沉降：升浮之药，性多上升、发散，属阳；沉降之药，性多收涩、泻下、重镇，属阴。

第四单元　五行学说

一、五行学说的概念

1. 五行的含义 指木、火、土、金、水五类物质及其运动变化（相互关系属性）。

2. 五行的特性 木曰曲直、火曰炎上、土爱稼穑、金曰从革、水曰润下。

3. 事物五行属性的归类依据和方法 取象比类法（直接归类）、推演络绎法（间接推演）。

自然界							五行	人体						
五季	五音	五味	五色	五化	五气	五方		五脏	五腑	五官	形体	情志	五声	变动
春	角	酸	青	生	风	东	木	肝	胆	目	筋	怒	呼	握
夏	徵	苦	赤	长	暑	南	火	心	小肠	舌	脉	喜	笑	忧
长夏	宫	甘	黄	化	湿	中	土	脾	胃	口	肉	思	歌	哕
秋	商	辛	白	收	燥	西	金	肺	大肠	鼻	皮	悲	哭	咳
冬	羽	咸	黑	藏	寒	北	水	肾	膀胱	耳	骨	恐	呻	栗

二、五行学说的基本内容

1. 五行相生与相克

（1）据图 1，相邻为相生关系，生我者为母，我生者为子（母子关系）。

（2）据图 1，相隔为相克关系，克我者为我的"所不胜"，我克者为我的"所胜"。

2. 五行制化　指五行之间既相互促进又互相制约，以维持协调平衡的关系。五行制化的规律为在相生中有克制，在克制中求发展。

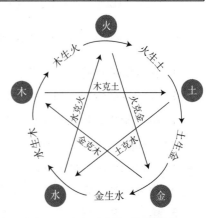

图 1　五行相生与相克示意图

3. 五行相乘与相侮

（1）五行相乘：其次序与相克顺序相同，即相克太过，又称"过克"，如木虚乘土（木太盛或土本虚）。

（2）五行相侮：又称"反克"，以下犯上，反向制约，如木亢侮金（木太盛或金太虚）。

4. 五行的母子相及

（1）母病及子：母行虚引起子行不足，终致母子两行皆不足，如脾病及肺。

（2）子病及母：①子病犯母，则子母俱盛；②子行虚弱，上累母行，则子母俱虚，子盗母气；③子行亢盛，损伤母行，则子盛母衰。

三、五行学说在中医学中的应用

（一）在生理方面的应用

1. 说明五脏生理特点

2. 构建天人一体的五脏系统

3. 说明五脏之间的生理联系

（二）在病理方面的应用

1. 相生关系的传变　母病及子（肝病及心）、子病及母（肝病及肾）。

2. 相克关系的传变　"相乘"传变（肝病及脾）、"相侮"传变（肝病及肺）。

（三）在疾病诊断中的应用

根据五行属性判定病位，判断传变趋势，推测预后，"视其外应，以知其内脏"。

（四）在疾病治疗方面的运用

1. 指导脏腑用药　以五色、五味等为依据，按五行属性指导用药。

2. 控制疾病传变　如"见肝之病，知肝传脾，当先实脾"。

3. 根据相生、相克规律确定相应治法

（1）相生规律：滋水涵木、益火（肾阳）补土、培土生金、金水相生。

（2）相克规律：抑木扶土、培土制水、佐金平木、泻南（心）补北（肾）。

4. 指导针灸取穴　依据十二经脉及其"五输穴"的属性来指导选穴。

5. 情志疗法　怒伤肝，悲胜怒；喜伤心，恐胜喜；思伤脾，怒胜思；忧伤肺，喜胜忧；恐伤肾，思胜恐。

第五单元　五脏

一、五脏的生理功能与特性

（一）心

"心者，君主之官也，神明出焉""心者，生之本，神之变也"。

心		释义
生理功能	主血脉	心气充沛、血液充盈、脉道通利为心脏正常搏动的基本条件。 心主血：心气推动血液运行，故心亦有生血的作用，即所谓"奉心化赤"； 心主脉：心气推动和调控心脏的搏动和血脉道的舒缩，使脉道通利、血流通畅
	主神明 （主藏神、主神志）	广义——人体生命活动的主宰和总体现； 狭义——人的意识、思维、情感等精神活动
	生理特性	①心为阳脏而主通明：温运血脉，振奋精神，温煦周身； ②心气宜降：心火与心阴合化为心气，下行以温肾，维持人体上下协调
	血气阴阳	心血濡养心脏，心气推动、调控心搏，心阴制约心阳，心阳激发心搏

（二）肺

"肺者，相傅之官，治节出焉""肺为水之上源""肺主行水"。

肺		释义
生理功能	主气，司呼吸	肺主呼吸之气，肺主一身之气（宗气的生成、对全身气机的调节作用）
	主宣发肃降，通调水道	"肺主行水"，肺气通过宣发和肃降（宣发，即呼出浊气、向上布散精微、宣发卫气；肃降，即吸入清气、向下布散精微、清肃呼吸道异物），推动和调节全身水液的输布及排泄
	朝百脉，主治节	肺朝百脉：气体交换；助心行血（宗气有贯心脉以推动气血运行的作用）；肺主治节：治理和调节呼吸运动、全身气机、血液运行和津液代谢（肺生理功能的概括）
生理特性		①肺为华盖，覆盖于其他脏腑上； ②肺为娇脏，不耐寒热，肺为清虚之体； ③肺气以降为顺； ④肺喜润恶燥
津气阴阳		肺津濡养肺与大肠，肺气推动呼吸、主行水，肺阴凉润肺脏使肺气下行，肺阳温暖肺脏使肺气上行

（三）脾

"脾者，谏议之官，知周出焉""四季脾旺不受邪""脾主四时"。

脾		释义
生理功能	主运化	脾主运化水谷精微和运化水液（脾主散精，上归于肺，通调水道，下输膀胱，水精四布，五经并行，"以灌四傍"），故"脾为后天之本"
	主统血	脾统血的机理，与气对血液的固摄作用密切相关，表现为血行脉内而不外逸
	主升	升清；升举内脏
生理特性		①脾宜升则健；脾若不得升清，则"清气在下，则生飧泄"； ②脾喜燥恶湿，如脾气下陷的病机为脾气虚衰、脾气为湿所困； ③脾为孤脏，脾"灌四傍"而长养四脏，故被称为"后天之本"
精气阴阳		脾精：浓厚者化营化血，轻清者化卫化气； 脾气：化水谷为精微，化水饮为津液，并转输； 脾阴：有凉润宁静的作用； 脾阳：有温煦推动的作用

（四）肝

"肝者，将军之官，谋虑出焉""罢极之本""肝为血海"。

肝		释义
生理功能	主疏泄	促进精血津液的运行输布；促进脾胃运化和胆汁分泌排泄；舒畅情志；通调男子排精与女子排卵和月经
	主藏血	①贮藏血液，涵养肝气；②调节血量；③防止出血；④濡养肝及筋、目；⑤肝为经血之源

续表

肝	释义
生理特性	①肝为刚脏：指肝气主升、主动，具有刚强急躁的生理特性； ②肝主升发：指肝气向上升动和向外发散，具有调畅气机的生理特性； ③肝体阴而用阳； ④肝性喜条达而恶抑郁
血气阴阳	肝血：濡养目、筋、爪； 肝气：畅达全身之气； 肝阴：有凉润、宁静、抑制的作用； 肝阳：有温煦、推动、兴奋的作用

（五）肾

"肾者，作强之官，伎巧出焉""肾者，主蛰，封藏之本，精之处也"。

※要点速记：女七男八，齿发长，天癸至，真牙生，筋骨盛，发始堕，阳气衰，天癸竭，齿发去。

肾		释义
生理功能	藏精	主生长、发育与生殖，以及推动和调节脏腑气化；肾中之精包括先天之精、后天之精
	主水	参与水液代谢的促进作用、尿液的生成和排尿作用
	主纳气	保持吸气深度，"呼出心与肺，吸入肾与肝""肺为气之主，肾为气之根"
生理特性		①肾为封藏之本：固摄作用，防止精气血津液过量排泄之失； ②肾为水火之宅：肾为五脏六腑之本，主一身之阳，寓真阴而含真阳； ③肾恶燥：肾为水脏，藏阴精，司精液之气化，燥邪易伤津液，久则肾精耗损
精气阴阳		肾精：决定人的生长发育与生殖，可化髓、充骨、通脑； 肾气：推动和调控人体生长发育与生殖等功能； 肾阴：有凉润、宁静、抑制的作用； 肾阳：有温煦、推动、兴奋的作用

附：命门

最早见于《灵枢·根结》，云："太阳根于至阴，结于命门。命门者，目也。"

1. 定位 《灵枢经》中的"命门"指眼睛；《难经》将"命门"始作为内脏，指右肾。

2. 功用 有主火、水火共主、非水非火为肾间动气之不同，目前多数认为命门之水为肾阴，命门之火为肾阳。

二、五脏之间的关系

脏与脏	具体关系体现
心与肺	血液运行和呼吸吐纳之间的协调关系——积于胸中的"宗气"是连接心之搏动与肺之呼吸的中心环节
心与脾	在血液生成方面相互为用，在血液运行方面相互协调

续表

脏与脏	具体关系体现
心与肝	行血、藏血和精神情志的调节
心与肾	心肾相交，水火既济，精神互用，君相安位
肺与脾	气的生成和津液的输布代谢，如脾为生痰之源，肺为贮痰之器
肺与肝	人体气机升降的调节——肝气从左升发，肺气从右肃降（气的调节是肺与肝，枢纽是脾胃）
肺与肾	水液代谢、呼吸运动、阴阳互资
肝与脾	疏泄与运化的相互为用、藏血与统血的协同作用
肝与肾	精血同源（肝肾同源、乙癸同源）、藏泄互用、阴阳互资
脾与肾	先天与后天的互促互助、津液代谢

三、五脏与五体、五官九窍、五志、五液和五时的关系

五脏	肝	心	脾	肺	肾
五体	筋	脉	肉	皮	骨
五脏的外华	爪	面	唇	毛	发
官窍	目	舌	口	鼻	耳及二阴
五志	怒	喜	思	忧	恐
五神	魂	神	意	魄	志
五液	泪	汗	涎	涕	唾
季节	春	夏	长夏	秋	冬

第六单元　六腑

一、六腑的生理功能

"六腑者，传化物而不藏，故实而不能满""六腑以通为用"。

（一）胆

"胆者，中正之官，决断出焉"，胆为"中精之府""中清之府""清净之府"，又为"奇恒之腑"。

1. 贮存与排泄胆汁　胆汁可以帮助饮食物的消化。

2. 主决断　胆与人体情志活动密切相关，具有判断事物、对事物进行决断的功能。

（二）胃

"五脏六腑之海""脾主为胃行其津液者也""胃者，五脏之本"。

胃	释义
生理功能	主受纳水谷，故称"太仓""水谷气血之海"；主腐熟水谷
生理特性	胃气下降，以通降为正常； 胃为阳土，喜润恶燥，易形成燥热之害
胃津	①胃中分泌的津液及摄入的水饮，有滋润胃腑、促进胃气向下运动、助于饮食物受纳和腐熟等作用；②泛指水谷精微
胃气	①推动胃的运动，以发挥受纳腐熟水谷功能的精微物质；②脾气与胃气的合称，又称为"中气"；③水谷之气，即水谷之精化生的气，简称"谷气"；④一身之气或正气
胃阴	胃气中有凉润、抑制作用的部分；胃阴不足，则表现为胃脘嘈杂、隐隐灼痛、干呕、呃逆、舌红少苔、脉细数
胃阳	胃气中有温煦、推动作用的部分；胃阳不足，则表现为脘腹胀痛、喜食热饮、食欲减退、呕逆、舌淡苔白、脉沉紧

（三）小肠

"小肠者，受盛之官，化物出焉"。

1. 主受盛和化物　小肠接受由胃初步消化的饮食物，再进一步消化。

2. 泌别清浊　清者，经小肠吸收，再由脾气散布全身；浊者，经胃和小肠之气的作用，通过阑门到达大肠。

3. 小肠主液　小肠在吸收谷精的同时，还吸收了大量津液，如治疗泄泻时可"利小便以实大便"。

（四）大肠

"大肠者，传导之官，变化出焉"。

1. 主传化糟粕　饮食物在小肠泌别清浊后，其浊者（糟粕）下降到大肠，大肠将糟粕经过燥化变成粪便再排出体外。

2. 大肠主津　大肠接受小肠下传的食物残渣，吸收其中的水液，使之形成粪便。

（五）膀胱

"膀胱者，州都之官，津液藏焉，气化则能出矣"。

1. 汇聚水液　膀胱为"州都之官""津液之府"。

2. 贮尿和排尿　膀胱的贮尿和排尿功能，有赖于肾的气化功能；膀胱不利为癃，膀胱不约为遗尿。

（六）三焦

"三焦者，决渎之官，水道出焉"，三焦为"中渎之府""孤府"。

1. 六腑三焦　疏通水道，运行津液，三焦为"决渎之官"。

2. 部位三焦　人体以横膈、脐为界限，"上焦如雾，中焦如沤，下焦如渎"。

（1）通行诸气："三焦者，原（元）气之别使也"，元气根于肾，通过三焦而运行于全身。

（2）运行津液："三焦气化""上焦不治则水泛高原，中焦不治则水留中脘，下焦不治则水乱二便"。

3. 辨证三焦　在温病发生与发展过程中，由浅及深的三个不同的病理阶段。

二、五脏与六腑之间的关系

五脏六腑	生理	病理
心与小肠	心血濡养，有助小肠化物；小肠腑气通畅，有助心火下降	心火移热于小肠
肺与大肠	肺气肃降，推动大肠传导糟粕；大肠通畅，利于肺气肃降	大肠腑气不通，则肺气难降
脾与胃	纳运相得："胃主受纳，脾主运化"； 升降相因："胃主降浊，脾主升清""清气在下，则生飧泄；浊气在上，则生䐜胀"； 燥湿相济："胃喜润恶燥，脾喜燥恶湿""太阴湿土，得阳始运；阳明燥土，得阴自安"	脾胃关系失常，则出现脾胃不和、泄泻、痞满等疾病
肝与胆	胆汁源于肝之余气，胆汁排泄有赖肝气疏泄；肝胆同司疏泄，共主勇怯	肝胆关系失常，如肝胆气滞、肝胆湿热、肝胆火旺，则易出现情志抑郁、惊恐、胆怯等
肾与膀胱	肾的精气充盛、固摄有权，膀胱开合有度，则排尿功能正常	尿少、尿闭、遗尿等

第七单元　奇恒之腑

奇恒之腑包括脑、髓、骨、脉、胆、女子胞。

一、脑

1. 生理功能　①"脑为髓海"，主宰生命活动，"脑为元神之府"；②主司感觉运动；③主司精神活动。

2. 与五脏精气的关系　《素问·宣明五气》云："心藏神，肺藏魄，肝藏魂，脾藏意，肾藏志。"

二、女子胞

1. 生理功能　①主持月经；②孕育胎儿。

2. 女子胞与脏腑经脉的关系

（1）与天癸的关系：促进生殖器官发育成熟、女子月经来潮及排卵、男子精气溢泻。

（2）与经脉、脏腑的关系：女子胞与脏腑关系密切，依赖肾气、脾气、肝气的充养和调节；女子胞与冲、任、督、带及十二经脉相通，禀受脏腑之气血，泻而为经血，藏而育胞胎。

第八单元　气、血、津液

一、气

1. 人体之气的概念　气是构成人体和维持人体生命活动的基本物质之一，精气运行不息，可推动和调控人体功能。

2. 人体之气的生成

（1）气的生成之源：禀受父母先天之精气、饮食水谷之气、自然界之清气，三者结合而成（其中，饮食水谷之气＋自然界之清气＝后天之气，即宗气）。

（2）与气生成相关的脏腑功能：肾为生气之根，脾胃为生气之源，肺为生气之主。

3. 人体之气的功能

推动与调控作用、温煦与凉润作用、防御作用、固摄作用和中介作用。

4. 人体之气的分类

分类	释义
元气	①元气又称为"原气"、先天之气，是人体最根本、最重要的气，是人体生命活动的原动力； ②元气为一身阴阳之根，由肾中先天之精化生，根于命门，通过三焦循行全身； ③元气可推动和调节人体的生长发育及生殖功能；推动和调节各脏腑、经络等组织器官的生理活动
宗气	①源于水谷之气（脾胃运化）和清气（肺吸入），积聚于胸中（气海穴、膻中穴）； ②走息道以行呼吸，贯心脉以行气血，下蓄丹田以滋先天；与人体的视、听、言、动等功能相关
营气	①行于脉内而富有营养的气，又名"荣"； ②化生血液、营养全身
卫气	①行于脉外而具有保卫作用的气，又名"卫阳"；②防御外邪，温养全身，调控腠理，"卫气和，则分肉解利，皮肤调柔，腠理致密矣"
脏腑之气	由脏腑之精化生，是一身之气分布到各脏腑的部分
经络之气	是一身之气运行于经络系统的极细微物质，是刺激、感应、负载和传导者

5. 人体之气的运动

（1）气机：气的运动（升、降、出、入）。

（2）气化：气的运动而产生的各种变化，是生命最基本的特征之一。

（3）脏腑之气的运动规律：心、肺在上宜降；肝、肾在下宜升；脾、胃居中，为升降之枢纽；六腑气机是降中寓升。

二、血

1. 血的概念　血在脉道中运行不息，流布于全身，具有很强的营养和滋润作用。脉管又称"血府"。

2. 血的生成

（1）血的生化之源：①水谷之精（营气和津液）化血，"中焦受气取汁，变化而赤，是谓血"；②肾精化血，"精不泄，归精于肝而化清血"。

（2）相关脏腑：脾、胃（血的生化之源），心、肺（奉心化赤），肾（精血同源、肾精化血）

3. 血的运行　心主血脉；肺朝百脉，助心行血；肝主疏泄，调畅气血；肝藏血、脾主统血。

4. 血的功能　①濡养——血主濡之；②化神——脉和利，精神乃居（血是机体精神活动的主要物质基础）。

三、津液

1. 津液的概念　"腠理发泄，汗出溱溱，是谓津""谷入气满，淖泽注于骨，骨属屈伸，泄泽，补益脑髓，皮肤润泽，是谓液"。

（1）津：质清稀，布散于皮肤、肌肉、孔窍，有滋润作用，能渗入血脉。

（2）液：质稠厚，灌注于骨节、脏腑、脑髓，有濡养作用。

2. 津液的代谢

（1）生成：脾胃运化、小肠泌别清浊、大肠主津。

（2）输布：脾、肺、肾、肝和三焦起主要作用——脾气转输布散津液，肺气宣降以行水，肾气蒸腾气化水液，肝疏泄调畅气机，三焦决渎利水道。

（3）排泄：排泄汗液、呼气，排泄尿液、粪便。

3. 津液的功能　滋润濡养；充养血脉。

4. 气、血、津液之间的关系

物质之间	具体关系
气与血	气为血之帅：①气能生血（血虚时，补气＋补血，即当归补血汤）；②气能行血（血瘀时，行气＋活血，即补阳还五汤）；③气能摄血（气虚出血时，补气以止血，即补中益气汤）； 血为气之母：血能养气，血能载气（大出血时，气随血脱）
气与津液	气对津液（气能生津、气能行津、气能摄津），津液对气（津能生气、津能载气）
血与津液	津血同源，"血汗同源""夺血者无汗，夺汗者无血"

第九单元　经络

一、经络概论

1. 经络的基本概念　运行全身气血、联络脏腑形体官窍、沟通表里上下内外、感应传导信息的通路系统。

2. 经络系统的组成　经脉（正经、经别和奇经八脉）、络脉（别络、浮络和孙络）及其连属部分（经筋和皮部）。

二、十二经脉

1. 十二经脉的走向规律

手之三阴从胸走手；手之三阳从手走头。

足之三阳从头走足；足之三阴从足走胸腹。

2. 十二经脉的分布规律

部位	分布规律
头面部	手、足阳明经行于面部、额部，手、足太阳经行于面颊、头顶及头后部，手、足少阳经行于头侧部
四肢	阴经分布在内侧面，阳经分布在外侧面（速记：太阴厥少阴、阳明少太阳）
躯干部	手三阳经行于肩胛部；手三阴经均从腋下走出； 足三阳经则为阳明经行于前（胸、腹面），太阳经行于后（背面），少阳经行于侧面； 足三阴经均行于腹面（在腹部的经脉，从内向外依次是足少阴肾经、足阳明胃经、足太阴脾经、足厥阴肝经）

3. 十二经脉的表里关系

手太阴肺经与手阳明大肠经相表里，手少阴心经与手太阳小肠经相表里，手厥阴心包经与手少阳三焦经相表里，足阳明胃经与足太阴脾经相表里，足太阳膀胱经与足少阴肾经相表里，足少阳胆经与足厥阴肝经相表里。

4. 十二经脉的流注次序

歌诀：肺大胃脾心小肠，膀肾包焦胆与肝。

三、奇经八脉

1. 奇经八脉的主要功能　进一步密切十二经脉之间的关系，调节十二经脉的气血，协调相关脏腑功能。

2. 奇经八脉的特点　与正经有所不同——奇经八脉分布不规则，同五脏六腑没有直接络属关系，奇经八脉之间没有表里配合关系。

3. 奇经八脉的基本功能

奇经八脉	基本功能
督脉	①调节阳经气血，为"阳脉之海"，总督一身之阳经； ②与脑、髓、肾的功能有关：督脉属脑络肾，肾生髓，脑为髓海；督脉与手足三阳经交会于大椎穴，"督脉之为病，脊强反折"
任脉	①调节阴经气血，为"阴脉之海"，总任一身之阴经； ②任主胞宫：与女子月经、生殖功能有关
冲脉	①调节十二经气血，为"十二经脉之海""五脏六腑之海"； ②女子月经来潮及妊娠功能与冲脉盛衰密切相关，又称"血海"
带脉	①约束纵行诸脉，指带脉循行"束带而前垂"，固护胞胎； ②主司带下
跷脉	①分主一身左右之阴阳，主司下肢运动； ②濡养眼目、主司眼睑之开合
维脉	阴维有维系、联络全身阴经的作用，阳维有维系、联络全身阳经的作用；阴阳、维脉相互维系

4. 经别、别络、经筋、皮部

类目	释义
经别	别行的正经；从十二经脉别行分出，循行于胸、腹及头部的重要支脉
别络	从经脉分出的支脉，大多分布于体表。"十五别络"，即十二经脉各一条，加上任脉、督脉的络脉和脾之大络（行于胸胁侧身部，总统阴阳诸络）
经筋 （十二经筋）	位于四肢末端，多结聚于关节和骨骼附近；功能为约束骨骼，主司关节运动
皮部 （十二皮部）	在最浅表的部位，功能为保卫机体、抵御外邪，并可用于疾病诊断与治疗

5. 经络的生理功能和经络学说的应用

（1）经络的生理功能：沟通联系作用，运输渗灌作用（运行气血的主要通道），感应传导作用，调节作用。

（2）经络学说的应用：阐释病理变化及传变，指导疾病的诊断，指导疾病的治疗（指导针灸、按摩和指导用药，"药物归经""引经报使"）。

第十单元　病因

一、六淫

1. 六淫的概念　风、寒、暑、湿、燥、火（热）六种外感病邪的统称，又叫"六邪"。

2. 六淫的共同致病特点　外感性、季节性、地域性、相兼性。

3. 六淫的性质与致病特点

六淫	性质与致病特点
风邪	①风为阳邪，其性开泄，易侵袭阳位：感冒"伤于风者，上先受之"； ②风邪善行而数变：善行（风疹、荨麻疹、行痹），数变（发病急骤，变化无常，如面瘫）； ③风性主动：动摇不定，风邪伤人，可见肌肉抽搐、震颤、角弓反张等； ④风为百病之长：多兼他邪同病，如风寒、风湿、风热等
寒邪	①寒为阴邪，易伤阳气：可出现一系列寒证，"阴盛则阳病"； ②寒性凝滞：不通则痛，寒邪是最易导致疼痛的外邪； ③寒性收引：腠理、经脉、筋脉收缩拘急，"寒则气收"
暑邪	①暑为阳邪，其性炎热：可表现为高热、心烦、面赤； ②暑性升散，易扰心神，易伤津耗气：可见口干口渴、气短乏力； ③暑多夹湿：可见呕恶、困倦、大便溏泄，"治暑必兼治湿"
湿邪	①湿为阴邪，易伤阳气：湿性类水，故属阴邪，可见脾阳受困，"湿胜则阳微"； ②湿性重浊：湿邪为患，易出现分泌物和排泄物秽浊不清的特征，"因于湿，首如裹"； ③湿性黏滞，易阻气机：症状的黏滞性、病程的缠绵性； ④湿性趋下，易袭阴位：下半身水肿重，阴部疾病，"伤于湿者，下先受之"
燥邪	①燥性干涩，易伤津液：各种干燥症状，"燥胜则干"； ②燥易伤肺：肺为娇脏，喜润恶燥，易伤肺津
火（热）邪	①火热为阳邪，其性燔灼趋上：可见一系列热症，病位在头面部； ②火热易扰心神：可见神昏谵语、狂躁妄动； ③火热易伤津耗气：可见口干、大便干； ④火热易生风动血：可见角弓反张、四肢抽搐、出血； ⑤火热易致肿疡：可见皮肤红、肿、热、痛诸症

二、疠气

1. 疠气的概念 一类具有强烈致病性和传染性的外感病邪，又称"瘟疫""疫毒""乖戾之气"。

2. 疠气的致病特点 ①发病急骤，病情危笃；②传染性强，易于流行；③一气一病，症状相似。

三、七情内伤

1. 七情的基本概念 是人体对外界事物和现象做出的七种不同的情志变化，即喜、怒、忧、思、悲、恐、惊。

2. 七情内伤的致病特点

（1）直接伤及内脏：怒伤肝、喜伤心、思伤脾、忧伤肺、恐伤肾。情志所伤，以心、肝、脾多见。

（2）影响脏腑气机：怒则气上、喜则气缓、悲则气消、恐则气下、惊则气乱、思则气结。

（3）多发为情志病证：因情志刺激而发病，见情志异常。

（4）七情变化：会影响病情。

四、饮食失宜

分类	释义
饮食不节	过饥，则营养不良（气血亏虚、正气不足）；过饱，则损伤肠胃（"宿食"内停→脾胃大伤）
饮食不洁	不洁之食可引起各种胃肠疾病、食物中毒和肠道寄生虫病
饮食偏嗜	多食寒凉，易损伤脾胃阳气，导致寒湿内生；多食辛热，可使胃肠积热

五、劳逸失度

1. 过度劳累　劳力过度，耗伤脾、肺之气；劳神过度，暗耗心血，损伤脾气；房劳过度，耗伤肾精肾气。

2. 过度安逸　安逸少动，气机不畅；阳气不振；神气衰弱。

六、痰饮

1. 痰饮的形成　肺、脾、肾、肝及三焦主司水液代谢的生理功能失常，是形成痰饮的中心环节。

2. 痰饮的致病特点　阻滞气血运行；影响水液代谢；易于蒙蔽心神；致病广泛，变幻多端。

七、瘀血

1. 瘀血的概念　因血运不畅，阻滞于经脉、脏腑及其他部位，包括离经之血停积于体内而形成的病理产物。

2. 瘀血的形成　瘀血既是病理性产物，又为继发病因（血瘀为瘀滞不通的病理状态；瘀血为病理产物）。

（1）血行不畅致瘀：气虚、气滞、血寒、血热使血行不畅，留于体内。

（2）血出致瘀：内外伤、气虚失摄、血热妄行，导致血离经脉。

3. 瘀血的致病特点　易于阻滞气机；影响血脉运行；影响新血生成；病位固定，病证繁多。

八、结石

1. 结石的概念　指体内某部位形成并停滞为病的砂石样病理产物。

2. 结石的致病特点　①多发于肝、肾、胆、胃、膀胱等脏腑；②病程较长，病情轻重不一；③阻滞气机，损伤脉络。

第十一单元 发病

一、发病的基本原理

1. 正气与邪气的概念 正气指人体内具有抗病、祛邪、调节、修复作用的各种物质的总称；邪气泛指各种致病因素。

（1）正气：抵御外邪、祛除病邪、修复调节、维持脏腑经络功能的协调。

（2）邪气：导致生理功能异常、造成脏腑组织的形质损害、改变体质状态。

2. 正气不足是发病的内在因素 正气不足是发病的关键因素，"正气存内，邪不可干""邪之所凑，其气必虚"。

（1）正虚感邪而发病：正气不足，抗邪无力，邪气乘虚而入，因而发病。

（2）正虚生"邪"而发病：如内生五邪，气虚生痰、生瘀而发病。

（3）正气强弱决定发病的证候性质：邪气盛而正气足，可发为实证；正气衰而邪气不盛，可发为虚证；邪气盛而正不抗邪，可发为危证。

3. 邪气是发病的重要条件 邪气会影响病性和病位，有时在病程中起主导作用。

二、影响发病的主要因素

环境因素、体质因素（决定发病的倾向性、对某种疾病的易感性）和精神状态。

三、发病类型

发病类型	含义	举例
感邪即发	又称为"卒发""顿发"，指感邪后立即发病，发病迅速	新感外邪较盛，致感冒；情志剧变，致眩晕；毒物所伤、外伤、感受疬气
徐发	又称"缓发"，是指感邪后缓慢发病	多为内伤病，思虑过度、房事频繁、嗜酒而积久成疾
伏发	感受邪气后，病邪在机体内潜伏一段时间，或在诱因的作用下，过时而发	外感病，如"伏气温病"；外伤病，破伤风、狂犬病
继发	指在原发疾病的基础上，继发新的疾病	肝阳上亢后中风，小儿食积致疳积
合病与并病	合病：两经或两个部位以上同时受邪，首见于《伤寒论》	太阳与少阳合病，太阳与阳明合病
	并病：指感邪后，某一部位的证候未了，又出现另一部位的病证；疾病合并并发症亦属于并病	胃脘痛并发大出血；腹痛厥脱、反胃等
复发	疾病初愈或缓解阶段，在某些诱因的作用下再度发作	重感致复、食复、劳复、药复、情志致复

第十二单元　病机

一、邪正盛衰

1. 邪正盛衰与虚实变化

证	病机	举例
实	邪盛为矛盾的主要方面；邪气和正气都比较强盛	腹中胀痛，大便不通，水湿泛滥等
虚	正气亏虚为矛盾的主要方面，邪气已退或不明显	神疲乏力，动则气喘，畏寒怕冷
虚中夹实	以正虚为主，兼有实邪为患	脾虚水肿，气虚血瘀
实中夹虚	以邪实为主，兼有正气虚损	高热伤津
真实假虚	本质为"实"，但表现出"虚"的假象，"大实有羸状""大实之病，反有羸状"	如因瘀血内阻而出现的妇女崩漏下血，大便不通导致的热结旁流
真虚假实	本质为"虚"，但表现出"实"的假象，"至虚有盛候""至虚之病，反见盛势"	如脾气虚弱，运化无力之食少、脘腹胀满；气血亏损，血海空虚之女子经闭等

2. 疾病转归

正邪变化	转归
正胜邪退	病势趋于好转或痊愈
邪去正虚	邪气退却而正气大衰
邪胜正衰	病势趋于恶化或危险
邪正相持	病势迁延，缠绵难愈
正虚邪恋	正气已虚，疾病缠绵

二、阴阳失调

阴阳失调	实质	临床表现
阳偏盛	实热	"阳盛则阴病"实热证——壮热、面赤、烦躁、口渴、脉数等
阴偏盛	实寒	"阴盛则阳病"实寒证——形寒肢冷、水肿、身体挛缩等
阳偏衰	虚寒（阳虚）	畏寒怕冷，四肢不温等
阴偏衰	虚热（阴虚）	口燥咽干，五心烦热，潮热盗汗等
阴阳互损	阴阳两虚	阴损及阳、阳损及阴——病变发展影响到相对的一方，形成阴阳两虚的病机
阴盛格阳	真寒假热	四肢厥冷，下利清谷，小便清长，自觉身热，但欲盖衣被；口渴欲饮，但喜热饮
阳盛格阴	真热假寒	烦渴饮冷，面红，气粗，烦躁，手足厥冷，但觉胸腔灼热
阴阳亡失	亡阳	阳气暴脱，多见大汗淋漓（汗稀而凉）、面色苍白、四肢逆冷、精神萎靡、脉微欲绝等
	亡阴	手足虽温而汗多（汗黏而热）、烦躁不安、心悸气喘、脉数疾躁动等危重征象

三、气血失常

1. 气的失常

气的失常		表现
气虚		元气耗损，周身之气不足及功能减弱，脏腑功能衰退，抗病能力下降的病理状态
气机失调	气滞	气机郁滞，指气流通不畅、郁滞不通的病理状态。 闷、胀、痛的原因：①情志抑郁；②痰、湿、食积、瘀血等阻滞；③肝失疏泄、大肠失于传导等
	气逆	气机升降失常，或气升之太过，或降之不及，脏腑之气逆上的病理状态。肺气上逆，可见咳逆上气；胃气上逆，可见恶心、呕吐、呃逆；肝气上逆，可见头痛、头胀、易怒等
	气陷	与脾的关系最为密切，以气的升举无力而下陷为特征的病理状态（上气不足、中气下陷） ①上气不足，头目失养，出现头晕、眼花、耳鸣等病变； ②中气下陷，出现胃下垂、肾下垂、子宫脱垂、脱肛等病变
	气闭	阳气内郁，不能外达，致四肢欠温，四肢拘挛，以突然昏厥、不省人事为特点
	气脱	气不内守，大量向外亡失，导致各脏腑功能突然衰竭的病理状态；气脱是各种虚脱病变的主要病机

2. 血的失常　血虚（血不足）；血运失常（血瘀、血寒、出血、血热）。

3. 气血关系失调　气滞血瘀（肝、心、肺功能失调）、气虚血瘀、气不摄血、气随血脱、气血两虚。

四、津液代谢失常

1. 津液不足　脏腑组织失于濡养，导致一系列干燥失润的病理状态（热邪伤津、耗失过多、生成不足）。

2. 津液输布、排泄障碍

（1）输布障碍：肺失宣发和肃降、脾失健运、肝失疏泄、三焦水道不利。

（2）排泄障碍：津液转化为汗液（肺气的宣发功能）和尿液（肾气的蒸腾气化功能）的功能减退，而致水液潴留。

3. 津液与气血关系失调　水停气阻、气随液脱、津枯血燥、津亏血瘀、血瘀水停。

五、内生"五邪"

1. 风气内动　又称"肝风内动""肝风"。

风气内动	实质	释义	临床表现
热极生风	实热	热性病的极期，由于邪热炽盛，煎灼津液	高热痉厥、抽搐、目睛上视、神昏谵语、舌红绛、脉弦数
肝阳化风	上实下虚	阴虚阳亢，水不涵木，肝阳亢而化风	筋惕肉瞤、肢麻震颤、眩晕欲仆、舌红苔白或腻，脉弦而有力
阴虚风动	虚证	热病后期，阴液枯竭，无以濡养筋脉	筋挛肉瞤、手足蠕动、午后潮热、五心烦热，舌红少津、脉弦细数
血虚生风	虚证	肝血不足，筋脉失养，或血不荣络	肌肤麻木不仁，肌肉跳动，阴血亏虚

续表

风气内动	实质	释义	临床表现
血燥生风	虚证	津枯血少，肌肤失于濡养，血燥动而生风	皮肤干燥或肌肤甲错，皮肤瘙痒

2. 寒从中生　主要与心、脾、肾阳虚有关，以肾阳虚衰最为关键；临床特点为冷、白、静、稀、润。

3. 湿浊内生　脾的运化失职是湿浊内生的关键；脾主运化，有赖于肾阳的温煦气化，故肾阳虚亦易导致湿浊内生。

4. 津伤化燥　机体各部失于濡润而出现干燥枯涩的表现，以肺、胃、大肠为多见。

5. 火热内生　临床特点为热、赤、动、稠、燥。

（1）实火：阳气过盛化火，"壮火""气有余便是火"；邪（六淫、情志刺激）郁化火；五志过激化火。

（2）虚火：五心烦热、骨蒸潮热、面部烘热、消瘦、盗汗、舌红少苔、脉细数无力等。

六、疾病传变

1. 疾病传变的形式

传变形式	临床意义
病位传变	①表里传变：主要表现为表邪入里、里病出表，其形式主要有伤寒六经传变（正气不支，邪气亢盛，病邪也可不经阳经而直接侵犯阴经，称为"直中三阴"），温病的卫气营血传变（顺传多为渐进传变，逆传多为爆发形成）和三焦传变（顺传，为由浅入深、由轻到重；逆传，为病邪从肺卫直接传入心包，病情恶化）。 ②内伤传变：主要有脏腑之间的传变、脏腑与经络之间的传变
病性转化	寒热转化与虚实转化

2. 影响疾病传变的因素　①体质因素；②病邪因素；③地域因素和气候因素；④生活因素。

第十三单元　防治原则

一、预防

1. 未病先防　养生以增强正气；防止病邪的侵害，"虚邪贼风，避之有时"。

2. 既病防变

（1）早期诊治：《黄帝内经》曰："邪风之至，疾如风雨，故善治者治皮毛，其次治肌肤，其次治筋脉，其次治六腑，其次治五脏。治五脏者，半死半生也。"

（2）防止疾病传变：①阻截病传途径；②先安未受邪之地。

二、治则

（一）正治与反治

1. 正治（逆治） 逆其疾病证候性质而治，如寒者热之、热者寒之、虚则补之、实则泻之。

2. 反治（从治） 顺从病证的外在假象而治，如热因热用、寒因寒用、塞因塞用、通因通用。

治法	释义	适用证
热因热用	以热治热，用热药治假热病证	阴盛格阳的真寒假热证（热用治真寒）
寒因寒用	以寒治寒，用寒药治假寒病证	阳盛格阴的真热假寒证（寒用治真热）
塞因塞用	以补开塞（因虚而无力运行之塞）	治疗"至虚有盛候"的真虚假实证，如血虚经闭、气虚便秘、脾虚腹胀
通因通用	以通治通（因实邪内阻而出现通泄之症）	治疗"大实有羸状"的真实假虚证，如瘀血崩漏、热结旁流

（二）治标与治本

1. 缓则治本 对疾病本质的治疗；直接治疗疾病的原发病、宿病。

2. 急则治标 如大出血、喘证、二便不通的急证。

3. 标本兼治 如增水行舟、益气解表。

（三）扶正与祛邪

1. 单独运用 扶正"虚则补之"，祛邪"实则泻之"。

2. 同时运用 适用于虚实夹杂的病变；按主次，分扶正兼祛邪、祛邪兼扶正。

3. 先后运用 先扶正后祛邪，即先补后攻（以正虚为主）；先祛邪后扶正，即先攻后补（以邪盛为主）。

（四）调整阴阳

1. 损其偏盛 泻其阳盛，"热者寒之"；损其阴盛，"寒者热之"。

2. 补其偏衰

（1）"阴虚则热"的虚热：阳病治阴，"壮水之主，以制阳光"。

（2）"阳虚则寒"的虚寒：阴病治阳，"益火之源，以消阴翳"。

3. 阴阳并补 阴阳互损，对于阴阳两虚者，则可采用阴阳并补之法治疗。

（五）调理气血

1. 气病治则

（1）气虚则补：气虚指脏腑之气虚衰、功能下降的病理变化，治疗当以补气为主。

（2）气滞则疏：气滞指气机郁滞不畅的病理变化，当以疏通为主。气滞者，采用理气、行气、调气、舒气、利气、破气等方法治疗。

（3）气陷则升：气陷指气虚升举乏力，反会下陷，失于摄纳的病理变化，当用补气升气之法。

（4）气逆则降：气逆指脏腑气机逆而上冲的病理变化。气逆多与肺、胃、肝密切相关，实证者当用降气之法，虚证者当用补气以降气之法。

（5）气脱则固：气脱指气的内守与固摄作用太弱，以致外越散脱的病理变化，治当补虚与固涩相结合。

（6）气闭则开：气闭指浊邪外阻，或气郁外出受阻，从而出现突然闭厥的病理变化，应用开窍之法。临床上应根据具体情况而选择温开法或凉开法。

2. 血病治则　即血虚则补，血瘀则行，血脱则固，血寒则温，血热则凉，出血则止。

3. 气血同病治则　即气病治血，血病治气。

（六）三因制宜

1. 因时制宜　"用寒远寒，用凉远凉，用温远温，用热远热，食宜同法"。

2. 因地制宜　"西北之气散而寒之，东南之气收而温之，所谓同病异治也"。

3. 因人制宜　根据年龄、体质等情况制订治疗原则，如少年慎补、老年慎泻。

第二章

中医诊断学

第一单元　中医诊断疾病的三大原则

1. 整体审察

2. 诊法合参

3. 病证结合

第二单元　问诊

一、问寒热

（一）恶寒发热

恶寒发热是指恶寒和发热同时出现，是表证的特征性症状；为外邪侵袭肌表，正气与邪气相互斗争，卫气宣发失常所致。

恶寒重发热轻，是风寒表证的特征，由外感风寒之邪所致。

发热重恶寒轻，是风热表证的特征，由外感风热之邪所致。

发热轻而恶风，是伤风表证的特征，由外感风邪所致。

（二）但寒不热（里寒证）

1. 实寒　寒邪直接侵袭，损伤机体阳气（新病）——实寒证。

2. 虚寒　素体阳虚，不能温煦肌表（久病）——里虚寒证。

（三）但热不寒（里热证）

热证		临床表现
壮热		持续高热，为里热实证、阳盛热实的表现，多见于伤寒阳明经证和温病气分阶段
潮热	日晡潮热	日晡申时（下午3~5时）热甚，阳明经气当旺之时，多见于阳明腑实证
	阴虚潮热	阴液亏虚，不能制阳，机体阳气偏亢，午后或入夜低热，或五心烦热，骨蒸发热等，多见于阴虚火旺证
	湿温潮热	午后发热明显，身热不扬（肌肤初扪之不觉很热，稍久觉灼手），为湿郁热蒸所致
	瘀血潮热	午后和夜间有低热，可兼见肌肤甲错、舌有瘀点或瘀斑，多为瘀血郁而化热所致

续表

热证		临床表现
微热（某些内伤病、温热病后期）	气虚发热	长期微热，烦劳则甚，兼见少气自汗、倦怠乏力
	血虚发热	时有低热，兼见面白、头晕、舌淡、脉细
	阴虚发热	长期低热，兼见颧红、五心烦热
	气郁发热	每因情志不舒而时有微热，兼见胸闷、急躁易怒
	小儿夏季热	夏季气候炎热时长期发热，至秋凉时不治自愈，多为气阴不足所致

（四）寒热往来

恶寒发热交替而作的症状，其邪正之争在半表半里。

1. 少阳病（不定时） 寒热往来，发无定时——外感病邪至半表半里阶段。

2. 疟疾（定时） 寒热往来，发有定时——邪伏膜原，定时而发。

二、问汗

汗证	临床表现	病机
自汗	醒时经常汗出，活动后更甚	阳气亏虚，不能固护肌表，津液外泄所致，多见于气虚证和阳虚证
盗汗	睡则汗出，醒则汗止	因阴虚阳亢而生内热，入睡时卫阳由表入里，而汗出；醒后卫阳由里出表，故汗止
绝汗	病情危重时大汗不止，可致亡阴或亡阳的症状，故又称"脱汗"	冷汗淋漓、面色苍白、肢冷脉微，为阳气外脱、津随气泄之象，属亡阳之汗
		汗热黏稠、躁扰烦渴、脉细数，为枯竭之阴津外泄之象，属亡阴之汗
战汗	先见寒战而后汗出	见于温病或伤寒邪正相搏阶段

三、问疼痛

（一）疼痛的性质

1. 冷痛 疼痛有冷感而喜暖的症状。

2. 灼痛 疼痛有灼热感而喜凉的症状。

3. 走窜痛 疼痛部位游走不定，或走窜攻冲作痛的症状。

4. 固定痛 疼痛部位固定不移的症状。

5. 胀痛 疼痛兼有胀感的症状。

6. 刺痛 疼痛如针刺的症状。

7. 重痛 疼痛兼有沉重感的症状。

8. 酸痛 疼痛兼有酸软感的症状。

9. 绞痛 疼痛剧烈如刀绞割的症状。

10. 空痛 疼痛兼有空虚感的症状。

11. 隐痛 疼痛不甚剧烈,绵绵不休,但尚可忍耐的症状。

12. 掣痛 抽掣牵引作痛,由一处连及他处疼痛的症状。

(二)疼痛的部位

1. 头痛 头的某一部位或整个头部疼痛的症状。

2. 胸痛 胸的某一部位疼痛的症状,多为心、肺病变。

3. 肋痛 肋的一侧或两侧疼痛的症状,与肝、胆病变有密切关系。

4. 胃脘痛、腹痛 上腹部、剑突下、胃所在部位疼痛的症状,与胃的病证相关。

四、问头身胸腹

1. 头晕而胀,烦躁易怒,多为肝火上炎。

2. 头晕胀痛,头重脚轻,脉弦细,多为肝阳上亢。

3. 头晕而重,痰多,苔腻,多为痰湿内阻,清阳不升。

4. 外伤后,头晕刺痛,多为瘀血阻滞脑络。

五、问耳目

(一)耳鸣

1. 鸣声大(实证),多为肝胆火盛、肝阳上亢、痰火壅结、气血瘀阻、风邪上袭,或药毒损伤耳窍等所致。

2. 鸣声小(虚证),多为肾精亏虚、脾气亏虚、肝阴血不足等引起。

(二)目眩

1. 目眩兼见头晕胸闷、体倦肢麻、恶心苔腻,多为痰湿上蒙。

2. 目眩兼见腰酸、耳鸣、健忘,多为肝肾不足。

六、问睡眠

(一)失眠

其病机多为阳不入阴,神不守舍,"胃不和则卧不安"。

1. 伴烦躁、多梦、腰酸耳鸣,多为心肾不交,虚火上扰。

2. 伴多梦易醒、神疲,多为心脾两虚,血不养心。

3. 伴易惊醒、口苦,多为胆郁痰扰,神志不宁。

4. 伴脘腹胀满、吞酸,多为食滞胃脘,上扰心神。

（二）嗜睡

其病机多为阳虚阴盛，或痰湿内盛。

1. 饭后易困，食少纳呆，多为脾失健运。

2. 易困倦，体胖，脘痞肢重，多为痰湿困脾。

3. 极度疲乏，似睡非睡，肢冷，多为心肾阳衰。

4. 大病之后，精神疲乏而嗜睡，多为正气未复。

七、问饮食与口味

分类		临床意义
口渴与饮水	口渴多饮	燥邪伤津，多见于外感温热病初期、里实热证、消渴病、阴虚证
	渴不多饮	湿热证：湿热内困，津液气化障碍，则口干，内有湿邪，故不渴
		热入营血：口渴但饮水不多，兼身热夜甚，热邪蒸腾营阴
		痰饮内停：影响津液输布，见喜热饮，饮水不多或饮后即吐
		瘀血内阻：口渴但欲漱水不咽，见面色黧黑、肌肤甲错者，为瘀血阻滞津液的输布
食欲与食量	食欲减退	面色萎黄、食后腹胀者，为脾胃虚弱；便溏、苔腻者，为湿邪困脾；嗳腐食臭者，为食滞胃肠
	厌食	食滞胃脘、湿热蕴脾、肝胆湿热、妊娠恶阻
	消谷善饥	胃火炽盛：多食善饥＋实热证； 胃强脾弱：多食善饥＋大便溏泄
	饥不欲食	胃阴不足，虚火内扰，胃有嘈杂、灼热感
	除中	危重患者本无食欲，突然索食，乃因胃气败绝致脾胃之气将绝的假神表现
口味	口甜	脾胃湿热，脾虚
	口淡	脾胃虚弱
	口黏腻	痰热内盛、湿热蕴脾及寒湿困脾
	口酸	肝胃郁热、饮食停滞
	口涩	燥热伤津，或脏腑阳热偏盛，气火上逆
	口苦	心火上炎或肝胆火热
	口咸	肾虚及寒水上泛

八、问二便

分类		临床意义
大便异常	便次异常	便秘：实证，邪滞肠胃，腑气不通；虚证，气血阴阳不足，肠失濡润或推动无力
		泄泻：脾失健运，水停肠道，大肠传导失常致完谷不化（脾胃虚寒或肾阳虚衰）

续表

分类		临床意义
大便异常	便质异常	完谷不化：大便中含有较多未消化的食物，多因脾虚、脾肾阳虚或食滞胃肠
		五更泻：黎明前腹痛作泻，泻后则安，腰膝酸软，多因肾阳亏虚，命门火衰，脾土失温
		溏结不调：大便时干时稀，稠结不爽，多因肝郁脾虚，肝脾不调
		脓血便：大便中夹有脓血黏液，为湿热疫毒等邪阻滞肠道，肠络受损所致，多见于痢疾、肠癌
		便血：①（远血）便如柏油，多见于胃脘等处出血；②（近血）便血鲜红，血附在大便表面，多见于内痔、肛裂
	排便感异常	肛门灼热，多因大肠湿热下注，或大肠郁热，多见于湿热泄泻、痢疾
		里急后重，多因痢疾，湿热内阻，肠道气滞，多见于痢疾
		排便不爽，多因肝郁乘脾（腹痛作泻，泻后痛减）
		大便失禁，多因脾肾虚衰，多见于久病年老体衰，或久泻不愈
		肛门重坠，多因脾虚中气下陷，多见于久泻或久利不愈
小便异常	尿次异常	小便频数，湿热迫结下焦或肾气不固
		癃闭：点滴而出为癃，点滴不出为闭；虚证，可见阳虚气化无力诸症；实证，可见瘀血、结石阻塞诸症
	尿量异常	增多，多见于虚寒证，消渴
		减少，多见于实热证，兼浮肿，由气化不利、水湿内停所致
	排尿感异常	尿道涩痛（淋证），多因湿热蕴结，热灼津伤，结石或瘀血阻塞
		余沥不尽，多因肾阳亏虚，肾气不固；小便失禁，多因肾气不固，膀胱失约；遗尿，多因肾气不足，膀胱虚衰

第三单元　望诊

一、望神

分类	临床表现	意义
得神（有神）	神志清楚，语言清晰，反应灵敏，活动自如	正气尚足，病情轻浅，预后良好
失神（无神）	精神萎靡，意识模糊，反应迟钝，面色无华（虚）	精亏神衰：脏腑精气亏虚已极，预后不良
	神昏谵语，躁扰不宁，循衣摸床，撮空理线（实）	邪盛神乱：热扰神明，邪陷心包，肝风夹痰
假神	"回光返照""残灯复明"，久病、重病患者突然神志清楚，想见亲人，两颧泛红如妆，欲进饮食等	阴不敛阳，虚阳外越，阴阳即将离决，常见于临终之前

二、望面色

（一）常色与病色

1. 常色　表现为面部红黄隐隐，明润含蓄，即有胃气，有神气；分主色、客色，都是正常的生理现象。

（1）主色：面色、肤色，人生来就有的基本肤色。

（2）客色：因季节、气候等不同而发生正常变化的面色。

2. 病色　指疾病状态下的面部色泽，反映脏腑功能失常或气血阴阳失调等病理变化，分善色、恶色。

（1）善色：虽有异常，仍光明润泽——病变尚轻，脏腑精气未衰，胃气尚能上荣于面，预后较好。

（2）恶色：面色异常，且枯槁晦暗——病变重，脏腑精气已衰，胃气不能上荣于面，预后较差。

（二）五色主病的内容和具体表现

面色	所主病证	具体表现
赤色	热证或戴阳证	满面通红——外感发热，脏腑火热炽盛的实热证； 两颧潮红——虚热证、阴虚阳亢； 久病重病，面色苍白，但颧部嫩红如妆，游移不定——戴阳证
白色	虚证（血虚、气虚、阳虚）、寒证、失血	面色淡白无华，唇舌色淡——血虚证或失血证； 面色㿠白——阳虚证； 面色㿠白而虚浮——阳虚水泛； 面色苍白（白中透青）——亡阳证；实寒证，寒凝血滞；大失血
黄色	虚证、湿证	面色萎黄（淡黄、枯槁无光）——脾胃气虚、气血不足； 黄胖（面黄虚浮）——脾虚湿蕴； 黄疸（面目一身俱黄），鲜明如橘子色——阳黄，湿热熏蒸； 黄疸（面目一身俱黄），晦暗如烟熏——阴黄，寒湿郁阻
青色	寒证、气滞、血瘀、疼痛、惊风	面色青黑——实寒证；剧痛； 久病，面色青灰，口唇青紫——心阳虚衰，心血瘀阻，或肺气壅塞； 突然面色青灰，口唇青紫，肢冷脉微——心阳暴脱，心血瘀阻； 面色青黄（苍黄）——肝脾不调； 小儿眉间、鼻柱、唇周色青——惊风或为惊风先兆
黑色	肾虚、寒证、水饮、瘀血、疼痛	面黑暗淡——肾阳虚； 面黑干焦——肾阴虚； 面色黧黑，肌肤甲错——血瘀日久； 眼眶周围发黑——肾虚水饮或寒湿带下

三、望形态

（一）望形体

1. 形体强弱

体强为气血旺盛——抗病力强，预后好；体弱为内脏虚衰、气血不足——抗病力弱，预后差。

2. 形体胖瘦

（1）肥胖：体胖能食——形气有余；乏力气短——形盛气虚，"肥人多湿""肥人多痰"。

（2）消瘦：形瘦食多——中焦有火；形瘦食少——中气虚弱，"瘦人多火"。

（二）望姿态

1. 体位变化

分类	临床表现及其意义
坐形	坐而喜仰，坐不得卧，卧则气逆（咳喘肺胀）；或水饮停于胸腹等肺实气逆证
	坐而喜俯，少气懒言（体弱气虚）
	但卧不得坐，坐则神疲或昏眩（气血俱虚）；或夺气脱血；或肝阳化风
	坐时常以手抱头，头倾不能仰，凝神熟视（精神衰败）
卧式	卧时面常向外，躁动不安，身轻能自转侧（阳证、热证、实证）；反之为阴证、寒证、虚证
	蜷卧缩足，喜加衣被（虚寒证）；仰卧伸足，掀去衣被（实热证）
	咳逆倚息不得卧，卧则气逆，多为肺气壅滞，或心阳不足，水气凌心，或肺有伏饮
立姿	站立不稳，伴见眩晕（肝风内动），或脑有病变；不耐久站，站立时欲倚靠他物（气虚血衰）
	以两手护腹，俯身前倾（为腹痛之征）
步态	以两手护腰，弯腰屈背，行动艰难（腰腿痛）；行走时，突然止步不前，以手护心（脘腹痛或心痛）
	行走时，身体震动不定（肝风内动）

2. 异常动作

（1）患者睑、面、唇、指（趾）不时颤动。若见于外感热病，为动风预兆；若见于内伤杂病，为气血不足，筋脉失养，虚风内动。

（2）四肢抽搐或拘挛，项背强直，角弓反张，多见于小儿惊风、痫病、破伤风、子痫、马钱子中毒等。

（3）猝然昏倒，不省人事，口眼歪斜，半身不遂，多见于中风（痫病为猝倒神昏，口吐涎沫，四肢抽搐，醒后如常）。

（4）恶寒战栗（寒战），多见于疟疾发作，或伤寒、温病邪正剧争，欲作战汗之时。

（5）肢体软弱无力，行动不灵而无痛，多见于痿病；关节拘挛，屈伸不利，多见于痹病。

（6）儿童手足屈伸扭转，挤眉眨眼，努嘴伸舌，状似舞蹈，不能自制，多见于气血不足，风湿内侵。

四、望头面五官

（一）望头面

1. 头形

（1）头大：因先天不足，肾精亏损，水液停聚于脑所致。

（2）头小：因肾精不足，颅骨发育不良所致。

（3）方形：因先天不足，后天失养，颅骨发育不良所致。

2. 囟门

（1）囟填：即囟门突起，属实证；因温病火邪上攻，或脑髓病，或颅内积液所致。

（2）囟陷：即囟门凹陷；因吐泻伤津、气血不足、先天精气亏虚、脑髓失充所致。

（3）解颅：即囟门迟闭，是肾气不足，发育不良的表现，多见于佝偻病患儿，常兼有"五软"（头软、项软、手足软、肌肉软、口软）、"五迟"（立迟、行迟、发迟、齿迟、语迟）等表现。

3. 头发

（1）发黄

①发黄干枯，稀疏易落——精血不足（慢性虚损患者或大病之后）。

②小儿发黄稀疏，生长迟缓——先天不足，肾精亏损。

③小儿发结如穗，枯黄无泽——疳积。

（2）发白

①伴耳鸣、腰酸——肾虚。

②伴失眠、健忘——劳神伤血。

（3）脱发

①片状脱发（斑秃）——血虚受风。

②青壮年脱发，伴腰酸、健忘、眩晕——肾虚。

③腹发伴有头皮发痒、多屑、多脂——血热化燥。

（二）望目

1. 目部的脏腑相关部分　古人将目的不同部位分属五脏，称为"五轮学说"。

（1）瞳仁：称为水轮，属肾。

（2）黑睛：称为风轮，属肝。

（3）两眦血络：称为血轮，属心。

（4）白睛：称为气轮，属肺。

（5）眼睑：称为肉轮，属脾。

2. 目形

（1）目胞浮肿：多为水肿病。

（2）眼窝凹陷：多为吐泻伤津，或气血虚衰。若久病重病，眼球深陷，伴形瘦如柴，为脏腑精气竭绝，属病危。

（3）眼球突出：伴喘满上气者，为肺胀；伴颈前肿块、急躁易怒，为瘿病。

（4）胞睑红肿：胞睑边缘肿起结节如麦粒，红肿较轻者，为针眼；胞睑漫肿，红肿较重者，为眼丹。两者皆因风热邪毒或脾胃蕴热上攻于目所致。

3. 目态

（1）瞳孔缩小：可见于川乌、草乌、毒蕈、有机磷农药及吗啡、氯丙嗪等药物中毒。

（2）瞳孔散大：可见于颅脑损伤、出血及中风等，提示病情危重；若两侧瞳孔完全散大，对光反射消失，则是临床死亡的指征之一，也可见于青风内障或颠茄碱类中毒等。

（3）目睛凝视：指两眼固定，不能转动。固定上视（戴眼反折）、固定前视（瞪目直视）、固定侧视（横目斜视），多为肝风内动所致。

（4）昏睡露睛：多属脾气虚弱，气血不足，胞睑失养所致。常见于吐泻伤津和慢脾风的患儿。

（5）眼睑下垂：又称睑废，指胞睑无力张开而上睑下垂的症状。双睑下垂者，为先天不足，脾肾亏虚；单睑下垂者，多见于外伤。

（三）望齿龈

1. 牙齿

（1）牙齿色泽

①牙齿干燥：胃阴已伤。

②牙齿枯黄脱落：久病，多为骨绝。

③光燥如石：阳明热盛，津液大伤。

④燥如枯骨：肾阴枯涸，精不上荣，见于温热病晚期。

⑤齿焦有垢：胃肾热盛，但气液未竭。

⑥齿焦无垢：胃肾热盛，气液已竭。

（2）牙齿动态

①牙关紧急：风痰阻络或热极动风。

②咬牙龄齿：热盛动风。

③睡中龄齿：胃热、虫积或常人。

2. 牙龈

（1）牙龈色泽：牙龈红肿疼痛，为胃火亢盛。

（2）牙龈形态

①牙缝出血，痛而红肿：胃热伤络。

②牙龈不痛、不红，微肿而出血：气虚，或肾火伤络。

③龈肉萎缩，牙根暴露，牙齿松动：肾虚或胃阴不足。

（四）望咽喉

1. 色泽

①咽部深红，肿痛明显：实热，肺胃热毒壅盛。

②咽部嫩红，肿痛不甚：阴虚，肾亏水少、阴虚火旺。

③咽部淡红，微肿或漫肿：痰湿凝聚。

2. 形态

（1）红肿：又称为乳蛾，喉核红肿肥大，为肺胃热盛，或虚火上炎。

（2）成脓：局部红肿、有波动感，压之柔软者多已成脓；压之坚硬者尚未成脓。

（3）溃烂

①溃烂成片或凹陷：肺胃热毒壅盛。

②腐烂、分散浅表：肺胃之热尚轻。

③溃腐日久，周围淡红或苍白：多属虚证。

（4）伪膜

①伪膜松厚，易拭去：肺胃热浊之邪上壅于咽。

②伪膜不易拭去，重剥出血，剥去随即复生：属重症，多见白喉，由肺胃热毒伤阴而成，属烈性传染病。

五、望皮肤

（一）斑疹

1. 斑 指皮肤出现深红色或青紫色片状斑块，平铺于皮肤，抚之不碍手，压之不褪色的症状。

2. 疹 指皮肤出现红色或紫红色粟粒状疹点，高出皮肤，抚之碍手，压之褪色的症状。

（1）麻疹：疹色桃红，形似麻粒，由发际、颜面渐及全身，为外感风热时邪所致。

（2）风疹：疹色淡红，细小稀疏，瘙痒不已，时发时止，为外感风邪所致。

（3）瘾疹：瘙痒，搔抓之后融合成片，高出皮肤，发无定处，时隐时现，为外感风邪或过敏所致。

（二）疮疡

疮疡，指发于皮肉筋骨之间的疮疡类疾病。

1. 痈 患部红肿高大，根盘紧束，焮热疼痛，并能形成脓疡的疾病。

2. 疽 患部漫肿无头，皮色不变或晦暗，局部麻木，不热少痛的疾病。

3. 疔 患部形小如粟，根深如钉，漫肿灼热，麻木痒痛的疾病。

4. 疖 患部形小而圆，红肿热痛不甚，根浅，出脓即愈的疾病。

六、望排泄物与分泌物

分类	临床意义
痰	①寒痰——痰白清稀而量较多者，因寒邪阻肺，津凝成痰，或脾阳不足，湿聚为痰所致； ②湿痰——痰白滑而量多，易于咳出者，因脾虚湿聚成痰所致； ③燥痰——痰白质黏，量少难于咳出者，因燥邪伤肺或阴虚肺燥所致； ④热痰——痰黄、黏稠、有块者，因邪热犯肺，煎津为痰所致； ⑤痰中带血——痰中带有血丝或鲜血，或有血块者，因阴虚火旺或热邪灼伤肺络所致
涕	①新病，鼻塞流清涕——外感风寒证； ②新病，鼻流浊涕——外感风热证

七、望小儿指纹

1. 方法　医者用右手拇指侧缘在小儿食指掌侧前缘从指尖向指根部推擦几次，用力适中，使指纹显露，便于观察。

2. 正常表现　在食指掌侧前缘，隐隐显露于掌指横纹附近，纹色浅红略紫，呈单支且粗细适中。

3. 意义　三关测轻重，浮沉分表里（浮表沉里），红紫辨寒热（红寒紫热），淡滞定虚实（淡虚滞实）。

（1）三关测轻重

①风关——邪气入络，邪浅病轻，可见于外感初起。

②气关——邪气入经，邪深病重。

③命关——邪入脏腑，病情严重。

④透关射甲（食指络脉直达指端）——病情凶险，预后不良。

（2）红紫辨寒热

①指纹鲜红——外感表证、寒证。

②指纹紫红（红寒、紫热）——里热证。

第四单元　望舌

一、舌诊原理

1. 舌质候五脏病变，侧重于血分；舌苔候六腑病变，侧重于气分。

2. 舌尖反映心肺；舌中反映脾胃；舌根反映肾；舌两侧反映肝胆。

二、望舌质

（一）舌色变化

正常为淡红舌——正常人气血调和的征象。

舌色	主证	临床意义
淡白舌	气血两虚、阳虚	①淡白湿润，舌体胖嫩——阳虚水湿内停； ②淡白光莹，舌体瘦薄——气血两亏
淡红舌	正常人、病轻者	气血调和——颜色淡红润泽、白中透红；或外感病初起，尚未伤及气血和内脏
红舌	实热、阴虚	①舌色稍红，或舌边尖略红——外感风热表证初期； ②舌色鲜红，舌体不小，或兼黄苔——实热证；舌体小，舌鲜红、少苔，或有裂纹，或光红无苔——虚热证； ③舌尖红——心火上炎；舌两边红——肝经有热
绛舌	里热亢盛、阴虚火旺	①舌绛有苔，伴芒刺——温病热入营血，或脏腑内热炽盛（其热传营，舌色必绛）； ②舌绛，少苔或无苔，或有裂纹——久病阴虚火旺，或热病后期，阴液耗损
青紫舌	气血运行不畅	①全舌青紫——全身性血行瘀滞；舌有紫色斑点——局部瘀血阻滞； ②舌淡红中泛现青紫——肺气壅滞，或肝郁血瘀，先天性心脏病或某些药物中毒、食物中毒； ③舌淡紫而湿润——阴寒内盛，或阳气虚衰所致寒凝血瘀； ④舌紫红或绛紫，干枯少津——热盛伤津，气血壅滞

（二）舌形变化

舌形	临床意义
老嫩舌	老舌：舌质粗糙皱缩，不柔软，舌色暗——多见于实证；
	嫩舌：舌质细腻，浮胖娇嫩，舌色浅淡——多见于虚证
胖瘦舌	①舌淡胖大——脾肾阳虚，痰湿内盛； ②舌红胖大——脾胃湿热，痰热内蕴
	①舌淡白而瘦薄——气血两虚； ②舌红绛干燥而瘦薄——阴虚火旺，津液耗伤
裂纹舌	①舌红绛而有裂纹——热盛伤津或阴液虚损； ②舌淡白而有裂纹——血虚不润
齿痕舌	①舌淡胖润，舌边有齿痕——寒湿壅盛或阳虚水停； ②舌淡红，舌边有齿痕——脾虚、气虚致水湿内停； ③舌淡红而嫩，舌体不大，舌边轻微齿痕——先天性齿痕（多见于小儿或气血不足者）

（三）舌态变化

舌态	临床意义
强硬舌	①舌红绛少津而强硬——邪热炽盛； ②舌强硬胖大，兼厚腻苔——风痰阻络； ③舌强而语言謇涩，伴肢体麻木、眩晕——中风先兆
痿软舌	①舌红绛少苔而痿软——外感热病后期，邪热伤阴，或内伤久病，阴虚火旺； ②舌枯白无华而痿软——久病气血俱虚
颤动舌	①久病，舌淡白而颤动——血虚动风； ②新病，舌绛紫而颤动——热极生风； ③舌红少津少苔而颤动——阴虚动风
歪斜舌	多见于中风或中风前兆，或外伤等；常因肝风内动，夹痰或夹瘀所致

续表

舌态	临床意义
吐弄舌	①吐舌：可见于疫毒攻心或正气已绝； ②弄舌：多见于热甚动风先兆； ③吐弄舌：可见于先天愚型儿
短缩舌	病情危重的表现。 ①舌短缩，色淡白或青紫而苔湿润——寒凝筋脉，或气血虚衰； ②舌短缩胖大，苔滑腻——脾虚痰蕴，风痰阻络； ③舌短缩，色红绛而干——热盛伤津

（四）舌下络脉

1. 舌下络脉细而短，呈淡红色，周围小络脉不明显，多属气血不足。

2. 舌下络脉粗胀，或呈青紫、紫红、绛紫、紫黑色，或舌下络脉曲张，为血瘀之征象。

三、望舌苔

（一）苔质变化

苔质	临床意义
薄厚苔	①厚苔：主病邪入里，或食积痰湿，病情较重； ②薄苔：多见于疾病初起，病邪在表，病情轻浅
润燥苔	①润苔：为正常舌苔，是津液上承的征象，如病中见润苔，提示津液未伤； ②滑苔：主水湿内停； ③燥苔：见于热盛伤津或阴液亏耗的病证，提示津液已伤
腐腻苔	腐苔：苔质颗粒疏松，形如豆腐渣，揩之可去——主食积肠胃，或痰浊内蕴； 腻苔：苔质细腻质密，苔上有黏液，不易揩去——主湿浊、痰饮、食积等病证
剥落苔	主胃气不足，胃阴枯竭，或气血两虚，是全身虚弱的一种征象。 ①舌淡苔剥：血虚或气血两虚； ②镜面舌而舌色㿠白，甚则毫无血色：营血大虚，阳气虚衰； ③镜面舌而舌色红绛：胃阴枯竭，属阴虚重症
真假苔	以有根、无根作为标准。 真苔：舌苔紧贴舌面，乃胃气所生——胃气尚存； 假苔：舌苔浮于舌上，不似舌上生出——胃气匮乏，病情危重

（二）苔色变化

苔色	主证	临床意义
白苔	主表证、寒证、湿证，亦可见于热证	①苔薄白而润——正常舌象，或表证初起，或里证病轻，或阳虚内寒； ②苔薄白而干——外感风热； ③苔白厚腻——湿浊、痰饮内停或食积； ④积粉苔——瘟疫或内痈

续表

苔色	主证	临床意义
黄苔	主里证、热证	①苔薄黄——外感风热表证或风寒入里； ②苔黄而干——邪热伤津，燥结腑实； ③苔黄而腻——湿热蕴结、痰湿化热或食积化腐；
灰黑苔	主热极、寒极	①苔灰黑而湿润——阳虚寒湿、痰饮内停之重症； ②苔灰黑而干燥——热极津枯之征

（三）舌质和舌苔的综合诊察

1. 舌苔和舌体变化一致　提示病机相同，主病为两者意义的综合。

①实热证——舌质红，苔黄而燥。

②热盛津伤——舌红绛，有裂纹，苔焦黄干燥。

③阴虚内热——舌红瘦，少苔。

④虚寒证——舌淡嫩，苔白润。

⑤气血瘀阻，痰湿内阻——舌青紫，苔白腻。

2. 舌苔和舌体变化不一致　提示体内存在两种或两种以上的病理变化，病情较复杂。

①舌体淡白，苔黄腻——本虚标实，寒热夹杂。

②舌体红绛，苔白滑腻——外感热病，阴虚火旺。

第五单元　闻诊

一、听声音

（一）音哑与失音

1. 新病　金实不鸣。

多因外感风寒，风热袭肺，痰湿蕴肺，以致肺气不宣，清肃失职，属实证。

2. 久病　金破不鸣。

多因肺肾阴虚，致虚火灼金，属虚证；久病重病，突见语声嘶哑，多属脏气将绝之危象。

（二）谵语、郑声、独语、错语

语言	临床表现	临床意义
谵语	神志不清，语无伦次，声高有力	热扰神明（实则谵语）
郑声	神志不清，言语重复，时断时续，声音低弱	脏气衰竭、心神散乱（虚则郑声）
独语	自言自语，喃喃不休，见人语止，首尾不续	心气虚弱或气郁痰阻，多见于癫病、郁证等
错语	神志清楚而语言时有错乱，语后自知言错	①虚证——心气虚弱，神气不足； ②实证——痰湿、瘀血、气滞阻碍心窍

（三）咳嗽、喘、哮

1. 咳嗽　五脏六腑皆令人咳，非独肺也。

临床表现	临床意义
咳声重浊沉闷	寒痰湿浊，停聚于肺，肺失肃降，多为实证
咳声轻清低微	久病肺气虚损，失于宣降，多为虚证
咳声不扬，痰稠色黄，不易咳出	热证
咳有痰声，痰多易咳	痰湿阻肺
干咳，无痰或少痰	燥邪犯肺或阴虚肺燥
顿咳（百日咳），阵发，气急，咳嗽连声不断，咳后有鸡鸣样回声	风邪与痰热搏结所致
咳声如犬吠，呼吸困难（白喉）	肺肾阴虚，疫毒攻喉

2. 喘　呼吸困难，气促，甚则张口抬肩，不能平卧。

①实喘：发作急骤，呼吸深长，息粗声高，呼出为快；病位在肺。

②虚喘：病势缓慢，呼吸短浅，息微声低，深吸为快，动则喘甚；病位在肺、肾。

3. 哮　呼吸急促，喉中有痰鸣声，时发时止，多因宿痰内伏，复感外邪所致。

（四）短气、少气

1. 短气　指呼吸气急而短促，气短不足以息，数而不相接续的症状。

①虚证：短气兼有形瘦神疲、声低息微等，多因体质衰弱或元气虚损所致。

②实证：短气兼有呼吸声粗，或胸部窒闷，或胸腹胀满等，多因痰饮、胃肠积滞或气滞或瘀阻所致。

2. 少气　指呼吸微弱而声低，气少不足以息，言语无力的症状；主诸虚劳损，多因久病体虚或肺肾气虚所致。

（五）呕吐、呃逆、嗳气

声音	临床特点及意义
呕吐	胃气上逆所致，有声有物；若有声无物，为干呕。 ①吐势徐缓，声音微弱，呕吐物清稀，属虚寒证为脾胃阳虚，脾失健运所致； ②呕声壮厉，吐势较猛，呕吐黏稠黄水，或酸或苦，属实热证为热伤胃津，胃失濡养所致； ③呕吐呈喷射状，为热扰神明，或因头颅外伤，颅内有瘀血、肿瘤； ④呕吐酸腐味的食糜，为暴饮暴食，或过食肥甘厚味，食滞胃肠所致； ⑤朝食暮吐、暮食朝吐，称为胃反，为脾胃阳虚所致； ⑥口干欲饮，饮后则吐，称为水逆，为饮邪停胃所致
呃逆	古称"哕"。 呃声频作、声高有力——实热；呃声低沉、气弱无力——虚寒

续表

声音	临床特点及意义
嗳气	古称"噫"。 ①嗳气酸腐——食滞胃脘； ②嗳气频作，与情绪相关——肝气犯胃； ③嗳气频作，兼脘腹冷痛——寒邪犯胃或胃阳亏虚； ④嗳声低沉，纳呆乏力——脾胃虚弱

二、嗅气味

气味	临床特点及意义
口气	①口气酸臭，伴食欲不振、脘腹胀满——食积胃肠； ②口气臭秽——胃热； ③口气腐臭，或兼咳吐脓血——内有溃腐脓疡； ④口气臭秽难闻，牙龈腐烂——牙疳
病室气味	①臭气触人——多患瘟疫类疾病； ②血腥味——多患失血； ③腐臭味——多患溃腐疮疡； ④尸臭——脏腑败坏之征兆； ⑤烂苹果味（酮体气味）——消渴厥患者，属危重症； ⑥尿臊味（氨气味）——肾衰； ⑦蒜臭气味——有机磷中毒

第六单元　脉诊

一、脉诊概说

（一）寸口脉与脏腑的关系

寸口	寸	关	尺
左	心、膻中	肝胆、膈	肾、小腹
右	肺、胸中	脾胃	肾、小腹

（二）切脉指法

1. 选指　医生选用左手或右手食指、中指、无名指三个指目，手指指端平齐，手指略弓，以与受诊者体表呈45°角为宜。

2. 布指　医生下指时，先用中指定关位，再用食指定寸位，最后用无名指定尺位。布指要依据患者高矮、手臂长短和医生手指粗细，做适当的疏密调整；小儿一般多用拇指定位，即"一指定三关"。

3. 运指

①举法：医生用轻指力按在寸口脉搏处体察脉象的方法，又称浮取。

②按法：医生用重指力按至筋骨间体察脉象的方法，又称沉取。

③寻法：医生指力不轻不重，按至肌肉，并调节指力去推寻，细细体察脉象的方法，又称中取。

④总按：三个手指同时用同等指力诊脉的方法。

⑤单按：用一个手指诊察寸、关、尺中的某一部脉象的方法。

（三）寸口三部九候的概念

寸口脉分为寸、尺、关三部。通常以桡骨茎突内侧为关部，关前（腕侧）为寸，关后（肘侧）为尺。一手各有寸、关、尺三部，两手共为六部脉。寸、关、尺三部中每部又可分别施行浮、中、沉三候，故一手的寸、关、尺三部共有九候，所以，将此称为寸口的"三部九候"。

二、正常脉象

（一）正常脉象的特征

寸、关、尺三部皆有脉，一息四五至，不浮不沉，不大不小，不快不慢，节律一致，尺部沉取应指有力。

（二）正常脉象胃、神、根的含义

1. 有胃　脉有胃气——脉来和缓、从容、流利。

2. 有神　脉有神气——应指脉律整齐，柔和有力。

3. 有根　脉有根基——尺脉有力，沉取不绝。

三、常见病脉

脉纲	共同特点	相类脉		
		脉名	脉象	主病
浮脉类	轻取即得	浮	举之有余，按之不足	表证，亦见于虚阳浮越证
		洪	脉体阔大，充实有力，来盛去衰	热盛，亦主邪盛
		濡	浮细无力而软	虚证，湿困
		散	浮取散漫而无根，至数不齐或脉力不匀	元气离散，脏气将绝
		芤	浮大中空，如按葱管	失血，伤阴之际
		革	浮而搏指，中空边坚	亡血，失精，半产，崩漏

续表

脉纲	共同特点	相类脉		
		脉名	脉象	主病
沉脉类	重按始得	沉	轻取不应，重按始得	里证
		伏	重按推至筋骨始得	邪闭，厥病，痛极
		弱	沉细无力而软	阳气虚衰，气血俱虚
		牢	沉而实大弦长	阴寒内积，疝气，癥积
迟脉类	一息不足四至	迟	一息不足四至	寒证，亦见于邪热积聚
		缓	一息四至，脉来急缓	湿病，脾胃虚弱，亦见于常人
		涩	往来艰涩，迟滞不畅	精伤，血少，气滞，血瘀，痰食内停
		结	迟而时一止，止无定数	阴盛气结，寒痰瘀血，气血虚衰
数脉类	一息五至以上	数	一息五至以上，不足七至	热证，亦主里虚证
		疾	脉来急疾，一息七八至	阳极阴竭，元气欲脱
		促	数而时一止，止无定数	阳热亢盛，瘀滞，痰食停积，脏气衰败
		动	脉短如豆，滑数有力	疼痛，惊恐
虚脉类	应指无力	虚	举按无力，应指松软	气血两虚
		细	脉细如线，应指明显	气血俱虚，湿证
		微	脉细极软，似有似无	气血大虚，阳气暴脱
		代	迟而中止，止有定数	脏气衰微，疼痛，惊恐，跌仆损伤
		短	首尾俱短，不及本部	有力主气郁，无力主气损
实脉类	应指有力	实	举按充实有力	实证，常人
		滑	往来流利，应指圆滑	痰湿，食积，实热者及青壮年、孕妇
		弦	端直以长，如按琴弦	肝胆病，疼痛，痰饮者及老年健者
		紧	绷急弹指，状如转索	实寒证，疼痛，宿食
		长	首尾端直，超过本位	阳气有余，阳证，热证，实证，常人
		大	脉体宽大，无汹涌之势	常人，病进

第七单元 按诊

一、按肌肤

1. 诊寒热 可了解人体阴阳的盛衰、病邪的性质。

2. 诊润燥滑涩 可了解汗出与否及气血津液的盈亏。

3. 诊疼痛 可分辨疾病的虚实。

4. 诊肿胀 可分辨水肿和气肿。

5. 诊疮疡 可判断证之阴阳寒热。

二、按腹部

按腹部	特点及意义
疼痛	腹痛喜按，按之痛减，腹壁柔软——虚证（脾胃气虚）； 腹痛拒按，按之痛甚，腹部硬满——实证（饮食积滞，胃肠积热）； 腹局部肿胀拒按——内痈； 按之疼痛，固定不移——内有瘀血； 按之胀痛，病处按此联彼——气滞气闭
胀满	腹部按之手下饱满充实而有弹性，有压痛——实满； 腹部虽膨满，但按之手下虚软而缺乏弹性，无压痛——虚满； 腹部高度胀大，如鼓之状——臌胀； 腹部按之如囊裹水——水臌； 叩击腹部如击鼓之膨膨然——气臌
积聚	肿块推之不移，肿块痛有定处——癥积（病属血分）； 肿块推之可移，或痛无定处，聚散不定——瘕聚（病属气分）； 肿块大者——病深； 形状不规则，表面不光滑——病重； 坚硬如石——恶候； 按之起伏聚散，往来不定，或按之形如筋状，久按转移不定，或按之手下如蚯蚓蠕动——虫积

三、按虚里

1. 虚里　即心尖搏动处。

2. 正常征象　按之应手，动而不紧，缓而不怠，动气聚而不散，节律清晰一致，一息四五至，是心气充盛、宗气积于胸中。

3. 病理征象

①按之动而微弱——宗气内虚，或饮停心包之支饮。

②按之搏动迟弱，或久病体虚而动数——心阳不足。

③按之弹手，洪大而搏，或绝而不应——心肺气绝，属危候。

④按之搏动数急，时有一止——宗气不守。

⑤虚里动高，聚而不散——外感热病、小儿食滞、痘疹将发之时。

第八单元　八纲

一、八纲的概述

八纲，指表、里、寒、热、虚、实、阴、阳这八个纲领。

二、八纲辨证

（一）表里辨别病位深浅和病性趋势

表里证候	特点	临床表现	病机
表证	发热与恶寒并见	头身疼痛，鼻塞或打喷嚏，脉浮	外邪遏表，肺气失宣
里证	但热不寒或但寒不热，单见	咳嗽、心悸、腹痛、呕泻、脉沉等	邪气盛实，精气亏虚，阴阳失调
半表半里	由表入里过程中的一个阶段，又称为"少阳病"	往来寒热，胸胁苦满或疼痛，心烦，欲呕，不欲食，口苦咽干，目眩	邪正交争，枢机不利

（二）寒热辨别疾病的性质

1. 寒证 人体感受寒邪，阴盛或阳虚所表现出的证候——冷、白、稀、静、润。

①外寒：寒邪入侵肌表——表寒；

②内寒：寒邪直中脏腑——实寒；

③自身阳虚——虚寒。

2. 热证 感受热邪，阳盛或阴虚，导致人体功能活动亢进所表现的证候——赤、热、稠、动、干。

3. 寒热假证

①真热假寒（内有真热，外现假寒）：邪热内盛，阳气郁而不能外达。

②真寒假热（内有真寒，外现假热）：阴寒内盛，格阳于外（阴盛格阳）。

（三）虚实辨别邪正盛衰

1. 虚证 久病、势缓者，耗损过多者，体质素弱者多为虚证。

2. 实证 新起、暴病者，病情急剧者，体质壮实者多为实证。

（四）阴阳划分疾病类别

表、实、热证属阳；里、虚、寒属阴。阴证，多为阳气虚衰，阴偏盛；阳证，多为阳气亢盛，正气未衰。

四诊	阴证	阳证
望	倦怠无力，精神萎靡，舌淡胖嫩，苔润滑	狂躁不安，口唇燥裂，舌红绛，苔黄燥或黑而生芒刺
闻	语声低微，静而少言，呼吸怯弱，气短	语声壮厉，烦而多言，呼吸气粗，喘促声响
问	恶寒畏冷，喜温，食少乏味，不渴或喜热饮，小便清长或短少，大便溏泄、气腥	身热，恶热，喜凉，恶食，心烦，口渴引饮，小便短赤涩痛，大便干硬，或秘结不通，或有奇臭
切	腹痛喜按，肢凉，脉沉、细、迟、无力等	腹痛拒按，肌肤灼热，脉浮、洪、数、大、滑、有力等

三、八纲证候之间的关系

1. 证候相兼　如表实寒证、表实热证、里实寒证、里实热证、里虚寒证、里虚热证等。

2. 证候错杂　表里同时受病，而表现出的寒、热、虚、实性质相反的证候。

3. 证候转化　表里出入、寒热转化、虚实转化。

4. 证候真假（手足头面假，胸腹最为真）

（1）寒热真假

①真热假寒：即"阳盛格阴"，常有"热深厥亦深"的特点，故可称热极肢厥证。内有真热，外现假寒，为邪热内盛，阳气郁而不能外达。

②真寒假热：即"阴盛格阳"，阳虚阴盛而阳气浮越，故又称虚阳浮越证。内有真寒，外现假热，为阴寒内盛，格阳于外。

（2）虚实真假

①真虚假实："至虚有盛候"，腹胀急，但时胀时不胀，腹胀喜按。

②真实假虚："大实有羸状"，默默不语，时而声多气粗，泄泻而得反快，不食却思食。

※鉴别要点：寒热真假的辨别关键在于冷热；虚实真假的辨别关键在于脉象。

第九单元　病性辨证

一、辨阴阳虚损证候

（一）阳虚证与阴虚证

①阳虚证：主要为虚寒证候，如畏寒，肢凉，口淡不渴，或喜热饮，或自汗，小便清长或尿少不利，大便溏泄，面色㿠白，舌淡胖，苔白滑，脉沉迟（或数）无力，可兼有神疲、乏力、气短等气虚表现。

②阴虚证：主要为虚热证候，如形体消瘦，口燥咽干，两颧潮红，五心烦热，潮热盗汗，小便短黄，大便干结，舌红少津或少苔，脉细数等。

（二）亡阳证与亡阴证

类目	亡阳证	亡阴证
汗液	稀冷如水，味淡	黏热如油，味咸
寒热	身冷畏寒	身热恶热

续表

类目	亡阳证	亡阴证
四肢	厥逆	温和
面色	苍白	面赤颧红
气息	微弱	息粗
口渴	不渴或欲饮热	口渴饮冷
唇舌象	唇舌淡白，苔白润	唇舌干红
脉象	脉微欲绝	脉细、数、疾、无力
鉴别要点	四肢厥冷、面色苍白、冷汗淋漓、气息微弱、脉微欲绝	身热烦渴、唇焦面赤、汗热如油、脉数疾

二、气虚类证辨证

证型	临床表现	辨证要点
气虚证	气短声低，少气懒言，精神疲惫，体倦乏力，舌淡嫩苔白，脉虚；或头晕目眩，自汗，活动后诸症加重	神疲、乏力、气短、脉虚
气陷证	头晕眼花，气短乏力，脘腹有坠胀感，大便稀溏，或便意频频，形体消瘦，或内脏下垂，或脱肛、阴挺，舌淡苔白，脉弱	体瘦而弱，气短、气坠、脏器下垂

三、血虚类证辨证

证型	临床表现	辨证要点
血虚证	面色淡白无华或萎黄，口唇、眼睑、爪甲颜色淡白，头晕，或眼花，两目干涩，心悸，多梦健忘，神疲，手足发麻；或妇女月经量少、色淡、延期甚或闭经，舌淡苔白，脉细无力	病体虚弱，面、睑、唇、舌、爪甲等颜色淡白，脉细

四、气滞类证辨证

证型	临床表现	辨证要点
气滞证	胸、胁、脘、腹等处或损伤部位胀闷、胀痛、窜痛、攻痛，时轻时重，部位不固定，排气后症状减轻，按之无形，且诸症常随情绪变化而加重或减轻，脉弦	胸、胁、脘、腹等处或损伤部位胀闷、胀痛
气逆证	肺气上逆——咳嗽，呼吸喘促； 胃气上逆——呃逆，嗳气，或恶心呕吐，呕血； 肝气上逆——头痛，眩晕，甚至昏厥，咯血	咳喘，或呕吐、呃逆，或眩晕

五、血病其他证辨证

证型	临床表现	辨证要点
血瘀证	①刺痛，痛处不移而拒按，常夜间加重； ②肿块，质硬，按之不移； ③出血反复不止，色紫暗，或夹血块，或大便色黑如柏油 ④面色黧黑，唇甲青紫，或皮肤有瘀点、瘀斑，或肌肤甲错，或腹露青筋，或皮肤现丝状红缕； ⑤舌紫暗，或见瘀点、瘀斑，舌下络脉曲张； ⑥脉细涩，或结代，或无脉	固定刺痛拒按、肿块、出血色暗、瘀血、脉涩
血热证	身热夜甚，或潮热，口渴面赤，心烦失眠，躁扰不宁，甚或狂乱，神昏谵语，或见各种出血，血色深红，或斑疹显露，或为疮痈，舌绛，脉数疾	身热口渴，斑疹吐衄，烦躁谵语，舌绛，脉数
血寒证	畏寒，手足或少腹冷痛、拘急，得温痛减，肤色紫暗、发凉，或痛经、月经延期、经色紫暗、夹有血块，唇舌青紫，苔白滑，脉沉迟、弦涩	畏寒，患处冷痛、拘急、得温痛减，唇舌青紫

六、气血同病类证辨证

证型	辨证要点
气滞血瘀证	局部胀闷，走窜疼痛，甚则刺痛，疼痛固定、拒按；或有坚硬肿块，局部青紫肿胀；或有情志抑郁，性急易怒；或面色紫暗，皮肤青筋暴露；妇女可见闭经或痛经，经色紫暗或夹血块，或乳房胀痛；舌紫暗或有瘀斑，脉弦涩
气虚血瘀证	面色淡白无华或紫暗，倦怠乏力，少气懒言，局部疼痛如刺，痛处固定不移、拒按，舌淡紫，或有瘀斑，脉涩
气血两虚证	少气懒言，神疲乏力，自汗，面色淡白无华或萎黄，或心悸、失眠，头晕目眩，形体消瘦，手足发麻，舌淡白，脉细无力

七、津液类证辨证

痰证的临床表现：咳嗽痰多，痰质黏稠，胸脘痞闷，恶心纳呆，呕吐痰涎，或头晕目眩，或形体肥胖，或神昏而喉中痰鸣，或神志错乱而为癫、狂、痴、痫，或某部位出现圆滑柔韧的包块，舌苔腻，脉滑。

第十单元　脏腑辨证

一、心病辨证

（一）心气虚证与心血虚证

证型	临床表现	辨证要点
心气虚证	心悸，胸闷，气短，精神疲倦，或自汗，活动后诸症加重，面色淡白，舌淡，脉虚	心悸、神疲与气虚证并见

续表

证型	临床表现	辨证要点
心血虚证	心悸，头晕眼花，失眠，多梦，健忘，面色淡白或萎黄，唇舌色淡，脉细无力	心悸、失眠、多梦与血虚证并见

（二）心脉痹阻证

心脉痹阻证，指瘀血、痰浊、阴寒、气滞等因素阻痹心脉，以心悸怔忡、胸闷、心痛为主要表现的证候。

证型	共同症状	疼痛特点	伴随症状	舌象	脉象
瘀阻心脉证	心悸怔忡，心胸憋闷作痛，痛引肩背内臂，时作时止	痛如针刺	—	舌暗或舌青紫，有斑点	脉细涩或结代
痰阻心脉证		心胸闷痛	体胖痰多，身重困倦	苔白腻	脉沉滑或沉涩
寒滞心脉证		遇寒痛剧，得温痛减	形寒肢冷	舌淡苔白	脉沉迟或沉紧
气滞心脉证		疼痛而胀	胁胀，善太息	舌淡红	脉弦

（三）痰蒙心神证与痰火扰神证

类目	痰蒙心神证	痰火扰神证
病因病机	痰浊蒙蔽心神	火热痰浊侵扰心神
共同症状	神志异常，或神昏	
神志表现	神情痴呆，意识模糊，甚则昏不知人；或情志抑郁，表情淡漠，喃喃独语，举止失常；或突然昏仆，不省人事，口吐涎沫，喉有痰声	心烦，失眠，甚则狂躁妄动，打人毁物，不避亲疏，胡言乱语，哭笑无常，或神昏谵语
伴随症状	面色晦滞，胸闷，呕恶	发热，口渴，面赤，胸闷，气粗，咳吐黄痰，或喉间痰鸣
舌象	苔白腻	舌红，苔黄腻
脉象	脉滑	脉滑数
鉴别要点	神志异常以抑郁、痴呆、错乱为主，无热证表现	神志异常以狂躁、谵语、神昏为主，见一派火热之象

二、肺病辨证

（一）肺气虚证和肺阴虚证

证型	共同症状	不同症状	辨证要点
肺气虚证	咳嗽	气短而喘，动则益甚，咳痰清稀，声低懒言，或自汗畏风，易于感冒，神疲体倦，面色淡白，舌淡苔白，脉弱	咳喘无力、痰白清稀和气虚证并见
肺阴虚证		干咳少痰，或痰少而黏，不易咳出，或痰中带血，声音嘶哑，口燥咽干，形体消瘦，五心烦热，潮热盗汗，两颧潮红，舌红少苔乏津，脉细数	干咳、痰少难咳和阴虚内热证并见

（二）风寒犯肺证与寒痰阻肺证

类目	风寒犯肺证	寒痰阻肺证
病因病机	风寒袭肺，肺卫失宣	寒痰交阻，肺失清肃
共同症状	咳嗽，痰白	
咳嗽咳痰	咳嗽，咳痰色白清稀	咳嗽，咳痰量多色白、痰质或稀或稠，易咳出，或哮喘痰鸣
伴随症状	微有恶寒发热，鼻塞，流清涕，喉痒，或身痛无汗	胸闷，形寒肢冷
舌象	苔白薄	舌淡，苔白腻或白滑
脉象	脉浮紧	脉弦或滑
辨证要点	咳嗽、痰白清稀与表寒证并见	咳喘、痰白量多易咳与阴盛证并见

（三）风热犯肺证与肺热炽盛证、燥邪犯肺证

类目	风热犯肺证	肺热炽盛证	燥邪犯肺证
病因病机	风热袭肺，肺卫失宣	风热邪入里，或风寒邪入里化热，热蕴结于肺	燥邪袭肺，肺卫津伤
共同症状	咳嗽，咳痰		
咳嗽咳痰	咳嗽，痰少色黄，气喘	咳嗽，气粗而喘，咳痰色黄，甚则鼻翼扇动，鼻息灼热，或胸痛	干咳少痰，或痰少而黏，不易咳出，甚则胸痛，痰中带血
伴随症状	鼻塞，流浊涕，发热微恶风寒，口微渴，或咽喉肿痛	发热口渴，或咽喉红肿疼痛，烦躁不安，大便秘结，小便短黄	口、唇、鼻、咽、皮肤干燥，或见鼻衄，便干尿少，或发热微恶风寒，无汗或少汗
舌象	舌尖红，苔薄黄	舌红苔黄	苔薄而干燥少津
脉象	脉浮数	脉洪数	脉浮数或浮紧
辨证要点	咳嗽、痰少色黄、流浊涕与表热证并见	咳喘气粗、鼻翼扇动与实热证并见	干咳痰少、口鼻咽舌干燥等干燥征象，并与气候干燥有关

三、脾病辨证

（一）脾气虚证与脾阳虚证、脾虚气陷证、脾不统血证

类目	脾气虚证	脾阳虚证	脾虚气陷证	脾不统血证
病因病机	脾气虚弱，运化不力	脾阳亏虚，寒湿内生	脾气虚弱，清阳下陷	脾气虚弱，统血无权
共同症状	食少，便溏，神疲乏力，气短懒言，舌淡苔白			
主要症状	不欲食，脘腹胀满，食后胀甚，或饥时饱胀	腹胀，腹痛隐隐，喜温喜按，畏寒怕冷	脘腹重坠作胀，食后益甚，肛门重坠，甚或脱肛，或内脏、子宫下垂	各种慢性出血，如便血、尿血、吐血、鼻衄、紫斑，或妇女月经过多、崩漏

类目	脾气虚证	脾阳虚证	脾虚气陷证	脾不统血证
其他症状	肢体倦怠，形体消瘦或肥胖，浮肿，面色淡黄或萎黄	面白少华或虚浮，口淡不渴，四肢不温，或肢体浮肿，大便甚至完谷不化，小便短少，或白带清稀量多	或便意频数，或久泻不止，或小便混浊如米泔，头晕目眩，面白无华	面色萎黄
舌象	—	舌胖或有齿痕，苔滑	—	—
脉象	脉缓或弱	脉沉迟无力	脉缓或弱	脉细无力
鉴别要点	食少、腹胀、便溏与气虚证并见	食少、腹胀、腹痛、便溏与阳虚证并见	脘腹重坠作胀、内脏下垂与气虚证并见	各种慢性出血与气血两虚证并见

（二）湿热蕴脾证与寒湿困脾证

证型	共同症状	不同症状
湿热蕴脾证	脘腹痞闷，纳呆，恶心呕吐，便溏，肢体困重	身热起伏，汗出热不解，肌肤发黄、色泽鲜明，皮肤发痒，小便短赤，舌红苔黄腻，脉濡数或滑数
寒湿困脾证		口淡不渴，肢体浮肿，小便短少，身目发黄，面色晦暗不泽，舌淡苔白腻，脉濡缓或沉细

四、肝病辨证

（一）肝血虚证与肝阴虚证

证型	临床表现	辨证要点
肝血虚证	头晕眼花，视力减退或夜盲，或肢体麻木，关节拘急，手足震颤，肌肉眴动，妇女月经量少、色淡，甚至闭经，爪甲不荣，面白无华，舌淡，脉细	眩晕、视力减退、经量少、肢麻震颤与血虚证并见
肝阴虚证	头晕眼花，两目干涩，视力减退，或胁肋隐隐灼痛，面部烘热或两颧潮红，或手足蠕动，口咽干燥，五心烦热，潮热盗汗，舌红少苔乏津，脉弦细数	头晕、目涩、胁痛等与虚热证并见

（二）肝郁气滞证与肝火炽盛证、肝阳上亢证

证型	临床表现	辨证要点
肝郁气滞证	情志抑郁，善太息，胸胁或少腹胀满窜痛，或咽部有异物感，或颈部瘿瘤，或胁下肿块；妇女见乳房胀痛，月经不调，痛经，甚则闭经，苔薄白，脉弦	情志抑郁、胸胁或少腹胀痛与气滞证并见
肝火炽盛证	头晕胀痛，痛势剧烈，面红目赤，口苦口干，急躁易怒，耳鸣如潮，甚或突发耳聋，失眠多梦，或胁肋灼痛，或吐血、衄血，小便短黄，大便秘结，舌红苔黄，脉弦数	头晕胀痛、急躁易怒、耳鸣、胁肋灼痛与实热证并见
肝阳上亢证	眩晕耳鸣，头目胀痛，面红目赤，急躁易怒，失眠多梦，头重脚轻，腰膝酸软，舌红少津，脉弦有力或弦细数	眩晕耳鸣、头目胀痛、面红、烦躁、头重脚轻、腰膝酸软与肝火炽盛证及肝肾阴虚证并见

（三）肝风内动证

证型	性质	主症	兼症	舌	脉
肝阳化风证	上实下虚	眩晕欲仆，头摇肢颤，言语謇涩	手足麻木，步履不正	舌红，苔白或腻	弦而有力
热极生风证	实热	手足抽搐，颈项强直，两目上视，牙关紧闭，角弓反张	高热神昏，躁热如狂	舌红绛	弦数
阴虚动风证	虚	手足蠕动	午后潮热，五心烦热，口咽干燥，形体消瘦	舌红少津	弦细数
血虚生风证	虚	手足震颤，肌肉瞤动，关节拘急不利，肢体麻木	眩晕耳鸣，面白无华	舌淡，苔白	细

五、肾病辨证

证型	临床表现	辨证要点
肾阳虚证	头目眩晕，面色㿠白或黧黑，腰膝酸冷疼痛，肢凉畏寒，以下肢尤甚，精神萎靡，性欲减退，男子阳痿早泄、滑精精冷，女子宫寒不孕；或久泻不止，五更泄泻，完谷不化，或小便频数清长，夜尿频多，舌淡，苔白，脉沉细无力，尺部尤甚	腰膝酸冷、性欲减退、夜尿多与阳虚证并见
肾阴虚证	膝酸软而痛，头晕，耳鸣，齿松，发脱，男子阳强易举，遗精、早泄，女子经少或经闭，或崩漏，失眠，健忘，口咽干燥，形体消瘦，五心烦热，潮热盗汗，或骨蒸发热，午后颧红，小便短黄，舌红少津，少苔或无苔，脉细数	腰酸软而痛、头晕耳鸣、遗精或月经量少与肾阴虚证并见
肾精不足证	小儿生长发育迟缓，身体矮小，囟门迟闭，智力低下，骨骼痿软；成人早衰，腰膝酸软，耳鸣耳聋，发脱齿摇，健忘恍惚，神情呆钝，两足痿软，动作迟缓；男子精少不育，女子经闭不孕，性欲减退，舌淡，脉弱	小儿发育迟缓，成人生殖功能低下，早衰
肾气不固证	腰膝酸软，神疲乏力，耳鸣失聪；小便频数而清，或尿后余沥不尽，或遗尿，或夜尿频多，或小便失禁；男子滑精、早泄，女子带下清稀而量多，或胎动易滑。舌淡，苔白，脉弱	腰膝酸软、小便频数、滑精、带下清稀、胎气不固与气虚证并见
肾虚水泛证	腰膝酸冷，耳鸣，身体浮肿，腰以下尤甚，按之没指，小便短少，畏寒肢冷，腹部胀满，或心悸，气短，咳喘痰鸣，舌淡胖，苔白滑，脉沉迟无力	水肿、腰以下尤甚，尿少，腰膝酸冷，畏寒肢冷等虚寒之象

六、腑病辨证

证型	临床表现
胃热炽盛证	胃脘灼痛、拒按，渴喜冷饮，或消谷善饥，或口臭，牙龈肿痛溃烂，齿衄，小便短黄，大便秘结，舌红苔黄，脉滑数
寒滞胃肠证	胃脘、腹部冷痛，痛势暴急，遇寒加剧，得温则减，恶心呕吐，吐后痛缓，口淡不渴，或口泛清水，腹泻清稀，或腹胀便秘，面白或青，恶寒肢冷，苔白润，脉弦紧或沉紧
食滞胃肠证	脘腹胀满冷痛、拒按，厌食，嗳腐吞酸，或呕吐酸馊食物，吐后胀痛得减，或腹痛，肠鸣，矢气臭如败卵，下泻不爽，大便酸腐臭秽，苔厚腻，脉滑或沉实

续表

证型	临床表现
肠热腑实证	高热，或日晡潮热，汗多，口渴，脐腹胀满硬痛、拒按，大便秘结，大便恶臭，小便短黄，甚则神昏谵语、狂乱，舌红，苔黄厚而燥，脉沉数有力，或沉实有力
肠道津亏证	大便干燥如羊屎，艰涩难下，数日一行，腹胀作痛，左少腹或可触及包块，口干，或口臭，或头晕，舌红少津，苔黄燥，脉细涩
肠道湿热证	身热口渴，腹痛腹胀，下痢脓血，里急后重，或暴泻如水，或腹泻不爽，粪质黄稠秽臭，肛门灼热，小便短黄，舌红，苔黄腻，脉滑数
膀胱湿热证	小便频数、急迫、短黄，排尿灼热、涩痛，或小便混浊，尿血，尿中有砂石，或小腹、腰部胀痛，发热，口渴，舌红，苔黄腻，脉滑数或濡数
胆郁痰扰证	胆怯易惊，惊悸不宁，失眠多梦，烦躁不安，胸胁胀闷，善太息，头晕目眩，口苦，呕恶，吐痰涎，舌淡红或红，苔白腻或黄滑，脉弦缓或弦数

七、脏腑兼证

证型	临床表现	辨证要点
心肾不交证	心烦失眠，惊悸健忘，头晕耳鸣，腰膝酸软，梦遗，口咽干燥，五心烦热，潮热盗汗，便结尿黄，舌红少苔，脉细数	心烦、失眠、腰酸、耳鸣、遗精与阴虚证并见
心脾气血虚证	心悸怔忡，头晕，多梦，健忘，食欲不振，腹胀，便溏，神疲乏力，或皮下紫斑，女子月经量少色淡，淋漓不尽，面色萎黄，舌淡嫩，脉弱	心悸、神疲、头晕、食少、腹胀、便溏
肝火犯肺证	胸胁灼痛，急躁易怒，头胀头晕，面红目赤，烦热口苦，咳嗽阵作，痰黄稠黏，甚则咳血，舌红，苔薄黄，脉弦数	胸胁灼痛、急躁易怒、咳嗽、痰黄或咳血等与实热证并见
肝胃不和证	胃脘、胁肋胀窜痛，呃逆嗳气，吞酸嘈杂，不思饮食，情志抑郁，善太息，或烦躁易怒，舌淡红，苔薄白或薄黄，脉弦	脘胁胀痛、嗳气、吞酸、情志抑郁
肝郁脾虚证	胸胁胀满窜痛，善太息，情志抑郁，或急躁易怒，食少腹胀，肠鸣矢气，便溏不爽，或腹痛欲便，泻后痛减，或大便溏结不调，舌苔白，脉弦或缓	胸胁胀满、腹痛肠鸣、纳呆、便溏

第三章

中药学

第一单元 性能理论

一、四气

1. 四气的概念

四气，指药物的寒、热、温、凉四种不同性能，又称四性。"凉次于寒""温次于热"。然从四性本质而言，只有寒、热两性的区分。

患者表现为高热烦渴、面红目赤、咽喉肿痛、脉洪数，这属于阳热证，用石膏、知母、栀子等药物治疗后，上述症状得以缓解或消除，说明这些药物的性能是寒凉的；反之，如患者表现为四肢厥冷、面色㿠白、脘腹冷痛、脉微欲绝，这属于阴寒证，用附子、肉桂、干姜等药物治疗后，上述症状得以缓解或消除，说明这些药物的性能是温热的。

2. 四气的作用

（1）寒凉药：有清热泻火、凉血解毒、滋阴除蒸、泄热通便、清热利尿、清化痰热、清心开窍、凉肝息风等作用；

（2）温热药：有温里散寒、暖肝散结、补火助阳、温阳利水、温经通络、引火归原、回阳救逆等作用。

二、五味

1. 五味的概念

五味，指药物有酸、苦、甘、辛、咸不同的药味，因而具有不同的治疗作用。此外，还有淡（附于甘）味、涩（附于酸）味。

2. 五味的作用及适应证

五味	作用		治疗及举例
辛	能散能行	发散、行气、行血	治表证及气血阻滞之证。如紫苏叶发散风寒、木香行气止痛、川芎活血化瘀
甘	能补能和能缓	补益、和中、调和药性	治正气虚弱、食积不化、脘腹挛急疼痛及调和药性、中毒解救等几个方面。如人参大补元气、熟地黄滋补精血、神曲消食和胃、饴糖缓急止痛、甘草调和药性并解药食中毒等
酸	能收能涩	收敛、固涩	治自汗盗汗、肺虚久咳、久泻久痢、遗精滑精、遗尿尿频、崩带不止等滑脱不禁的病证。如五味子固表止汗、乌梅敛肺止咳、五倍子涩肠止泻、山茱萸涩精止遗、金樱子固精缩尿止带等。此外，部分酸味药具有生津的作用，也可用治津亏口渴，如乌梅、酸枣仁等

续表

五味	作用		治疗及举例
苦	能泄能燥能坚	清泄火热、泄降气逆、通泄大便、燥湿、坚阴（泻火存阴）	治火热证、喘咳、呕恶、便秘、湿证、阴虚火旺等证。如黄芩、栀子清热泻火，苦杏仁、葶苈子降气平喘，半夏、陈皮降逆止呕，大黄、芒硝泄热通便，龙胆草、黄连清热燥湿，苍术、厚朴苦温燥湿，知母、黄柏泻火存阴等
咸	能下能软	泻下通便、软坚散结	治大便燥结、痰核、瘰疬、癥瘕痞块等证。如芒硝泄热通便，海藻、牡蛎消散瘰疬，鳖甲软坚消癥等
淡	能渗能利	渗利小便	治水肿、脚气、小便不利之证。如薏苡仁、通草、灯心草、茯苓、猪苓、泽泻等
涩	能收敛固涩	与酸味作用相似	治自汗盗汗、久泻久痢、遗尿尿频、遗精滑精、崩带不止等滑脱不禁的病证。如莲子固精止带，赤石脂、禹余粮涩肠止泻，海螵蛸收敛止血等

三、升降沉浮

1. 升降沉浮的概念 指药物对机体有向上、向下、向外、向内四种不同的作用趋向。

2. 升降沉浮的作用

（1）升浮：解表药、温里药、祛风寒湿药、行气药、活血祛瘀药、开窍药、补益药、涌吐药等多具有升浮性能。

（2）沉降：清热药、泻下药、利水渗湿药、降气平喘药、降逆和胃药、安神药、平肝息风药、收敛止血药、收涩药等多具有沉降性能。

四、归经

1. 归经的概念 指药物对于机体某部分的选择性作用，即某药对某些脏腑经络有特殊的亲和作用。

2. 归经的举例

（1）朱砂、远志，治疗心悸、失眠——心经。

（2）桔梗、苏子，治疗胸闷、喘咳——肺经。

（3）白芍、钩藤，治疗胁痛、抽搐——肝经。

五、毒性

1. 引起毒性反应的原因

（1）剂量过大：如砒霜、胆矾、斑蝥、蟾酥、马钱子、附子、乌头等毒性较大的药物，用量过大可导致中毒。

（2）误服伪品：误以华山参、商陆代人参，独角莲代天麻使用。

（3）炮制不当：使用未经炮制的生附子、生川乌、生草乌。

（4）制剂服法不当：如川乌、草乌、附子中毒，多因煎煮时间太短，或服后受寒、进食生冷。

（5）配伍不当：如甘遂与甘草同用，乌头与瓜蒌同用而致中毒。

（6）药物贮存不当、品种不同、剂型不恰当，给药途径不同，药不对证，服药时间过长，自行服药，乳母用药，个体差异（患者的年龄、体质）及药物管理不规范等，也是引起中毒的原因。

2. 结合具体有毒药物，认识其使用注意事项

毒性反应的产生与药物贮存、加工炮制、配伍、剂型、给药途径、用量、使用时间，以及患者的体质和年龄、证候性质等都有密切关系。故使用有毒药物时，应从上述各个环节进行控制，避免中毒事故的发生（具体参见各药物）。

第二单元　中药的配伍

一、配伍的概念

按照病情的不同需要和中药的性能功用特点，有选择地将两种或两种以上的中药配合在一起主治应用，称作中药的配伍。

二、"七情"配伍

分类		概念	举例
单行		单用一味药物治疗某种病情单一的疾病	独参汤
增强药物疗效	相须	两种功效相似的药物配合主治应用，可以增强原有药物的疗效	麻黄配桂枝：增强发汗解表、祛风散寒的作用
	相使	以一种药物为主，另一种药物为辅，两种药物合用，辅药可以提高主药的功效	黄芪配茯苓：茯苓能提高黄芪补气利水的治疗效果
减轻不良反应	相畏	一种药物的毒副作用能被另一种药物所抑制	生半夏的毒性能被生姜减轻或消除，所以说生半夏畏生姜
	相杀	一种药物能够减轻或消除另一种药物的毒副作用	生姜能减轻或消除生半夏的毒性或副作用，所以说生姜杀生半夏的毒
配伍禁忌	相恶	两药合用，一种药物能破坏另一种药物的功效	人参恶莱菔子，即莱菔子能削弱人参的补气作用
	相反	两种药物同用能产生或增强毒性或副作用	甘草反甘遂，贝母反乌头详见"十八反""十九畏"

第三单元　中药的用药禁忌

一、配伍禁忌

用药禁忌		具体药物
配伍禁忌	十八反	甘草反甘遂、大戟、海藻、芫花； 乌头（附子）反贝母、瓜蒌、半夏、白蔹、白及；藜芦反人参、沙参、丹参、玄参、细辛、芍药
	十九畏	硫黄畏朴硝，水银畏砒霜，狼毒畏密陀僧，巴豆畏牵牛，丁香畏郁金，川乌、草乌畏犀角，牙硝畏三棱，官桂畏赤石脂，人参畏五灵脂

※十八反、十九畏歌诀：

①本草明言十八反，半蒌贝蔹及攻乌。

藻戟遂芫俱战草，诸参辛芍叛藜芦

②硫黄原是火中精，朴硝一见便相争。

水银莫与砒霜见，狼毒最怕密陀僧。

巴豆性烈最为上，偏与牵牛不顺情。

丁香莫与郁金见，牙硝难合京三棱。

川乌草乌不顺犀，人参最怕五灵脂。

官桂善能调冷气，若逢石脂便相欺。

大凡修合看顺逆，炮爁炙煿莫相依。

二、妊娠用药禁忌

妊娠用药禁忌	具体药物
慎用	通经祛瘀、行气破滞及辛热滑利之品，如桃仁、红花、牛膝、大黄、枳实、附子、肉桂、干姜、木通、冬葵子、瞿麦等 速记：桃红膝黄枳附桂，干姜木通瞿麦葵
禁用	毒性强的药、作用峻猛的药以及堕胎作用较强的药，如巴豆、牵牛子、大戟、商陆（速记：豆牛大陆）、麝香、三棱、莪术、水蛭、斑蝥、马钱子、川乌、雄黄、砒石等

第四单元　中药的剂量与用法

一、剂量

有毒或作用峻猛的药物，以及某些名贵药物，均应严格掌握用量，详见各药。

二、中药的用法

煎法	药物分类	操作	举例
先煎	金石、矿物、介壳类药物	打碎先煎，煮沸 20~30 分钟	磁石、代赭石、龙骨
	毒副作用较强的药物	先煎 45~60 分钟	附子、乌头
后下	气味芳香的药物	在其他药物煎 5~10 分钟后放入	薄荷、砂仁、白豆蔻
	久煎可破坏其有效成分		钩藤、大黄
包煎	黏性强、粉末状及带有绒毛的药物	先用纱布袋装好，再与其他药物同煎	滑石、青黛、旋覆花
另煎（另炖）	某些贵重药材	另炖 2~3 小时，煎液可以另服，也可与其他煎液混合服用	人参、西洋参、羚羊角
烊化（溶化）	某些胶类药物及黏性强而易溶的药物	可单用水或黄酒将此类药加热溶化（即烊化）后，用煎好的药液冲服，也可将此类药放入其他药物煎好的药液中加热烊化后服用	阿胶、鹿角胶、蜂蜜、饴糖等
泡服（焗服）	某些有效成分易溶于水或久煎容易破坏药效的药物	用少量开水或滚烫药液浸泡，加盖闷润，减少挥发，半小时后去渣即可服用	藏红花、番泻叶、胖大海
冲服	某些贵重药材	研成细末，制成散剂，用温开水或与其他药物煎液冲服	麝香、牛黄、珍珠、羚羊角
	高温容易破坏药效，或有效成分难溶于水		雷丸、鹤草芽、朱砂
	液体类药物		竹沥汁、姜汁、藕汁、荸荠汁、鲜地黄汁
煎汤代水	容易浑浊的药物	先煎，后取其上清液，代水再煎煮	灶心土
	某些药物质轻，用量大，体积大，吸水量大		玉米须、丝瓜络、金钱草

第五单元　解表药

一、概述

1. 解表药的性能特点、功效、主治应用病证　解表药大多辛散轻扬，主入肺经与膀胱经；发散风寒药主治风寒表证，发散风热药主治风热表证。

2. 解表药的使用注意事项　用量不宜过大，以免发汗太过，耗伤阳气，损及津液，造成"亡阳""伤阴"的弊端；表虚自汗、阴虚盗汗，以及疮疡日久、淋证、失血患者应慎用解表药。

二、发散风寒药

1. 麻黄 为发汗解表之要药

【性能】辛、微苦，温。归肺、膀胱经。

【功效】发汗解表，宣肺平喘，利水消肿。

【主治应用】①风寒感冒；②胸闷喘咳；③风水浮肿。

【用法用量】煎服，2～10g。本品发汗解表宜生用，且不宜久煎；炙麻黄止咳平喘，多用于表证已解、气喘咳嗽；捣绒后作用较为缓和，小儿、老人及体虚者宜用麻黄绒。

【使用注意】本品发汗宣肺力强，凡表虚自汗、阴虚盗汗及肺肾虚喘者均当慎用。本品对中枢神经系统有明显的兴奋作用，并可使血压上升，故失眠及高血压患者慎用，运动员禁用。

2. 桂枝

【性能】辛、甘，温。归心、肺、膀胱经。

【功效】发汗解肌，温通经脉，助阳化气，平冲降逆。

【主治应用】①风寒感冒；②脘腹冷痛、经闭痛经、关节痹痛等寒凝血滞诸痛证；③痰饮，水肿；④心悸，奔豚。

【使用注意】本品辛温助热，易伤阴动血，凡外感热病、阴虚火旺、血热妄行等证，均当忌用。孕妇及月经过多者慎用。

3. 紫苏叶

【性能】辛，温。归肺、脾经。

【功效】解表散寒，行气宽中，解鱼蟹毒。

【主治应用】①风寒感冒；②脾胃气滞；③鱼蟹中毒。

4. 生姜

【功效】解表散寒，温中止呕，温肺止咳，解鱼蟹毒。

5. 香薷

【功效】发汗解表，化湿和中，利水消肿。

【主治应用】①外感风寒，内伤暑湿，恶寒发热，头痛无汗，腹痛吐泻；②水肿，小便不利，脚气浮肿。

【用法用量】煎服，3～10g。用于发表，量不宜过大，且不宜久煎；用于利水消肿，量宜稍大，且须浓煎。

6. 荆芥

【性能】辛，微温。归肺、肝经。

【功效】解表散风，透疹，消疮，止血。

【主治应用】①感冒，头痛；②麻疹不透，风疹瘙痒；③疮疡初起；④吐衄下血。

【用法用量】煎服，5～10g，不宜久煎，发表透疹消疮宜生用，止血宜炒用；荆芥穗更长于祛风。

7. 防风

【性能】辛、甘，微温。归膀胱、肝、脾经。

【功效】祛风解表，胜湿止痛，止痉。

【主治应用】①感冒，头痛；②风湿痹痛；③风疹瘙痒；④破伤风证。

8. 羌活

【功效】解表散寒，祛风除湿，止痛。

【主治应用】①风寒感冒，头痛项强；②风寒湿痹，肩背酸痛。

9. 白芷

【功效】解表散寒，祛风止痛，宣通鼻窍，燥湿止带，消肿排脓。

【主治应用】①风寒感冒；②头痛，眉棱骨痛，牙痛，风湿痹痛；③鼻衄，鼻渊，鼻塞流涕；④带下证；⑤疮疡肿痛。

10. 细辛　鼻渊之良药

【功效】解表散寒，祛风止痛，通窍，温肺化饮。

【主治应用】①风寒感冒；②头痛，牙痛，风湿痹痛；③鼻衄，鼻渊，鼻塞流涕；④寒痰停饮，气逆咳喘。

【用法用量】煎服，1～3g；散剂，每次服0.5～1g。外用适量。

【使用注意】本品辛香温散，故气虚多汗、阴虚阳亢头痛、阴虚燥咳或肺热咳嗽者忌用。不宜与藜芦同用。用量不宜过大，素有"细辛用量不过钱"之说，主治应用太阳病外寒里饮之证（小青龙汤）。

11. 藁本

【功效】祛风散寒，除湿止痛。

12. 苍耳子

【功效】发散风寒，通鼻窍，祛风湿，止痛。

【使用注意】血虚头痛者不宜服用。过量服用易致中毒。

13. 辛夷

【功效】发散风寒，通鼻窍。

【主治应用】①风寒感冒，头痛鼻塞；②鼻渊，鼻衄，鼻塞流涕。

三、发散风热药

1. 薄荷

【性能】辛，凉。归肺、肝经。

【功效】疏散风热，清利头目，利咽透疹，疏肝行气。

【主治应用】①风热感冒，温病初起；②风热上攻，头痛眩晕，目赤多泪，喉痹，咽喉肿痛，口舌生疮；③麻疹不透，风疹瘙痒；④肝郁气滞，胸胁胀闷。

【用法用量】煎服，3～6g；宜后下。薄荷叶长于发汗解表，薄荷梗偏于行气和中。

2. 牛蒡子

【功效】疏散风热，宣肺祛痰，利咽透疹，解毒消肿。

【主治应用】①风热感冒，温病初起，咳嗽痰多；②麻疹不透，风疹瘙痒；③痈肿疮毒，丹毒，痄腮，咽喉肿痛。

【使用注意】本品性寒，可滑肠通便，气虚便溏者慎用。

3. 蝉蜕

【性能】甘，寒。归肺、肝经。

【功效】疏散风热，利咽开音，透疹，明目退翳，息风止痉。

【主治应用】①风热感冒，温病初起，咽痛喑哑；②麻疹不透，风疹瘙痒；③目赤翳障；④惊风抽搐，破伤风证。

4. 桑叶

【功效】疏散风热，清肺润燥，平抑肝阳，清肝明目。

【主治应用】①风热感冒，温病初起；②肺热咳嗽，燥热咳嗽；③肝阳上亢，头痛眩晕；④目赤肿痛，目暗昏花。

5. 菊花

【功效】疏散风热，平抑肝阳，清肝明目，清热解毒。

【主治应用】①风热感冒，温病初起；②肝阳上亢，头痛眩晕；③目赤肿痛，眼目昏花；④疮痈肿毒。

6. 蔓荆子

【功效】疏散风热，清利头目。

7. 柴胡

【性能】辛、苦，微寒。归肝、胆、肺经。

【功效】疏散退热，疏肝解郁，升举阳气。

【主治应用】①感冒发热，寒热往来；②肝郁气滞，胸胁胀痛，月经不调；③气虚下陷，胃下垂，肾下垂，子宫脱垂，久泻脱肛；④疟疾。

8. 升麻

【功效】发表透疹，清热解毒，升举阳气。

9. 葛根

【性能】甘、辛，凉。归脾、胃、肺经。

【功效】解肌退热，生津止渴，透疹，升阳止泻，通经活络，解酒毒。

【主治应用】①外感发热头痛，项背强痛；②热病口渴，阴虚消渴；③麻疹不透；④湿热热痢，脾虚泄泻；⑤中风偏瘫，胸痹心痛，眩晕头痛；⑥酒毒伤中。

【用法用量】煎服，10～15g。解肌退热、生津止渴、透疹、通经活络、解酒毒宜生用；升阳止泻宜煨用。

第六单元　清热药

一、清热药的使用注意事项

本类药物多寒凉，易伤脾胃，故脾胃气虚，食少便溏者慎用；苦寒药物易化燥伤阴，热证伤阴或阴虚患者慎用；阴盛格阳、真寒假热之证者，禁用清热药；使用本类药物，中病即止，以免克伐太过，损伤正气。

二、清热泻火药

1. 石膏

【性能】甘、辛，大寒。归肺、胃经。

【功效】生用：清热泻火，除烦止渴；煅用：收湿，生肌，敛疮，止血。

【主治应用】①外感热病，高热烦渴（气分实热证）；②肺热喘咳；③胃火亢盛，头痛牙痛，内热消渴；④溃疡不敛，湿疹瘙痒，水火烫伤，外伤出血。

2. 知母

【性能】苦、甘，寒。归肺、胃、肾经。

【功效】清热泻火，滋阴润燥。

【主治应用】①外感热病，高热烦渴；②肺热咳嗽，阴虚燥咳；③骨蒸潮热；④内热消渴；⑤阴虚肠燥便秘。

3. 芦根

【功效】清热泻火，生津止渴，除烦，止呕，利尿。

【主治应用】①热病烦渴；②肺热咳嗽，肺痈吐脓；③胃热呕哕。

4. 天花粉

【功效】清热泻火，生津止渴，消肿排脓。

【主治应用】①热病烦渴；②肺热燥咳；③内热消渴；④疮疡肿毒。

5. 淡竹叶

【功效】清热泻火，除烦止渴，利尿通淋。

6. 栀子

【性能】苦，寒。归心、肺、三焦经。

【功效】泻火除烦，清热利湿，凉血解毒；外用消肿止痛。

（附）焦栀子

【功效】凉血，止血。

【主治应用】①热病烦闷；②湿热黄疸；③淋证涩痛；④血热吐衄；⑤目赤肿痛；⑥热

毒疮疡；⑦扭挫伤痛。

7. 夏枯草

【功效】清肝泻火，明目，散结消肿。

【主治应用】①目赤肿痛，目珠夜痛，头痛眩晕；②瘿瘤，瘰疬；③乳痈，乳癖，乳房胀痛。

8. 决明子

【功效】清肝明目，润肠通便。

三、清热燥湿药

1. 黄芩

【性能】苦，寒。归肺、胆、脾、大肠、小肠经。

【功效】清热燥湿，泻火解毒，止血，安胎。

【主治应用】①湿温暑湿、胸闷呕恶，湿热痞满、泻痢、黄疸；②肺热咳嗽，高热烦渴；③痈肿疮毒；④血热吐衄；⑤胎热胎动不安。

2. 黄连

【性能】苦，寒。归心、脾、胃、肝、胆、大肠经。

【功效】清热燥湿，泻火解毒。

【主治应用】①湿热痞满，呕吐，泻痢；②高热神昏，心火亢盛，心烦不寐，心悸不宁；③血热吐衄；④胃热呕吐吞酸、消渴，胃火牙痛；⑤痈肿疔疮，目赤肿痛，口舌生疮；⑥湿疹湿疮，耳道流脓。

3. 黄柏

【性能】苦，寒。归肾、膀胱经。

【功效】清热燥湿，泻火解毒，除骨蒸。

【主治应用】①湿热泻痢，黄疸尿赤，带下阴痒，热淋涩痛，脚气，痿躄；②骨蒸劳热，盗汗，遗精；③疮疡肿毒，湿疹湿疮。

4. 龙胆

【功效】清热燥湿，泻肝胆火。

【主治应用】①湿热黄疸，阴肿阴痒，带下证，湿疹瘙痒；②肝火头痛，目赤肿痛，耳鸣耳聋，胁痛口苦，强中；③惊风抽搐。

5. 苦参

【功效】清热燥湿，杀虫止痒，利尿。

【主治应用】①湿热泻痢，便血，黄疸，赤白带下，阴肿阴痒；②湿疹湿疮，皮肤瘙痒，疥癣麻风，滴虫性阴道炎；③湿热淋痛，尿闭不通。

四、清热解毒药

1. 金银花

【性能】甘，寒。归肺、心、胃经。

【功效】清热解毒，疏散风热。

【主治应用】①痈肿疔疮，喉痹，丹毒（治疗一切内痈、外痈）；②风热感冒，温病发热；③热毒血痢。

2. 连翘

【性能】苦，微寒。归肺、心、小肠经。

【功效】清热解毒，消肿散结，疏散风热。

【主治应用】①痈疽，瘰疬，乳痈，丹毒，有"疮家圣药"之称；②风热感冒，温病初起，热入营血，高热烦渴，神昏发斑；③热淋涩痛。

3. 穿心莲

【功效】清热解毒，凉血，消肿，燥湿。

【使用注意】不宜多服久服；脾胃虚寒者不宜用。

4. 大青叶

【功效】清热解毒，凉血消斑。

【主治应用】①温病高热，神昏，发斑发疹；②痄腮，喉痹，口疮，丹毒，痈肿。

5. 青黛

【功效】清热解毒，凉血消斑，泻火定惊。

【主治应用】①温毒发斑，血热吐衄；②喉痹口疮，痄腮，火毒疮疡；③肝火犯肺，咳嗽胸痛，痰中带血；④小儿惊痫。

【用法用量】内服 1～3g，宜入丸、散剂用。外用适量。

6. 贯众

【功效】清热解毒，驱虫，止血。

【主治应用】①时疫感冒，风热头痛，温毒发斑；②痄腮，疮疡肿毒；③虫积腹痛；④崩漏下血。

【用法用量】煎服，5～10g。清热解毒、驱虫宜生用；止血宜炒炭用。外用适量。

7. 蒲公英

【功效】清热解毒，消肿散结，利湿通淋。

【主治应用】①痈肿疔疮，乳痈（治乳痈之要药），肺痈，肠痈，瘰疬；②湿热黄疸，热淋涩痛。

8. 紫花地丁

【功效】清热解毒，凉血消肿。

9. 土茯苓

【功效】解毒（治杨梅毒疮），除湿，通利关节。

10. 鱼腥草

【功效】清热解毒，消痈排脓，利尿通淋。

【主治应用】①肺痈吐脓，痰热喘咳；②疮痈肿毒；③热淋，热痢。

11. 射干

【功效】清热解毒，消痰，利咽。

【主治应用】①热毒痰火郁结，咽喉肿痛；②痰涎壅盛，咳嗽气喘。

12. 山豆根

【功效】清热解毒，消肿利咽。

【主治应用】①火毒蕴结，乳蛾，喉痹，咽喉肿痛；②齿龈肿痛，口舌生疮。

13. 白头翁

【功效】清热解毒，凉血止痢。

【主治应用】①热毒血痢；②阴痒带下。

14. 马齿苋

【功效】清热解毒，凉血止血，止痢。

五、清热凉血药

1. 生地黄

【性能】甘，寒。归心、肝、肾经。

【功效】清热凉血，养阴生津。

【主治应用】①热入营血，温毒发斑；②血热出血；③热病伤阴，舌绛烦渴，内热消渴；④阴虚发热，骨蒸劳热；⑤津伤便秘。

2. 玄参

【性能】甘、苦、咸，微寒。归肺、胃、肾经。

【功效】清热凉血，滋阴降火，解毒散结。

【主治应用】①热入营血，温毒发斑；②热病伤阴，舌绛烦渴，津伤便秘，骨蒸劳嗽；③目赤肿痛，咽喉肿痛，白喉，瘰疬，痈肿疮毒。

3. 牡丹皮

【性能】苦、辛，微寒。归心、肝、肾经。

【功效】清热凉血，活血化瘀。

【主治应用】①热入营血，温毒发斑，血热吐衄；②温邪伤阴，阴虚发热，夜热早凉，无汗骨蒸；③血滞经闭，痛经，跌仆伤痛；④痈肿疮毒。

4. 赤芍

【功效】清热凉血，散瘀止痛。

【主治应用】①热入营血，温毒发斑，血热吐衄；②目赤肿痛，痈肿疮疡；③肝郁胁痛，经闭痛经，癥瘕腹痛，跌仆损伤。

5. 紫草

【功效】清热凉血，活血解毒，透疹消斑。

六、清虚热药

1. 青蒿

【性能】苦、辛，寒。归肝、胆经。

【功效】清虚热，除骨蒸，解暑热，截疟，退黄。

【主治应用】①温邪伤阴，夜热早凉；②阴虚发热，骨蒸劳热；③外感暑热，发热烦渴；④疟疾寒热；⑤湿热黄疸。

2. 白薇

【功效】清热凉血，利尿通淋，解毒疗疮。

3. 地骨皮

【性能】甘，寒。归肺、肝、肾经。

【功效】凉血除蒸，清肺降火。治有汗骨蒸之要药。

【主治应用】①阴虚潮热，骨蒸盗汗；②肺热咳嗽；③血热咳血、衄血；④内热消渴。

4. 银柴胡

【功效】清虚热，除疳热。

5. 胡黄连

【功效】退虚热，除疳热，清湿热。

第七单元　泻下药

一、概述

1. 泻下药的性能特点、主治应用病证

（1）攻下药：苦寒沉降，攻下力强，主治实热积滞之证。

（2）润下药：味甘质润，泻下力缓，主治年老津枯等肠燥津枯便秘之证。

（3）峻下逐水药：苦寒有毒，药力峻猛，主治全身水肿等正气未衰之证。

2. 泻下药的使用注意事项　作用峻猛，有毒性，易伤正气及脾胃，年老体虚、脾胃虚弱者当慎用；妇女胎前产后及月经期应忌用。

二、攻下药

1. 大黄

【性能】苦，寒。归脾、胃、大肠、肝、心包经。

【功效】泻下攻积，清热泻火，凉血解毒，止血，逐瘀通经，利湿退黄。

【主治应用】①实热积滞便秘；②血热吐衄，目赤咽肿，牙龈肿痛；③痈肿疔疮，肠痈腹痛；④瘀血经闭，产后瘀阻，跌打损伤；⑤湿热痢疾，黄疸尿赤，淋证，水肿；⑥水火烫伤。

【用法用量】煎服，3~15g。外用适量，研末敷于患处。生大黄泻下力较强，欲攻下者宜生用，入汤剂不宜久煎，或用开水泡服，久煎则泻下力减弱。酒大黄善清上焦血分热毒，用于目赤咽肿，齿龈肿痛；熟大黄泻下力缓，泻火解毒，用于火毒疮疡。大黄炭凉血化瘀止血，用于血热有瘀之出血证。

【使用注意】孕妇及月经期、哺乳期妇女慎用。又本品苦寒，易伤正气，脾胃虚弱者亦应慎用。

2. 芒硝

【功效】泻下通便，润燥软坚，清火消肿。

【主治应用】①实热积滞，腹满胀痛，大便燥结；②肠痈腹痛；③乳痈，痔疮肿痛，咽痛口疮，目赤肿痛。

【用法用量】内服，6~12g，一般不入煎剂，待汤剂煎好后，溶入汤液中服用。外用适量。

【使用注意】孕妇、哺乳期慎用；不宜与硫黄、三棱同用。

3. 番泻叶

【功效】泄热行滞，通便，利水。

【用法用量】煎服，2~6g，宜后下。开水泡服，1.5~3g。

【使用注意】孕妇及哺乳期、月经期妇女慎用。剂量过大，可导致恶心、呕吐、腹痛等副作用。

三、润下药

1. 火麻仁

【功效】润肠通便。

2. 郁李仁

【功效】润肠通便，下气利水。

四、峻下逐水药

1. 甘遂

【用法用量】0.5～1.5g。炮制（多用醋制减低毒性）后多入丸、散用。外用适量（生用）。

【使用注意】孕妇及虚弱者禁用。不宜与甘草同用。

2. 牵牛子

【用法用量】煎服，3～6g。入丸、散服，每次1.5～3g。本品炒用，药性减缓。

【使用注意】孕妇禁用。不宜与巴豆、巴豆霜同用。

3. 巴豆霜

【用法用量】每次0.1～0.3g，多入丸、散用。外用适量。

【使用注意】孕妇及虚弱者禁用。不宜与牵牛子同用。

第八单元　祛风湿药

一、祛风湿药的使用注意事项

痹症多属慢性病，为方便使用，可制成酒剂或丸散剂，也可制成外敷剂型。部分祛风湿药辛温性燥，易耗伤阴血，阴亏血虚者应慎用。

二、祛风寒湿药

1. 独活

【性能】辛、苦，微温。归肾、膀胱经。

【功效】祛风除湿，通痹止痛，解表。

【主治应用】①风寒湿痹，腰膝疼痛；②风寒夹湿头痛；③少阴伏风头痛。

2. 威灵仙

【功效】祛风湿，通经络，止痛，消骨鲠。

【主治应用】①风湿痹痛；②骨鲠咽喉。

【用法用量】煎服，6～10g。消骨鲠可用30～50g。

3. 川乌

【功效】祛风除湿，温经止痛。

【主治应用】①风寒湿痹，关节疼痛；②心腹冷痛，寒疝作痛；③跌仆伤痛，麻醉止痛。

【用法用量】制川乌煎服，1.5～3g，宜先煎、久煎。生品宜外用，适量。

4. 木瓜

【性能】酸，温。归肝、脾经。

【功效】舒筋活络，和胃化湿。

【主治应用】①湿痹拘挛，腰膝关节酸重疼痛；②脚气浮肿；③吐泻转筋。

三、祛风湿热药

1. 秦艽

【性能】辛、苦，平。归胃、肝、胆经。

【功效】祛风湿，清湿热，舒筋络，止痹痛，退虚热。

【主治应用】①风湿痹证，筋脉拘挛，骨节酸痛；②中风半身不遂；③湿热黄疸；④骨蒸潮热，小儿疳积发热。

2. 防己

【功效】祛风湿，止痛，利水消肿。

【主治应用】①风湿痹痛；②水肿，脚气肿痛，小便不利；③湿疹疮毒。

【使用注意】本品苦寒，易伤胃气，胃纳不佳及阴虚体弱者慎服。

3. 豨莶草

【功效】祛风湿，利关节，解毒。

【用法用量】煎服，9～12g。外用适量。治风湿痹痛、半身不遂宜制用，治风疹湿疮、痈肿疮毒宜生用。

四、祛风湿强筋骨药

1. 五加皮

【功效】祛风除湿，补益肝肾，强筋壮骨，利水消肿。

【主治应用】①风湿痹痛；②筋骨痿软，小儿行迟，体虚乏力；③水肿，脚气肿痛。

2. 桑寄生

【性能】苦、甘，平。归肝、肾经。

【功效】祛风湿，补肝肾，强筋骨，安胎元。

【主治应用】①风湿痹痛，腰膝酸软，筋骨无力；②崩漏经多，妊娠漏血，胎动不安；③头晕目眩。

3. 狗脊

【功效】祛风湿，补肝肾，强腰膝。

第九单元　化湿药

一、概述

化湿药多气味芳香，性偏温燥，归脾、胃经；能舒畅气机，宣化湿浊，祛除停聚在中焦之湿邪，恢复脾胃的健运功能。化湿药适用于脾胃湿困、运化失常之湿阻中焦证，其症见脘腹痞满、呕吐泛酸、大便溏薄、食少体倦、口甘多涎、舌苔白腻等。湿温、暑湿等证也可选用。

二、具体药物

1. 藿香

【性能】辛，微温。归脾、胃、肺经。

【功效】芳香化湿，和中止呕，发表解暑。

【主治应用】①湿浊中阻，脘腹痞闷；②呕吐；③暑湿表证，湿温初起，发热倦怠，胸闷不舒；④寒湿闭暑，腹痛吐泻。

2. 佩兰

【功效】芳香化湿，醒脾开胃，发表解暑。

3. 苍术

【性能】辛、苦，温。归脾、胃、肝经。

【功效】燥湿健脾，祛风散寒，明目。

【主治应用】①湿阻中焦，脘腹胀满，泄泻，水肿；②风湿痹痛，脚气痿躄；③风寒感冒；④夜盲，眼目昏涩。

4. 厚朴

【性能】苦、辛，温。归脾、胃、肺、大肠经。

【功效】燥湿，行气，消积（除满），消痰平喘。

【主治应用】①湿滞伤中，脘痞吐泻；②食积气滞，腹胀便秘（除胀满之要药）；③痰饮喘咳；④梅核气。

5. 砂仁

【功效】化湿开胃，温中止泻，理气安胎。

【主治应用】①湿浊中阻，脾胃气滞，脘痞不饥；②脾胃虚寒，呕吐泄泻；③妊娠恶阻，胎动不安。

【用法用量】煎服，3~6g，入汤剂宜后下。

6. 白豆蔻

【功效】化湿行气，温中止呕，开胃消食。

【主治应用】①湿浊中阻，脾胃气滞，不思饮食，胸腹胀痛，食积不消；②湿温初起，胸闷不饥；③寒湿呕逆。

【用法用量】煎服，3~6g，入汤剂宜后下。

第十单元　利水渗湿药

一、概述

1. 利水渗湿药的性能特点、功效、主治应用病证　味多甘淡，具有利水消肿、利尿通淋、利湿退黄之功，用于水饮内停证。

2. 利水渗湿药的使用注意事项　易耗伤津液，阴虚津少、肾虚遗精遗尿者应慎用或忌用。

二、利水消肿药

1. 茯苓

【性能】甘、淡，平。归心、肺、脾、肾经。

【功效】利水渗湿，健脾，宁心安神。

【主治应用】①水肿尿少；②痰饮眩悸；③脾虚食少，便溏泄泻；④心神不安，惊悸失眠。

2. 薏苡仁

【性能】甘、淡，凉。归脾、胃、肺经。

【功效】利水渗湿，健脾止泻，除痹，排脓，解毒散结。

【主治应用】①水肿，脚气浮肿，小便不利；②脾虚泄泻；③湿痹拘挛；④肺痈，肠痈；⑤赘疣，癌肿。

【使用注意】本品性质滑利，孕妇慎用。

3. 猪苓

【功效】利水渗湿。

【主治应用】①水肿，小便不利，泄泻；②淋浊，带下证。

4. 泽泻

【功效】利水渗湿，泄热，化浊降脂。

【主治应用】①水肿胀满，小便不利，泄泻尿少，痰饮眩晕；②热淋涩痛，遗精；③高脂血症。

三、利尿通淋药

1. 车前子

【性能】甘，寒。归肝、肾、肺、小肠经。

【功效】清热利尿通淋，渗湿止泻，明目，祛痰。

【主治应用】①热淋涩痛，水肿胀满；②暑湿泄泻；③目赤肿痛，目暗昏花，翳障；④痰热咳嗽。

【使用注意】宜包煎，孕妇及肾虚滑精者慎用。

2. 滑石

【功效】利尿通淋，清热解暑；外用祛湿敛疮。

【主治应用】①热淋，石淋，尿热涩痛；②暑湿烦渴，湿温初起；③湿热水泻；④湿疮，湿疹，痱子。

【用法用量】煎服，10～20g；滑石块宜先煎，滑石粉宜包煎。外用适量。

3. 海金沙

【功效】清热利湿，通淋止痛。

【用法用量】煎服，6～15g，宜包煎。

4. 石韦

【功效】利尿通淋，清肺止咳，凉血止血。

5. 萆薢

【功效】利湿去浊，祛风除痹。

四、利湿退黄药

1. 茵陈

【性能】苦、辛，微寒。归脾、胃、肝、胆经。

【功效】清利湿热，利胆退黄。

【主治应用】①黄疸尿少；②湿温暑湿；③湿疮瘙痒。

2. 金钱草

【性能】甘、淡、咸，微寒。归肝、胆、肾、膀胱经。

【功效】利湿退黄，利尿通淋，解毒消肿。

【主治应用】①湿热黄疸，胆胀胁痛；②石淋，热淋，小便涩痛；③痈肿疔疮，毒蛇咬伤。

3. 虎杖

【功效】利湿退黄，清热解毒，散瘀止痛，化痰止咳。

【主治应用】①湿热黄疸，淋浊，带下证；②痈肿疮毒，水火烫伤，毒蛇咬伤；③经闭，癥瘕，风湿痹痛，跌打损伤；④肺热咳嗽；⑤热结便秘。

第十一单元　温里药

一、温里药的使用注意事项

本类药物性多辛热燥烈，易耗阴助火，故天热时或素体火旺者当减少用量；真热假寒证当禁用；凡实热证、阴虚火旺、津血亏虚者宜忌用；孕妇慎用。

二、具体药物

1. 附子

【性能】辛、甘，大热；有毒。归心、肾、脾经。

【功效】回阳救逆，补火助阳，散寒止痛。

【主治应用】①亡阳虚脱，肢冷脉微；②肾阳虚衰、阳痿宫冷，虚寒吐泻、脘腹冷痛，阴寒水肿，心阳不足、胸痹冷痛，阳虚外感；③寒湿痹痛。

【用法用量】煎服，3～15g；宜先煎，久煎，以口尝至无麻辣感为度。

【使用注意】本品辛热燥烈，孕妇慎用，阴虚阳亢者忌用。不宜与半夏、瓜蒌、瓜蒌皮、瓜蒌子、天花粉、川贝母、浙贝母、平贝母、伊贝母、湖北贝母、白蔹、白及同用。生品外用，内服须经炮制。若内服过量，或炮制、煎煮方法不当，可引起中毒。

2. 干姜

【性能】辛，热。归脾、胃、肾、心、肺经。

【功效】温中散寒，回阳通脉，温肺化饮。

【主治应用】①脾胃寒证，脘腹冷痛，呕吐泄泻；②亡阳证，肢冷脉微；③寒饮喘咳。

3. 肉桂

【性能】辛、甘，大热。归肾、脾、心、肝经。

【功效】补火助阳，散寒止痛，温通经脉，引火归原。

【主治应用】①肾阳不足，命门火衰，阳痿宫冷，腰膝冷痛；②心腹冷痛，虚寒吐泻，寒疝腹痛；③冲任虚寒、寒凝血滞之痛经经闭，寒湿痹痛，阴疽流注；④肾虚作喘，虚阳上浮，眩晕目赤。

【用法用量】煎服，1～5g，宜后下或焗服；研末冲服，每次1～2g。

【使用注意】阴虚火旺、里有实热、有出血倾向者及孕妇慎用。不宜与赤石脂同用。

4. 吴茱萸

【性能】辛、苦，热；有小毒。归肝、脾、胃、肾经。

【功效】散寒止痛，降逆止呕，助阳止泻。

【主治应用】①寒滞肝脉，厥阴头痛，经行腹痛，寒疝腹痛，寒湿脚气肿痛；②脘腹胀痛，呕吐吞酸；③脾肾阳虚，五更泄泻。

【用法用量】煎服，2~5g。外用适量。

5. 小茴香

【功效】散寒止痛，理气和胃。

【主治应用】①寒疝腹痛，睾丸偏坠胀痛，痛经，少腹冷痛；②脾胃虚寒气滞，脘腹胀痛，食少吐泻。

6. 丁香

【功效】温中降逆，散寒止痛，温肾助阳。

【使用注意】热证及阴虚内热者忌用；不宜与郁金同用。

7. 高良姜

【功效】温中止呕，散寒止痛。

8. 花椒

【功效】温中止痛，杀虫止痒。

【用法用量】煎服，3~6g。外用适量，煎汤熏洗。

第十二单元　理气药

一、理气药的使用注意事项

本类药物性多辛温香燥，易耗气伤阴，故气阴不足者慎用。

二、具体药物

1. 陈皮

【性能】辛、苦，温。归脾、肺经。

【功效】理气健脾，燥湿化痰。

【主治应用】①脾胃气滞、湿阻之脘腹胀满、食少吐泻；②呕吐，呃逆；③湿痰寒痰，咳嗽痰多；④胸痹。

2. 青皮

【功效】疏肝破气，消积化滞。

【主治应用】①肝郁气滞，胸胁胀痛，疝气疼痛，乳癖乳痈；②食积气滞，脘腹胀痛；③癥瘕积聚，久疟痞块。

3. 枳实

【性能】苦、辛、酸，微寒。归脾、胃经。

【功效】破气消积，化痰散痞。

【主治应用】①积滞内停，痞满胀痛，泻痢后重，大便不通；②痰阻气滞，胸痹，结胸；③脏器下垂。

4. 木香 行气止痛之要药

【功效】行气止痛，健脾消食。

【主治应用】①脾胃气滞，脘腹胀痛，食积不消，不思饮食；②泻痢后重；③胸胁胀痛，黄疸，疝气疼痛。

5. 沉香

【功效】行气止痛，温中止呕，纳气平喘。

6. 川楝子

【功效】疏肝泄热，行气止痛，杀虫。

【主治应用】①肝郁化火，胸胁、脘腹胀痛，疝气疼痛；②虫积腹痛；③头癣，秃疮。

【使用注意】本品苦寒、有毒，不宜过量或持续服用；脾胃虚寒者慎用。

7. 乌药

【功效】行气止痛，温肾散寒。

8. 香附

【性能】辛、微苦、微甘，平。归肝、脾、三焦经。

【功效】疏肝解郁，理气宽中，调经止痛。

【主治应用】①肝郁气滞，胸胁胀痛，疝气疼痛；②肝郁气滞，月经不调，经闭痛经，乳房胀痛；③脾胃气滞，脘腹痞闷，胀满疼痛。

9. 佛手

【功效】疏肝理气，和胃止痛，燥湿化痰。

10. 薤白 治胸痹之要药

【性能】辛、苦，温。归心、肺、胃、大肠经。

【功效】通阳散结，行气导滞。

【主治应用】①胸痹心痛；②脘腹痞满胀痛，泻痢后重。

11. 柿蒂

【功效】降气止呃。

第十三单元 消食药

1. 山楂

【性能】酸、甘，微温。归脾、胃、肝经。

【功效】消食健胃，行气散瘀，化浊降脂。

【主治应用】①肉食积滞，胃脘胀满（消肉食），腹痛泄泻；②泻痢腹痛，疝气疼痛；③血瘀经闭痛经，产后瘀阻腹痛，心腹刺痛，胸痹心痛；④高脂血症。

2. 神曲

【功效】消食和胃（消酒食）。

【主治应用】饮食积滞

3. 麦芽

【功效】行气消食，健脾开胃，回乳消胀。

【主治应用】①食积不化，脘腹胀满，脾虚食少（消面食）；②乳汁淤积，乳房胀痛，妇女断乳；③肝郁胁痛，肝胃气痛。

【使用注意】哺乳期妇女不宜使用。

4. 莱菔子

【性能】辛、甘，平。归肺、脾、胃经。

【功效】消食除胀，降气化痰。

【主治应用】①饮食停滞，脘腹胀痛，大便秘结，积滞泻痢；②痰壅气逆，喘咳痰多，胸闷食少。

【使用注意】本品辛散耗气，故气虚及无食积、痰滞者慎用。

5. 鸡内金

【性能】甘，平。归脾、胃、小肠、膀胱经。

【功效】健胃消食，涩精止遗，通淋化石。

【主治应用】①食积不消，呕吐泻痢，小儿疳积；②遗精，遗尿；③石淋涩痛，胆胀胁痛。

【用法用量】煎服，3～10g；研末服，每次1.5～3g。研末服效果优于煎剂。

第十四单元　驱虫药

一、驱虫药的使用注意事项

本类药物对人体正气多有损伤，故要控制剂量，防止用量过大引起中毒或损伤正气；孕妇、年老体弱者更当慎用；驱虫药一般应在空腹时服用，使药物充分作用于虫体而保证疗效；对发热或腹痛剧烈者，暂时不宜驱虫，待症状缓解后再行驱虫。

二、具体药物

1. 使君子

【功效】杀虫消积。

【主治应用】①蛔虫病，蛲虫病，虫积腹痛；②小儿疳积。

【用法用量】使君子9～12g，捣碎入煎剂；使君子仁6～9g，多入丸、散或单用，作

1～2 次分服。小儿每次 1～1.5 粒。炒香空腹嚼服；1 日总量不超过 20 粒。

【使用注意】大量服用可致呃逆、眩晕、呕吐、腹泻等反应。若与热茶同服，亦能引起呃逆、腹泻，故服用时忌饮浓茶。

2. 苦楝皮

【功效】杀虫，疗癣。

3. 槟榔

【性能】苦、辛，温。归胃、大肠经。

【功效】杀虫，消积，行气，利水，截疟。

【主治应用】①绦虫病，蛔虫病，姜片虫病，虫积腹痛；②食积气滞，腹胀便秘，泻痢后重；③水肿，脚气肿痛。④疟疾。

【用法用量】煎服，3～10g；驱绦虫、姜片虫 30～60g。生用力佳，炒用力缓；焦槟榔功能消食导滞，用于食积不消、泻痢后重。

【使用注意】脾虚便溏、气虚下陷者忌用；孕妇慎用。

第十五单元　止血药

一、止血药的使用注意事项

"止血不留瘀"是运用此类药物必须始终注意的问题。凉血止血药与收敛止血药易凉遏敛邪，出血兼有瘀滞者不宜单独使用。若失血过多，气随血脱者，应先投大补元气之药，以挽救气脱危候。

二、具体药物

1. 小蓟

【性能】甘、苦，凉。归心、肝经。

【功效】凉血止血，散瘀解毒消痈。

【主治应用】①血热吐血、衄血、尿血、血淋、便血、崩漏，外伤出血；②痈肿疮毒。

2. 大蓟

【功效】凉血止血，散瘀解毒消痈。

【主治应用】①血热吐血、衄血、尿血、血淋、便血、崩漏，外伤出血；②痈肿疮毒。

3. 地榆

【性能】苦、酸、涩，微寒。归肝、大肠经。

【功效】凉血止血，解毒敛疮。

【主治应用】①血热便血，痔血，血痢，崩漏；②水火烫伤，痈肿疮毒，湿疹。

4. 槐花

【功效】凉血止血，清肝泻火。

【主治应用】①血热便血，痔血，血痢，崩漏，吐血，衄血；②肝热目赤，头痛眩晕。

5. 侧柏叶

【功效】凉血止血，化痰止咳，生发乌发。

【主治应用】①血热吐血，衄血，咳血，便血，崩漏下血；②肺热咳嗽，咳痰黄稠；③血热脱发，须发早白。

6. 白茅根

【功效】凉血止血，清热利尿，清肺胃热。

【主治应用】①血热咳血，吐血，衄血，尿血；②热病烦渴，肺热咳嗽，胃热呕吐；③湿热黄疸，水肿尿少，热淋涩痛。

三、化瘀止血药

1. 三七

【性能】甘、微苦，温。归肝、胃经。

【功效】散瘀止血，消肿定痛。

【主治应用】①咳血，吐血，衄血，便血，尿血，崩漏，外伤出血；②血滞胸腹刺痛，跌仆肿痛。

【用法用量】煎服，3～9g；研末吞服，1次1～3g。外用适量。

【使用注意】孕妇慎用。阴虚血热之出血者不宜单用。

2. 茜草　妇科调经之要药。

【性能】苦，寒。归肝经。

【功效】凉血，祛瘀，止血，通经。

【主治应用】①吐血，衄血，崩漏，外伤出血；②瘀阻经闭，风湿痹痛，跌仆肿痛。

3. 蒲黄

【功效】止血，化瘀，利尿通淋。

【主治应用】①吐血，衄血，咳血，崩漏，外伤出血；②血瘀经闭痛经，胸腹刺痛，跌仆肿痛；③血淋涩痛。

【用法用量】煎服，5～10g，包煎。外用适量，调敷患处。止血多炒炭用，化瘀、利尿多生用。

【使用注意】孕妇慎用。

四、收敛止血药

1. 白及

【性能】苦、甘、涩，微寒。归肺、胃、肝经。

【功效】收敛止血，消肿生肌。收敛止血之要药。

【主治应用】①咳血，吐血，外伤出血；②疮疡肿毒，皮肤皲裂，水火烫伤。

【使用注意】不宜与川乌、制川乌、草乌、制草乌、附子同用。

2. 仙鹤草

【功效】收敛止血，截疟，止痢，解毒，补虚。

3. 血余炭

【功效】收敛止血，化瘀，利尿。

五、温经止血药

艾叶

【性能】辛、苦，温；有小毒。归肝、脾、肾经。

【功效】温经止血，散寒止痛，调经，安胎；外用祛湿止痒。

【主治应用】①虚寒性吐血，衄血，崩漏，月经过多；②少腹冷痛，宫寒不调，宫寒不孕，脘腹冷痛；③胎动不安，胎漏下血；④皮肤瘙痒。

第十六单元　活血祛瘀药

一、活血化瘀药的使用注意事项

本类药物行散力强，易耗血动血，月经过多及其他出血无瘀者忌用；孕妇慎用或忌用。

二、具体药物

1. 川芎

【性能】辛，温。归肝、胆、心包经。

【功效】活血行气，祛风止痛（上行头目，中开郁结，下调经水）。

【主治应用】①血瘀气滞，胸痹心痛，胸胁刺痛，跌仆肿痛，月经不调，经闭痛经，癥瘕腹痛；②头痛；③风湿痹痛。

2. 延胡索

【功效】活血，行气，止痛。

【主治应用】气血瘀滞，胸胁、脘腹疼痛，胸痹心痛，经闭痛经，产后瘀阻，跌仆肿痛。

【用法用量】煎服，3～10g；研末服，每次1.5～3g。醋制可加强止痛之功。

3. 郁金

【性能】辛、苦，寒。归肝、胆、心、肺经。

【功效】活血止痛，行气解郁，清心凉血，利胆退黄。

【主治应用】①气滞血瘀，胸胁刺痛，胸痹心痛，月经不调，经闭痛经，乳房胀痛；②热病神昏，癫痫发狂；③血热吐衄，妇女倒经；④肝胆湿热，黄疸尿赤，胆胀胁痛。

【使用注意】不宜与公丁香、母丁香同用。

4. 姜黄

【功效】活血行气，通经止痛。

【主治应用】①气滞血瘀，胸胁刺痛，胸痹心痛，痛经经闭，癥瘕，跌仆肿痛；②风湿肩臂疼痛；③牙痛，疮疡痈肿，皮癣痛痒。

5. 乳香

【功效】活血定痛，消肿生肌。

【主治应用】①跌打损伤，痈肿疮疡；②气滞血瘀，胸痹心痛，胃脘疼痛，痛经经闭，产后瘀阻，癥瘕腹痛，风湿痹痛，筋脉拘挛。

【使用注意】胃弱者慎用；孕妇及无瘀滞者忌用。

三、活血调经药

1. 丹参

【性能】苦，微寒。归心、肝经。

【功效】活血祛瘀，通经止痛，清心除烦，凉血消痈。

【主治应用】①瘀血阻滞之月经不调，痛经经闭，产后腹痛；②血瘀胸痹心痛，脘腹胁痛，癥瘕积聚，跌打损伤，热痹疼痛；③疮痈肿痛；④心烦不眠。

【使用注意】不宜与藜芦同用。孕妇慎用。

2. 红花

【性能】辛，温。归心、肝经。

【功效】活血通经，散瘀止痛。

【主治应用】①瘀血阻滞之经闭、痛经、恶露不行；②产后瘀滞腹痛，胸痹心痛，胸胁刺痛，癥瘕痞块；③跌仆损伤，疮疡肿痛；④热郁血瘀，斑疹色暗。

3. 桃仁

【功效】活血祛瘀，润肠通便，止咳平喘。

【主治应用】①瘀血阻滞之经闭痛经，产后腹痛，癥瘕痞块，跌仆损伤；②肺痈，肠痈；③肠燥便秘；④咳嗽气喘。

4. 益母草

【性能】苦、辛，微寒。归肝、心包、膀胱经。

【功效】活血调经，利尿消肿，清热解毒。

【主治应用】瘀滞月经不调，痛经经闭，产后恶露不尽；②水肿尿少；③跌打损伤，疮痈肿毒，皮肤瘾疹。

5. 牛膝

【性能】苦、甘、酸，平。归肝、肾经。

【功效】逐瘀通经，补肝肾，强筋骨，利尿通淋，引血下行。

【主治应用】①瘀血阻滞之经闭、痛经，胞衣不下；②跌仆伤痛；③腰膝酸痛，筋骨无力；④淋证，水肿，小便不利；⑤气火上逆之吐血衄血、牙痛口疮，阴虚阳亢之头痛眩晕。

【用法用量】煎服，5~12g。活血通经、利尿通淋、引血（火）下行宜生用，补肝肾、强筋骨宜酒炙用。

6. 鸡血藤

【功效】活血补血，调经止痛，舒筋活络。

【主治应用】①月经不调，痛经、经闭；②风湿痹痛，肢体麻木，血虚萎黄。

四、活血疗伤药

1. 土鳖虫

【功效】破血逐瘀，续筋接骨。

2. 骨碎补

【功效】活血疗伤止痛，补肾强骨；外用消风祛斑。

3. 马钱子

【功效】通络止痛，散结消肿。

【用法用量】0.3~0.6g，炮制后入丸、散用。

【使用注意】不宜多服、久服及生用；孕妇禁用；运动员慎用；体虚者忌用；有毒成分能经皮肤吸收，外用不宜大面积涂敷。

五、破血消癥药

1. 莪术

【功效】破血行气，消积止痛。

2. 水蛭

【功效】破血通经，逐瘀消癥。

第十七单元　化痰止咳平喘药

一、化痰止咳平喘药的使用注意事项

　　某些温燥之性强烈的刺激性化痰药，凡痰中带血或有出血倾向者宜慎用。麻疹初起有表邪之咳嗽者，不宜单投止咳药，当以疏解清宣为主，以免恋邪而致久喘不已及影响麻疹之透发，对收敛性及温燥之

药尤当禁忌。

二、具体药物

1. 半夏

【性能】辛，温；有毒。归脾、胃、肺经。

【功效】燥湿化痰，降逆止呕，消痞散结。

【主治应用】①湿痰寒痰，咳喘痰多，痰饮眩悸，风痰眩晕，痰厥头痛；②胃气上逆，呕吐反胃；③胸脘痞闷，梅核气；④痈疽肿毒，瘰疬痰核，毒蛇咬伤。

【用法用量】内服一般炮制后用，3~9g。外用适量，磨汁涂或研末以酒调敷患处。法半夏长于燥湿化痰，主治痰多咳喘，痰饮眩悸，风痰眩晕，痰厥头痛；姜半夏长于温中化痰，降逆止呕，主治痰饮呕吐，胃脘痞满；清半夏长于燥湿化痰，主治湿痰咳嗽，胃脘痞满，痰涎凝聚，咳吐不出。

【使用注意】本品性温燥，阴虚燥咳、血证、热痰、燥痰应慎用。不宜与川乌、制川乌、草乌、制草乌、附子同用。生品内服宜慎。

2. 天南星

【功效】燥湿化痰，祛风止痉；外用散结消肿。

【主治应用】①顽痰咳喘，胸膈胀闷；②风痰眩晕，中风痰壅，口眼㖞斜，半身不遂，癫痫，惊风，破伤风；③痈肿，瘰疬痰核，蛇虫咬伤。

【用法用量】内服宜制用，3~9g。外用生品适量，研末以醋或酒调敷患处。

【使用注意】阴虚燥咳者及孕妇忌用；生品内服宜慎。

3. 白芥子

【功效】温肺化痰，利气散结，通络止痛。

4. 旋覆花

【功效】降气，消痰，行水，止呕。

【主治应用】①风寒咳嗽，痰饮蓄结，胸膈痞满，喘咳痰多；②呕吐，噫气。

【用法用量】煎服，3~9g，包煎。

5. 白前

【功效】降气，祛痰，止咳。

三、清化热痰药

1. 川贝母

【性能】苦、甘，微寒。归肺、心经。

【功效】清热润肺，化痰止咳，散结消痈。

【主治应用】①肺热燥咳，干咳少痰，阴虚劳嗽，痰中带血；②瘰疬，疮毒，乳痈，肺痈。

【使用注意】不宜与川乌、制川乌、草乌、制草乌、附子同用。

2. 浙贝母

【性能】苦，寒。归肺、心经。

【功效】清热化痰止咳，解毒散结消痈。

【主治应用】①风热咳嗽，痰火咳嗽；②瘰疬，瘿瘤，疮毒，肺痈，乳痈。

【使用注意】不宜与川乌、制川乌、草乌、制草乌、附子同用。

3. 瓜蒌

【性能】甘、微苦，寒。归肺、胃、大肠经。

【功效】清热涤痰，宽胸散结，润燥滑肠。

【主治应用】①肺热咳嗽，痰浊黄稠；②胸痹心痛，结胸痞满；③肺痈，肠痈，乳痈；④大便秘结。

【使用注意】脾虚便溏者及寒痰、湿痰证忌用；不宜与川乌、制川乌、草乌、制草乌、附子同用。

4. 竹茹

【功效】清热化痰，除烦，止呕，凉血止血。

【主治应用】①痰热咳嗽，胆火夹痰，惊悸不宁，心烦失眠；②中风痰迷，舌强不语；③胃热呕吐，妊娠恶阻，胎动不安。

5. 天竺黄

【功效】清热化痰，清心定惊。

6. 前胡

【功效】降气化痰，散风清热。

7. 桔梗

【性能】苦、辛，平。归肺经。

【功效】宣肺，祛痰，利咽，排脓。

【主治应用】①咳嗽痰多，咳痰不爽，胸闷不畅；②咽痛音哑；③肺痈吐脓。

8. 海藻

【功效】消痰软坚散结，利水消肿。

【使用注意】不宜与甘草同用。

四、止咳平喘药

1. 苦杏仁

【性能】苦，微温；有小毒。归肺、大肠经。

【功效】降气止咳平喘，润肠通便。

【主治应用】①咳嗽气喘，胸满痰多；②肠燥便秘。

【使用注意】内服不宜过量，以免中毒；阴虚咳喘及大便溏泄者忌用；婴儿慎用。

2. 紫苏子

【功效】降气化痰，止咳平喘，润肠通便。

【主治应用】①痰壅气逆，咳嗽气喘；②肠燥便秘。

3. 百部

【性能】甘、苦，微温。归肺经。

【功效】润肺下气止咳，杀虫灭虱。

【主治应用】①新久咳嗽，肺痨咳嗽，顿咳；②头虱，体虱，疥癣，蛲虫病，阴痒。

4. 紫菀

【功效】润肺下气，化痰止咳。

5. 款冬花

【功效】润肺下气，止咳化痰。

6. 枇杷叶

【功效】清肺止咳，降逆止呕。

7. 桑白皮

【功效】泻肺平喘，利水消肿。

【主治应用】①肺热喘咳；②水肿胀满尿少，面目肌肤浮肿。

8. 葶苈子

【性能】辛、苦，大寒。归肺、膀胱经。

【功效】泻肺平喘，行水消肿。

【主治应用】①痰涎壅肺，喘咳痰多，胸胁胀满，不得平卧；②水肿，胸腹积水，小便不利。

9. 白果

【功效】敛肺定喘，收涩止带，缩尿。

【使用注意】本品生食有毒，不可多用，小儿尤当注意。

第十八单元　安神药

一、概述

1. 安神药的配伍方法　实证心神不安者选用重镇安神药；虚证心神不安者选用养心安神药。

2. 安神药的使用注意事项　不可久服，中病即止。矿石类安神药，如入丸、散服，须酌情配伍养胃健脾之品。

二、具体药物

1. 朱砂

【功效】清心镇惊，安神，明目，解毒。

【用法用量】内服，0.1～0.5g，多入丸、散服，不宜入煎剂。外用适量。

【使用注意】本品有毒，内服不宜大量服用，也不宜少量久服；孕妇及肝肾功能不全者禁用；忌火煅，宜水飞入药。入药只宜生用。

2. 磁石

【性能】咸，寒。归心、肝、肾经。

【功效】镇惊安神，平肝潜阳，聪耳明目，纳气平喘。

【主治应用】①心神不宁，惊悸，失眠；②肝阳上亢，头晕目眩；③视物昏花，耳鸣耳聋；④肾虚气喘。

3. 龙骨

【功效】镇惊安神，平肝潜阳，收敛固涩。

【主治应用】①心神不宁，心悸失眠，惊痫癫狂；②肝阳上亢，头晕目眩；③正虚滑脱诸证；④湿疮痒疹，疮疡久溃不敛。

【用法用量】煎服，15～30g，宜先煎。外用适量。镇惊安神、平肝潜阳生用，收敛固涩宜煅用。湿热积滞者不宜使用。

4. 琥珀

【功效】镇惊安神，活血散瘀，利尿通淋。

【用法用量】研末冲服，或入丸、散用，每次1.5～3g；不入煎剂。外用适量。忌火煅。

三、养心安神药

1. 酸枣仁

【性能】甘、酸，平。归心、肝、胆经。

【功效】养心补肝，宁心安神，敛汗，生津。

【主治应用】①虚烦不眠，惊悸多梦；②体虚多汗；③津伤口渴。

2. 柏子仁

【功效】养心安神，润肠通便，止汗。

【主治应用】①阴血不足，虚烦失眠，心悸怔忡；②肠燥便秘；③阴虚盗汗，小儿惊痫。

3. 合欢皮

【功效】解郁安神，活血消肿。

4. 远志

【功效】安神益智，交通心肾，祛痰开窍，消散痈肿。

【主治应用】①心肾不交引起的失眠多梦、健忘惊悸、神志恍惚；②癫痫惊狂；③咳痰不爽；④疮疡肿毒，乳房肿痛，喉痹。

第十九单元　平肝息风药

一、息肝风药的使用注意事项

脾虚慢惊者，不宜用寒凉之品；阴虚血亏者，当忌温燥之品。

二、具体药物

1. 石决明

【功效】平肝潜阳，清肝明目。

【主治应用】①肝阳上亢，头痛眩晕；②目赤翳障，视物昏花，青盲雀目。

【用法用量】煎服，6～20g，宜打碎先煎。平肝、清肝宜生用，外用点眼宜煅用、水飞。

2. 珍珠母

【功效】平肝潜阳，安神定惊，明目退翳。

3. 牡蛎

【性能】咸，微寒。归肝、胆、肾经。

【功效】潜阳补阴，重镇安神，软坚散结，收敛固涩，制酸止痛。

【主治应用】①肝阳上亢，眩晕耳鸣；②心神不宁，惊悸失眠；③瘰疬痰核，癥瘕痞块；④自汗盗汗，遗精滑精，崩漏带下；⑤胃痛泛酸。

【用法用量】煎服，9～30g，宜打碎先煎。潜阳补阴、重镇安神、软坚散结宜生用，收敛固涩、制酸止痛宜煅用。

4. 代赭石

【性能】苦，寒。归肝、心、肺、胃经。

【功效】平肝潜阳，重镇降逆，凉血止血。

【主治应用】①肝阳上亢，眩晕耳鸣；②呕吐，噫气，呃逆；③气逆喘息；④血热吐衄，崩漏下血。

【用法用量】煎服，9～30g，宜打碎先煎。入丸、散，每次1～3g。外用适量、平肝潜阳、重镇降逆宜生用，止血宜煅用。

5. 刺蒺藜

【功效】平肝解郁，活血祛风，明目，止痒。

三、息风止痉药

1. 羚羊角

【性能】咸，寒。归肝、心经。

【功效】平肝息风，清肝明目，清热解毒。

【主治应用】①肝风内动，惊痫抽搐，妊娠子痫，高热痉厥，癫痫发狂；②肝阳上亢，头痛，眩晕；③肝火上炎，目赤翳障；④温热病壮热神昏，热毒发斑；⑤痈肿疮毒。

【用法用量】煎服，1~3g，宜另煎2小时以上；磨汁或研粉服，每次0.3~0.6g。

2. 牛黄

【性能】苦，凉。归心、肝经。

【功效】凉肝息风，清心化痰，开窍醒神，清热解毒。

【主治应用】①温热病及小儿急惊风，惊厥抽搐，癫痫发狂；②热病神昏，中风痰迷；③咽喉肿痛，口舌生疮，痈肿疔疮。

【用法用量】每次0.15~0.35g，多入丸、散用。外用适量，研末敷患处。

【使用注意】非实热证者不宜使用；孕妇慎用。

3. 钩藤

【性能】甘，凉。归肝、心包经。

【功效】息风定惊，清热平肝。

【主治应用】①肝风内动，惊痫抽搐，高热惊厥；②头痛，眩晕；③感冒夹惊，小儿惊啼。

【用法用量】煎服，3~12g，宜后下。

4. 天麻 眩晕、头痛之要药。

【性能】甘，平。归肝经。

【功效】息风止痉，平抑肝阳，祛风通络。

【主治应用】①小儿惊风，癫痫抽搐，破伤风证；②肝阳上亢，头痛，眩晕；③手足不遂，肢体麻木，风湿痹痛。

5. 地龙

【功效】清热定惊，通络，平喘，利尿。

【主治应用】①高热神昏，惊痫抽搐，癫狂；②关节痹痛，肢体麻木，半身不遂；③肺热喘咳；④湿热水肿，小便不利或尿闭不通。

6. 全蝎

【功效】息风镇痉，通络止痛，攻毒散结。

【主治应用】①肝风内动，痉挛抽搐，小儿惊风，中风口㖞，半身不遂，破伤风证；②风湿顽痹，顽固性偏正头痛；③疮疡，瘰疬。

【用法用量】煎服，3~6g。研末吞服，每次0.6~1g。外用适量。

7. 蜈蚣

【功效】息风镇痉，通络止痛，攻毒散结。

【用法用量】煎服，3～5g。研末吞服，每次0.6～1g。外用适量。

8. 僵蚕

【功效】息风止痉，祛风止痛，化痰散结。

【主治应用】①肝风夹痰，惊痫抽搐，小儿急惊，破伤风证；②中风口眼㖞斜；③风热头痛，目赤咽痛，风疹瘙痒；④瘰疬痰核，发颐疔腮。

第二十单元　开窍药

一、开窍药的使用注意事项

本类药物辛香走窜，为救急、治标之品，且会耗伤正气，只宜暂服，不可久用。因本类药物易挥发，内服多不宜入煎剂，只入丸、散剂服用。

二、具体药物

1. 麝香

【性能】辛，温。归心、脾经。

【功效】开窍醒神，活血通经，消肿止痛，催生下胎。

【主治应用】①热病神昏，中风痰厥，气郁暴厥，中恶昏迷；②血瘀经闭，癥瘕，胸痹心痛，心腹暴痛，跌仆伤痛，痹痛麻木；③痈肿，瘰疬，咽喉肿痛；④难产，死胎，胞衣不下。

【用法用量】每次0.03～0.1g，多入丸、散用。外用适量。

【使用注意】孕妇禁用。

2. 冰片

【功效】开窍醒神，清热止痛。

【主治应用】①热病神昏，惊厥，中风痰厥，气郁暴厥，中恶昏迷；②胸痹心痛；③目赤肿痛，口舌生疮，咽喉肿痛，耳道流脓；④疮疡肿痛，久溃不敛，水火烫伤。

【用法用量】每次0.15～0.3g，入丸、散用。外用适量，研粉点敷患处。不宜入煎剂。

【使用注意】孕妇慎用。

3. 苏合香

【功效】开窍醒神，辟秽，止痛。

【用法用量】每次0.3～1g，宜入丸、散服。

4. 石菖蒲

【功效】开窍豁痰，醒神益智，化湿和胃。

【主治应用】①痰蒙清窍，神昏癫痫；②健忘失眠，耳鸣耳聋；③湿阻中焦，脘痞不饥，噤口痢。

第二十一单元 补虚药

一、补虚药的使用注意事项

1. 补虚药原为虚证而设，凡身体健康，无虚弱表现者，不宜滥用，以免导致阴阳平衡失调。

2. 实邪方盛，正气未虚者，以祛邪为要，亦不宜使用，以免"闭门留寇"。

3. 补气药性多壅滞，易致中满，湿盛中满者忌用。

4. 补阳药性多温燥，易助火伤阴，阴虚火旺者不宜使用。

5. 补血药多滋腻黏滞，妨碍运化，凡湿滞脾胃、脘腹胀满、食少便溏者慎用。

6. 补阴药多甘寒滋腻，凡脾胃虚弱、痰湿内阻、腹满便溏者不宜用。

7. 补虚药使用时应注意顾护脾胃，适当配伍健脾消食药，以促进运化，使补虚药能充分发挥作用。

8. 补虚药若需久服，宜作蜜丸、煎膏（膏滋）、片剂、口服液、颗粒剂或酒剂等，以便保存和服用；若作汤剂，宜文火久煎，使药味尽出。个别挽救虚脱的补虚药，宜制成注射剂，以备急用。

二、具体药物

1. 人参

【性能】甘、微苦，微温。归脾、肺、心、肾经。

【功效】大补元气，复脉固脱，补脾益肺，生津养血，安神益智。

【主治应用】①气虚欲脱，肢冷脉微；②脾虚食少，肺虚喘咳，阳痿宫冷；③气虚津伤口渴，内热消渴；④气血亏虚，久病虚羸；⑤心气不足，惊悸失眠。

【用法用量】煎服，3~9g；挽救虚脱可用15~30g，文火另煎兑服。也可研末吞服，每次2g，每日2次。

【使用注意】不宜与藜芦、五灵脂同用。

2. 西洋参

【功效】补气养阴，清热生津。

【主治应用】①气阴两脱；②气虚阴亏，虚热烦倦，咳喘痰血；③气虚津伤，口燥咽干，内热消渴。

【用法用量】煎服，3~6g，另煎兑服；入丸、散剂，每次0.5~1g。

3. 党参

【功效】补脾益肺，养血生津。

【主治应用】①脾肺气虚，食少倦怠，咳嗽虚喘；②气血不足，面色萎黄，头晕乏力，心悸气短；③气津两伤，气短口渴，内热消渴。

4. 太子参

【功效】益气健脾，生津润肺。

5. 黄芪

【性能】甘，微温。归脾、肺经。

【功效】补气升阳，益卫固表，利水消肿，生津养血，行滞通痹，托毒排脓，敛疮生肌。

【主治应用】①气虚乏力，食少便溏，水肿尿少，中气下陷，久泻脱肛，便血崩漏；②肺气虚弱，咳喘气短；③表虚自汗；④内热消渴；⑤血虚萎黄，气血两虚；⑥气虚血滞，半身不遂，痹痛麻木；⑦气血亏虚，痈疽难溃，久溃不敛。

6. 白术　补气健脾之要药

【性能】甘、苦，温。归脾、胃经。

【功效】补气健脾，燥湿利水，止汗，安胎。

【主治应用】①脾气虚弱，食少倦怠，腹胀泄泻，痰饮眩悸，水肿，带下；②气虚自汗；③脾虚胎动不安。

【使用注意】本品性偏温燥，燥湿伤阴，故阴虚内热、津液亏耗者不宜使用。

7. 山药

【功效】益气养阴，补脾肺肾，涩精止带。

【主治应用】①脾虚食少，大便溏泄，白带过多；②肺虚喘咳；③肾虚遗精，尿频；④虚热消渴。

8. 白扁豆

【功效】健脾化湿，和中消暑。

9. 甘草

【性能】甘，平。归心、肺、脾、胃经。

【功效】补脾益气，清热解毒，祛痰止咳，缓急止痛，调和诸药。

【主治应用】①脾胃虚弱，倦怠乏力；②心气不足，心悸气短，脉结代；③痈肿疮毒，咽喉肿痛；④咳嗽痰多；⑤脘腹、四肢挛急疼痛；⑥药食中毒。

10. 大枣

【功效】补中益气，养血安神。

11. 蜂蜜

【功效】补中，润燥，止痛，解毒；外用生肌敛疮。

【主治应用】①脾气虚弱，脘腹挛急、疼痛；②肺燥干咳；③肠燥便秘；④乌头类药物中毒；⑤疮疡不敛，水火烫伤。

三、补阳药

1. 鹿茸

【性能】甘、咸，温。归肾、肝经。

【功效】补肾壮阳，益精血，强筋骨，调冲任，托疮毒。

【主治应用】①肾阳不足，精血亏虚，阳痿遗精，宫冷不孕，羸瘦，神疲，畏寒，眩晕，耳鸣耳聋；②肾虚腰脊冷痛，筋骨痿软；③冲任虚寒，崩漏带下；④阴疽内陷不起，疮疡久溃不敛。

【用法用量】1~2g，研末冲服或入丸、散。

【使用注意】服用本品宜从小量开始，缓缓增加，不可骤用大量，以免阳升风动，头晕目眩，或伤阴动血。凡热证、阴虚阳亢者均当忌服。

2. 淫羊藿

【功效】补肾壮阳，强筋骨，祛风湿。

【主治应用】①肾阳虚衰，阳痿遗精，筋骨痿软；②风寒湿痹，麻木拘挛。

3. 巴戟天

【功效】补肾阳，强筋骨，祛风湿。

【主治应用】①肾阳不足，阳痿遗精，宫冷不孕，月经不调，少腹冷痛；②风湿痹痛，筋骨痿软。

4. 杜仲

【性能】甘，温。归肝、肾经。

【功效】补肝肾，强筋骨，安胎。

【主治应用】①肝肾不足，腰膝酸痛，筋骨无力，头晕目眩；②妊娠漏血，胎动不安。

5. 续断

【性能】苦、辛，微温。归肝、肾经。

【功效】补肝肾，强筋骨，续折伤，止崩漏。

【主治应用】①肝肾不足，腰膝酸软，风湿痹痛；②跌仆损伤，筋伤骨折；③肝肾不足，崩漏经多，胎漏下血，胎动不安。

6. 肉苁蓉

【功效】补肾阳，益精血，润肠通便。

7. 补骨脂

【功效】补肾壮阳，固精缩尿，纳气平喘，温脾止泻；外用消风祛斑。

【主治应用】①肾阳不足，阳痿不孕，腰膝冷痛；②肾虚遗精滑精，遗尿尿频；③肾虚作喘；④脾肾阳虚，五更泄泻；⑤白癜风，斑秃。

8. 益智仁

【功效】暖肾固精缩尿，温脾止泻摄唾。

9. 菟丝子

【性能】辛、甘，平。归肝、肾、脾经。

【功效】补益肝肾，固精缩尿，安胎，明目，止泻；外用消风祛斑。

【主治应用】①肝肾不足，腰膝酸软，阳痿遗精，遗尿尿频；②肾虚胎漏，胎动不安；③肝肾不足，目昏耳鸣；④脾肾虚泻；⑤白癜风。

四、补血药

1. 当归　补血之圣药、妇科调经之要药。

【性能】甘、辛，温。归肝、心、脾经。

【功效】补血活血，调经止痛，润肠通便。

【主治应用】①血虚萎黄，眩晕心悸；②血虚、血瘀之月经不调，经闭痛经；③虚寒腹痛，风寒痹痛，跌仆损伤，痈疽疮疡；④血虚肠燥便秘。

2. 熟地黄　养血补血之要药、补肾阴之要药。

【性能】甘，微温。归肝、肾经。

【功效】补血滋阴，益精填髓。

【主治应用】①血虚萎黄，心悸怔忡，月经不调，崩漏下血；②肝肾阴虚，腰膝酸软，骨蒸潮热，盗汗遗精，内热消渴；③肝肾不足，精血亏虚，眩晕耳鸣，须发早白。

3. 白芍

【性能】苦、酸，微寒。归肝、脾经。

【功效】养血调经，敛阴止汗，柔肝止痛，平抑肝阳。

【主治应用】①血虚萎黄，月经不调，崩漏；②自汗，盗汗；③肝脾不和，胁肋脘腹疼痛，四肢挛急疼痛；④肝阳上亢，头痛眩晕。

【使用注意】不宜与藜芦同用；阳衰虚寒之证者不宜使用。

4. 阿胶

【性能】甘，平。归肺、肝、肾经。

【功效】补血，止血，滋阴润燥。

【主治应用】①血虚萎黄，眩晕心悸，肌痿无力；②吐血尿血，便血崩漏，妊娠胎漏；③热病伤阴，心烦不眠，虚风内动，手足瘛疭；④肺燥咳嗽，劳嗽咳血。

【用法用量】煎服，3~9g，入汤剂宜烊化冲服。润肺宜蛤粉炒，止血宜蒲黄炒。

5. 何首乌

【性能】苦、甘、涩，微温。归肝、心、肾经。

【功效】制用：补肝肾，益精血，乌须发，强筋骨，化浊降脂。生用：解毒，消痈，截疟，润肠通便。

【主治应用】①血虚萎黄，眩晕耳鸣，须发早白，腰膝酸软，肢体麻木，崩漏带下；②高脂血症；③疮痈，瘰疬，风疹瘙痒；④久疟体虚；⑤肠燥便秘。

五、补阴药

1. 北沙参

【性能】甘、微苦，微寒。归肺、胃经。

【功效】养阴清肺，益胃生津。

【主治应用】①肺热燥咳，阴虚劳嗽痰血；②胃阴不足，热病津伤，咽干口渴。

2. 百合

【功效】养阴润肺，清心安神。

【主治应用】①阴虚燥咳，劳嗽咳血；②虚烦惊悸，失眠多梦，精神恍惚。

3. 麦冬

【性能】甘、微苦，微寒。归胃、肺、心经。

【功效】养阴润肺，益胃生津，清心除烦。

【主治应用】①肺燥干咳，阴虚劳嗽，喉痹咽痛；②胃阴不足，津伤口渴，内热消渴，肠燥便秘；③心阴虚及温病热扰心营，心烦失眠。

4. 天冬

【功效】养阴润燥，清肺生津。

【主治应用】①肺燥干咳，顿咳痰黏，劳嗽咳血；②肾阴亏虚，腰膝酸痛，骨蒸潮热；③内热消渴，热病伤津，咽干口渴，肠燥便秘。

5. 石斛

【功效】益胃生津，滋阴清热。

【主治应用】①热病津伤，口干烦渴，胃阴不足，食少干呕，病后虚热不退；②肾阴亏虚、目暗不明、筋骨痿软；③阴虚火旺、骨蒸劳热。

6. 玉竹

【功效】养阴润燥，生津止渴。

【主治应用】①肺阴不足，燥热咳嗽；②胃阴不足，咽干口渴，内热消渴。

7. 黄精

【功效】补气养阴，健脾，润肺，益肾。

8. 枸杞子

【性能】甘，平。归肝、肾经。

【功效】滋补肝肾，益精明目。

【主治应用】①肝肾阴虚，精血不足，腰膝酸痛，眩晕耳鸣，阳痿遗精，内热消渴；

②血虚萎黄，目昏不明，早衰。

9. 女贞子

【功效】滋补肝肾，明目乌发。

10. 龟甲

【性能】咸、甘，微寒。归肝、肾、心经。

【功效】滋阴潜阳，益肾强骨，养血补心，固经止崩。

【主治应用】①阴虚潮热、骨蒸盗汗，阴虚阳亢、头晕目眩，虚风内动；②肾虚筋骨痿软，囟门不合；③阴血亏虚，惊悸、失眠、健忘；④阴虚血热，崩漏经多。

【使用注意】脾胃虚寒者忌服；孕妇慎用。

11. 鳖甲

【性能】咸，微寒。归肝、肾经。

【功效】滋阴潜阳，退热除蒸，软坚散结。

【主治应用】①阴虚发热、骨蒸劳热，阴虚阳亢、头晕目眩，虚风内动、手足瘈疭；②经闭，癥瘕，久疟疟母。

【使用注意】脾胃虚寒者忌服；孕妇慎用。

第二十二单元　收涩药

一、收涩药的使用注意事项

本类药物性涩收敛，故凡表邪未解，湿热内蕴所致的泻痢、带下、血热出血，以及余热未清者，均不宜用，误用有"闭门留寇"之弊。但某些收敛药除收涩作用外，兼有清湿热、解毒等功效，又当分别对待。

二、具体药物

1. 麻黄根

【功效】固表止汗。

2. 浮小麦

【功效】固表止汗，益气，除热。

三、敛肺涩肠药

1. 五味子

【性能】酸、甘，温。归肺、心、肾经。

【功效】收敛固涩，益气生津，补肾宁心。

【主治应用】①久咳虚喘；②梦遗滑精，遗尿尿频；③久泻不止；④自汗，盗汗；⑤津伤口渴，内热消渴；⑥心悸，失眠。

2. 乌梅

【性能】酸、涩，平。归肝、脾、肺、大肠经。

【功效】敛肺，涩肠，生津，安蛔。

【主治应用】①肺虚久咳；②久泻久痢；③虚热消渴；④蛔厥，呕吐，腹痛，"蛔得酸则静"。

3. 诃子

【功效】涩肠止泻，敛肺止咳，降火利咽。

【主治应用】①久泻久痢，便血脱肛；②肺虚喘咳，久嗽不止，咽痛音哑。

【用法用量】煎服，3～10g。涩肠止泻宜煨用，敛肺清热、利咽开音宜生用。

4. 肉豆蔻

【功效】温中行气，涩肠止泻。

【主治应用】①脾胃虚寒，久泻不止；②胃寒气滞，脘腹胀痛，食少呕吐。

5. 赤石脂

【功效】涩肠止泻，收敛止血，生肌敛疮。

四、固精缩尿止带药

1. 山茱萸

【性能】酸、涩，微温。归肝、肾经。

【功效】补益肝肾，收涩固脱。

【主治应用】①肝肾亏虚，眩晕耳鸣，腰膝酸痛，阳痿；②遗精滑精（固精止遗之要药），遗尿尿频；③月经过多，崩漏带下；④大汗虚脱；⑤内热消渴。

2. 桑螵蛸

【功效】固精缩尿，补肾助阳。

【主治应用】①肾虚不固，遗精滑精，遗尿尿频，小便白浊；②肾虚阳痿。

3. 海螵蛸

【性能】咸、涩，温。归脾、肾经。

【功效】收敛止血，涩精止带，制酸止痛，收湿敛疮。

【主治应用】①吐血衄血，崩漏便血，外伤出血；②遗精滑精，赤白带下；③胃痛吞酸；④湿疹湿疮，溃疡不敛。

4. 金樱子

【功效】固精缩尿，固崩止带，涩肠止泻。

5. 莲子

【功效】补脾止泻，止带，益肾涩精，养心安神。

【主治应用】①脾虚泄泻；②带下；③肾虚遗精滑精，遗尿尿频；④虚烦，心悸，失眠。

6. 芡实

【功效】益肾固精，补脾止泻，除湿止带。

【主治应用】①肾虚遗精滑精，遗尿尿频；②脾虚久泻；③白浊，带下。

7. 椿皮

【功效】清热燥湿，收涩止带，止泻，止血。

第二十三单元　攻毒杀虫止痒药

一、攻毒杀虫止痒药的使用注意事项

本类药物多具有不同程度的毒性，无论外用内服，均应严格掌握剂量用法，不宜过量或持续使用，以防发生毒副反应。制剂时应严格遵守炮制和制剂法度，以减低毒性而确保用药安全。内服宜制成丸、散应用。

二、具体药物

1. 硫黄

【功效】外用解毒疗疮，杀虫止痒；内服补火助阳通便。

2. 蛇床子

【功效】燥湿祛风，杀虫止痒，温肾壮阳。

第四章

方剂学

第一单元　总论

一、方剂与治法

1. 方剂与治法的关系　"方从法出，法随证立""以法统方"。

2. 常用治法　"八法"，即汗法、吐法、下法、和法、温法、清法、消法、补法。

治法	释义
汗法	通过开泄腠理、调畅营卫、宣发肺气等作用，使邪随汗解；主要治疗外感六淫之邪所致的表证
吐法	通过涌吐，使留在咽喉、胸膈、胃脘的痰涎、宿食及毒物从口中吐出的方法；吐法易伤胃气，故体虚气弱者、新产妇人、孕妇慎用
下法	通过泻下、荡涤、攻逐等作用，使停于胃肠的宿食、燥屎、冷积、瘀血、结痰、停水等从下窍而出的方法，故下法又有寒下、温下、润下、逐水、攻补兼施之别
和法	通过和解或调和的方法，使半表半里之邪，或脏腑阴阳，表里失和之证得以解除的治法；主要有和解少阳、透达膜原、调和肝脾、分消上下、调和肠胃等
温法	通过温里祛寒，治疗里寒证的一种治法
清法	通过清热、泻火、解毒、凉血，清除里热之邪的一种治法
消法	通过消食导滞、行气活血、化痰利水、驱虫等方法，使气、血、痰、食、水、虫等有形之邪渐消缓散的一种治法；适用于饮食停滞、气滞血瘀、癥瘕积聚、水湿内停、痰饮不化、疳积虫积、疮疡痈肿等病证
补法	通过补益人体气血阴阳，治疗各种虚弱证候的一种治法

二、方剂的组成原则

原则	意义
君	针对主病或主证起主要治疗作用的药物
臣	①协助君药加强治疗主病或主证作用的药物； ②针对重要的兼病或兼证起主要治疗作用的药物
佐	①佐助药，即配合君药、臣药以加强治疗作用，或直接治疗次要兼证的药物； ②佐制药，即用以消除或减弱君药、臣药的毒性，或能制约君药、臣药峻烈之性的药物； ③反佐药，病重邪甚出现拒药，配用与君药性味相反而又能在治疗中起相成作用的药物，以防止药病格拒
使	①引经药，即能引导方中诸药达到病所的药物； ②调和药，即能调和方中诸药作用的药物

三、方剂的变化形式

变化形式	具体内容
药味增减	在主病、主证、基本病机及君药不变的前提下，改变方中次要药物，以适应变化了的病情需要，即"随症加减"
药量增减	方剂内的药物组成不变，增加或减少药物的用量，从而改变方剂的功用和主治证候
剂型更换	组成方剂的药物及其配伍用量的比例不变，但剂型不同，从而改变药力的大小和峻缓

四、常用剂型

剂型		特点
汤剂		吸收快，发挥药效迅速，可根据病情灵活加减；适用于病证较重或病情不稳定的患者
丸剂		吸收慢，药效持久，节省药材用量，服用与携带方便；适用于慢性虚弱性病证
散剂		制作简便，吸收较快，节省药材用量，服用与携带方便
膏剂	内服	①煎膏：体积小，含量高，便于服用，口味甜美，有滋润补益的作用，一般用于慢性虚弱性病证患者，有利于长时间用药；②流浸膏；③浸膏
	外用	①软膏：药物缓慢吸收，持久发挥疗效，适用于外科疮疡疖肿、水火烫伤等；②硬膏：用于治疗局部疾病和全身性疾病

第二单元　解表剂

凡以解表药为主组成，具有发汗、解肌、透疹等作用，用以治疗表证的方剂，统称解表剂。其治法属"八法"中的"汗法"。

※解表剂的应用注意事项：

①根据寒热、体质强弱，选用不同解表剂。

②不宜久煎。

③宜温服。

④禁食生冷、油腻。

⑤表邪未尽而见里证者，先解表，后治里；表里并重者，则表里双解；外邪入里、麻疹已透、疮疡已溃、虚证水肿者，均不宜使用。

一、辛温解表剂

辛温解表剂，适用于风寒表证。代表方如麻黄汤、桂枝汤和小青龙汤等。

1. 麻黄汤

【组成】麻黄，桂枝，杏仁，甘草。

【功用】发汗解表，宣肺平喘。

【主治】外感风寒表实证。恶寒发热，头身疼痛，无汗而喘，舌苔薄白，脉浮紧。

【配伍特点】麻桂相须，开腠畅营；麻杏相使，宣降相宜。

【方歌】麻黄汤中用桂枝，杏仁甘草四般施，

　　　　发热恶寒头项痛，伤寒服此汗淋漓。

【通关记忆】干妈贵姓。

2. 桂枝汤

【组成】桂枝，芍药，生姜，大枣，甘草。

【功用】解肌发表，调和营卫。

【主治】外感风寒表虚证。恶风发热，汗出头痛，鼻鸣干呕，苔白不渴，脉浮缓或浮弱。

【配伍特点】辛散与酸收相配，散中有收，汗不伤正；助阳与益阴同用，阴阳兼顾，营卫并调。

【方歌】桂枝汤治太阳风，芍药甘草姜枣同，

　　　　解肌发表调营卫，汗出恶风此方功。

【通关记忆】桂枝要炒姜枣。

3. 小青龙汤

【组成】麻黄，桂枝，细辛，干姜，芍药，五味子，半夏，甘草。

【用法】上八味，以水一斗，先煮麻黄，减二升，去上沫，内诸药，煮取三升，去滓，温服一升（现代用法：水煎服）。

【功用】解表散寒，温肺化饮。

【主治】外寒内饮证。恶寒发热，头身疼痛，无汗，喘咳，痰涎清稀而量多，胸痞，或干呕，或痰饮喘咳，不得平卧（支饮），或身体疼重，头面、四肢浮肿（溢饮），舌苔白滑，脉浮。

【配伍特点】辛散与酸收相配，散中有收；温化与敛肺相伍，开中有合。

【方歌】小青龙汤治水气，喘咳呕哕渴利慰，

　　　　姜桂麻黄芍药甘，细辛半夏兼五味。

【通关记忆】少将为嘛甘心下跪。

4. 止嗽散

【组成】紫菀，百部，桔梗，白前，荆芥，陈皮，甘草。

【功用】宣利肺气，疏风止咳。

【主治】风邪犯肺之咳嗽证。咳嗽咽痒，咳痰不爽，或微恶风发热，舌苔薄白，脉浮缓。

【配伍特点】温润平和，不寒不热；重在治肺，兼解表邪。

【方歌】止嗽散中用白前，陈皮桔梗草荆添，

　　　　紫菀百部同蒸用，感冒咳嗽此方先。

【通关记忆】陈梗借钱百草园。

二、辛凉解表剂

辛凉解表剂,适用于风热表证。代表方如银翘散、桑菊饮和麻黄杏仁甘草石膏汤等。

1. 银翘散

【组成】连翘,金银花,苦桔梗,薄荷,竹叶,生甘草,荆芥穗,淡豆豉,牛蒡子。

【功用】辛凉透表,清热解毒。

【主治】温病初起。发热,微恶风寒,无汗或有汗不畅,头痛口渴,咳嗽咽痛,舌尖红苔薄白或薄黄,脉浮数。

【配伍特点】辛凉与辛温相伍,主以辛凉;疏散与清解相配,疏清兼顾。

【方歌】银翘散主上焦医,竹叶荆牛薄荷豉,

甘桔芦根凉解法,风温初感此方宜。

【通关记忆】河牛吃草连根梗叶花穗。

2. 桑菊饮

【组成】桑叶,菊花,杏仁,连翘,薄荷,苦桔梗,生甘草,芦根。

【功用】疏风清热,宣肺止咳。

【主治】风温初起,表热轻证。咳嗽,身热不甚,口微渴,脉浮数。

【方歌】桑菊饮中桔梗翘,杏仁甘草薄荷饶,

芦根为引轻清剂,热盛阳明入母膏。

【通关记忆】桑甘河人锯韦接桥。

3. 麻黄杏仁甘草石膏汤

【功用】辛凉疏表,清肺平喘。

【主治】外感风邪,邪热壅肺证。身热不解,有汗或无汗,咳逆气急,甚则鼻扇,口渴,舌苔薄白或黄,脉浮而数。

三、扶正解表剂

扶正解表剂,适用于正气不足而又感受外邪之证。代表方如败毒散、参苏饮和再造散等。

败毒散(原名人参败毒散)

【组成】柴胡,甘草,桔梗,人参,川芎,茯苓,枳壳,前胡,羌活,独活。

【功用】散寒祛湿,益气解表。

【主治】气虚,外感风寒湿证。憎寒壮热,头项强痛,肢体酸痛,无汗,鼻塞声重,咳嗽有痰,胸膈痞满,舌苔白腻,脉浮而按之无力。

【配伍特点】主辛温以解表,辅宣肃以止咳,佐益气以祛邪。

【方歌】人参败毒茯苓草,枳桔柴前羌独芎,

薄荷少许姜三片,四时感冒有奇功。

【通关记忆】活熊身伏草梗，二虎只可讲和。

第三单元　泻下剂

凡以泻下药为主组成，具有通导大便，排除胃肠积滞，荡涤实热，或攻逐水饮、寒积等作用，治疗里实证的方剂，统称泻下剂。其治法属"八法"中的"下法"。

※泻下剂的应用注意事项：

①表证未解，里实虽成，亦不可纯用泻下药。

②兼瘀血、虫积、痰浊等，则宜配合活血祛瘀、驱虫、化痰等治法。

③年老体弱、孕妇、产后或正值经期、病后伤津及亡血者，均应慎用或禁用，必要时宜配伍补益之品，以防攻邪伤正。

④泻下剂大都易伤胃气，使用应得效即止，慎勿过剂。

⑤服药期间注意调整饮食，少食或忌食油腻或不易消化的食物，以免重伤胃气。

一、寒下剂

1. 大承气汤

【组成】大黄，厚朴，枳实，芒硝。

【功用】峻下热结。

【主治】

①阳明腑实证。大便不通，频转矢气，脘腹痞满，腹痛拒按，按之则硬，甚或潮热谵语，手足濈然汗出，舌苔黄燥起刺，或焦黑燥裂，脉沉实。

②热结旁流证。下利清水，色纯青，其气臭秽，脐腹疼痛，按之坚硬有块，口舌干燥，脉滑实。

③里实热证而见热厥、痉病、发狂者。

【配伍特点】苦辛通降与咸寒合法，泻下与行气并重，相辅相成。

【方歌】大承气汤用芒硝，枳实厚朴大黄饶，
　　　　救阴泄热功偏擅，急下阳明有数条。

【通关记忆】皇后只是笑。

2. 大黄牡丹汤

【组成】大黄，牡丹皮，桃仁，冬瓜仁，芒硝。

【功用】泄热破瘀，散结消肿。

【主治】肠痈初起，湿热瘀滞证。右下腹疼痛拒按，或右足屈而不伸，伸则痛甚，甚则局部肿痞，或时时发热，自汗恶寒，舌苔薄腻而黄，脉滑数。

【配伍特点】下消之中寓清利之能，以通为用。

【方歌】《金匮》大黄牡丹汤，桃仁瓜子芒硝襄，

肠痈初起腹按痛，苔黄脉数服之康。

【通关记忆】丹东黄桃小。

二、温下剂

温脾汤

【组成】当归，干姜，附子，人参，芒硝，大黄，甘草。

【功用】攻下冷积，温补脾阳。

【主治】阳虚寒积证。便秘腹痛，脐下绞痛，手足不温，苔白不渴，脉沉弦而迟。

【方歌】温脾参附与干姜，甘草当归硝大黄，

寒热并行治寒积，脐腹绞结痛非常。

【通关记忆】姜大人父子笑当干（杯）。

三、润下剂

1. 麻子仁丸（又名脾约丸）

【组成】麻子仁，芍药，枳实，大黄，厚朴，杏仁。

【功用】润肠泄热，行气通便。

【主治】脾约证。大便干结，小便频数，脘腹胀痛，舌红苔黄，脉数。

【方歌】麻子仁丸小承气，杏芍麻仁治便秘，

胃热津亏解便难，润肠通便脾约济。

【通关记忆】姓黄的麻子要朴实。

2. 济川煎

【组成】当归，牛膝，肉苁蓉，泽泻，升麻，枳壳。

【功用】温肾益精，润肠通便。

【主治】肾虚便秘。大便秘结，小便清长，腰膝酸冷，舌淡苔白，脉沉迟。

【方歌】济川归膝肉苁蓉，泽泻升麻枳壳从，

肾虚精亏肠中燥，寓通于补法堪宗。

【通关记忆】止泻当（用）生牛肉。

四、逐水剂

十枣汤

【组成】芫花，甘遂，大戟。

【功用】攻逐水饮。

【主治】

①悬饮。咳唾胸胁引痛，心下痞硬，干呕短气，头痛目眩，或胸背掣痛不得息，舌苔白滑，脉沉弦。

②水肿。一身悉肿，尤以身半以下为重，腹胀喘满，二便不利，脉沉实。

【配伍特点】主以峻下逐水，佐以甘缓补中。

【方歌】十枣逐水效堪夸，大戟甘遂与芫花，

　　　　悬饮内停胸胁痛，大腹肿满用无差。

【通关记忆】甘愿起早。

第四单元　和解剂

凡具有和解少阳、调和肝脾、调和肠胃等作用，治疗伤寒邪在少阳、肝脾不和、肠胃不和等证的方剂，统称和解剂。其治法属"八法"中的"和法"。

※和解剂的应用注意事项：

①和解剂以祛邪为主，纯虚不宜用，以防伤其正。

②因本类方剂兼顾正气，故纯属实证者亦不可选，以免贻误病情。

一、和解少阳剂

1. 小柴胡汤

【组成】柴胡，黄芩，人参，甘草，半夏，生姜，大枣。

【功用】和解少阳。

【主治】

①伤寒少阳证。往来寒热，胸胁苦满，默默不欲饮食，心烦喜呕，口苦，咽干，目眩，舌苔薄白，脉弦。

②热入血室。妇人伤寒，经水适断，寒热发作有时。

③疟疾、黄疸，以及内伤杂病而见少阳证。

【配伍特点】透散清泄以和解，升清降浊兼扶正。

【方歌】小柴胡汤和解供，半夏人参甘草从，

　　　　更用黄芩加姜枣，少阳百病此为宗。

【通关记忆】生芹菜炒大虾仁。

2. 大柴胡汤

【组成】柴胡，黄芩，芍药，半夏，枳实，大黄，大枣，生姜。

【功用】和解少阳，内泻热结。

【主治】少阳阳明合病。往来寒热，胸胁苦满，呕不止，郁郁微烦，心下痞硬，或心下急痛，大便不解或协热下利，舌苔黄，脉弦数有力。

【配伍特点】和下并用，主以和解少阳，辅以内泄热结，佐以缓急降逆。

【方歌】大柴胡汤用大黄，枳实芩夏白芍将，

　　　　煎加姜枣表兼里，妙法内攻并外攘。

【通关记忆】胡大将"室早"，勤下药。

3. 蒿芩清胆汤

【组成】青蒿，淡竹茹，半夏，茯苓，黄芩，生枳壳，陈皮，碧玉散（滑石、甘草、青黛）。

【功用】清胆利湿，和胃化痰。

【主治】少阳湿热证。寒热如疟，寒轻热重，口苦膈闷，吐酸苦水，或呕黄涎而黏，甚则干呕呃逆，胸胁胀痛，小便黄少，舌红苔白腻，间现杂色，脉数而右滑左弦。

【配伍特点】芳香清透以畅少阳之枢机，苦燥降利以化湿郁之痰浊。

【方歌】俞氏蒿芩清胆汤，陈皮半夏竹茹襄，
　　　　赤苓枳壳兼碧玉，湿热轻宣此法良。

【通关记忆】蒿芩如碧玉，只服拌虾皮。

二、调和肝脾剂

1. 逍遥散

【组成】甘草，当归，茯苓，白芍，白术，柴胡。（薄荷，生姜）

【功用】疏肝解郁，养血健脾。

【主治】肝郁血虚脾弱证。两胁作痛，头痛目眩，口燥咽干，神疲食少，或往来寒热，或月经不调，乳房胀痛，脉弦而虚。

【配伍特点】疏柔合法，肝脾同调，气血兼顾。

【方歌】逍遥散用当归芍，柴苓术草加姜薄，
　　　　散郁除蒸功最奇，调经八味丹栀着。

【通关记忆】嘱咐魏生将薄荷当柴草烧。

2. 痛泻要方

【组成】白术，白芍，陈皮，防风。

【功用】补脾柔肝，祛湿止泻。

【主治】脾虚肝郁之痛泻。肠鸣腹痛，大便泄泻，泻必腹痛，泻后痛缓，舌苔薄白，脉两关不调，左弦而右缓。

【配伍特点】补脾柔肝，寓疏于补，扶土抑木。

【方歌】痛泻要方陈皮芍，防风白术煎丸酌，
　　　　补泻并用理肝脾，若作食伤医更错。

【通关记忆】臣要住房。

三、调和寒热剂

调和寒热剂，适用于寒热互结于中焦，升降失常，而致心下痞满、恶心呕吐、肠鸣下利等症。代表方如半夏泻心汤。

半夏泻心汤

【组成】半夏，黄芩，干姜，人参，黄连，大枣，甘草。

【功用】寒热平调，散结除痞。

【主治】寒热互结之痞证。心下痞，但满而不痛，或呕吐，肠鸣下利，舌苔腻而微黄。

【配伍特点】寒热平调以和阴阳，辛开苦降以调气机，补泻兼施以顾虚实。

【方歌】半夏泻心黄连芩，干姜甘草与人参，

大枣和之治虚痞，法在降阳而和阴。

【通关记忆】半夏泻心，三人练琴。

第五单元　清热剂

1. 清热剂的适用范围　清热剂适用于里热病证。

2. 清热剂的应用注意事项　①辨明证候；②辨明病所；③辨别热证的真假；④辨别热证的虚实；⑤权衡轻重，量证投药；⑥防止格拒。

一、清气分热剂

1. 白虎汤

【组成】石膏，知母，甘草，粳米。

【功用】清热生津。

【主治】气分热盛证。壮热面赤，烦渴引饮，汗出恶热，脉洪大有力。

【方歌】白虎汤用石膏偎，知母甘草粳米陪，

亦有加入人参者，躁烦热渴舌生苔。

【通关记忆】白虎拾草治母惊。

2. 竹叶石膏汤

【组成】竹叶，石膏，半夏，麦冬，人参，甘草，粳米。

【功用】清热生津，益气和胃。

【主治】伤寒、温病、暑病，余热未清，气阴两伤证。身热多汗，心胸烦闷，气逆欲呕，口干喜饮，虚羸少气，或虚烦不寐，舌红苔少，脉虚数。

【配伍特点】辛甘大寒与甘寒甘温合为清补之剂，清而不寒，补而不滞。

【方歌】竹叶石膏汤人参，麦冬半夏竹叶灵，

甘草生姜兼粳米，暑烦热渴脉虚寻。

【通关记忆】厦门人煮食干净米。

二、清营凉血剂

清营汤

【组成】犀角，生地黄，玄参，竹叶心，麦冬，丹参，黄连，金银花，连翘。

【功用】清营解毒，透热养阴。

【主治】热入营分证。身热夜甚，心烦少寐，时有谵语，目常喜开或喜闭，口渴或不渴，斑疹隐隐，舌绛而干，脉细数。

【配伍特点】辛苦甘寒以滋养清解，透热转气以入营清散。

【方歌】清营汤治热传营，脉数舌绛辨分明，

犀地银翘玄连竹，丹麦清热更护阴。

【通关记忆】乔连花选升丹麦主席。

三、清热解毒剂

1. 黄连解毒汤

【组成】黄连，黄芩，黄柏，栀子。

【功用】泻火解毒。

【主治】三焦火毒热盛证。大热烦躁，口燥咽干，谵语不眠；或热病吐血、衄血；或热甚发斑，或身热下痢，或湿热黄疸；或外科痈疡疔毒，小便黄赤，舌红苔黄，脉数有力。

2. 普济消毒饮（原名普济消毒饮子）

【组成】黄芩，黄连，陈皮，玄参，生甘草，连翘，牛蒡子，板蓝根，马勃，僵蚕，升麻，柴胡，桔梗。

【功用】清热解毒，疏风散邪。

【主治】大头瘟。恶寒发热，头面红肿焮痛，目不能开，咽喉不利，舌燥口渴，舌红苔白兼黄，脉浮数有力。

【配伍特点】苦寒清泻与辛凉升散合法，清疏并用，药至病所，火郁发之。

【方歌】普济消毒芩连鼠，玄参甘桔板蓝根，

升柴马勃连翘陈，薄荷僵蚕为末咀，

或加人参及大黄，大头天行力能御。

【通关记忆】陈胜巧拦截牛马，才将秦国老连报（凯）旋。

3. 仙方活命饮

【组成】白芷，贝母，防风，赤芍，当归尾，甘草，皂角刺，穿山甲，天花粉，乳香，没药，金银花，陈皮。

【功用】清热解毒，消肿溃坚，活血止痛。

【主治】阳证痈疡肿毒初起。局部红肿焮痛，或身热凛寒，苔薄白或黄，脉数有力。

【配伍特点】消清并举，清解之中寓活血祛瘀之法，佐辛透散结之品。

【方歌】仙方活命金银花，防芷归陈草芍加，

　　　　贝母天花兼乳没，穿山皂刺酒煎佳，

　　　　一切痈毒能溃散，溃后忌服用勿差。

【通关记忆】迎风只要背朝天，当家没乳叫陈（仙）。

四、气血两清剂

1. 清瘟败毒饮

【组成】生石膏，生地黄，乌犀角（水牛角代），黄连，生栀子，桔梗，黄芩，知母，赤芍，玄参，连翘，竹叶，甘草，牡丹皮。

【功用】清热解毒，凉血泻火。

【主治】温疫热毒，气血两燔证。大热渴饮，头痛如劈，干呕狂躁，谵语神昏；或发斑疹，或吐血、衄血；或四肢抽搐，或厥逆；舌绛唇焦，脉沉细而数，或沉数，或浮大而数。

【方歌】清瘟败毒地连芩，丹石栀甘竹叶寻，

　　　　犀角玄翘知芍桔，瘟邪泻毒亦滋阴。

【通关记忆】石母勤住西草原，接连巧生赤皮子。

2. 葛根黄芩黄连汤

【组成】葛根，黄芩，黄连，甘草。

【功用】解表清里。

【主治】协热下利证。身热，下利臭秽，胸脘烦热，口干作渴，或喘而汗出，舌红苔黄，脉数或促。

五、清脏腑热剂

1. 导赤散

【组成】生地黄，木通，生甘草，竹叶。

【功用】清心利水养阴。

【主治】心经火热证。心胸烦热，口渴面赤，意欲冷饮，以及口舌生疮；或心热移于小肠，小便赤涩刺痛，舌红，脉数。

【方歌】导赤生地与木通，草梢竹叶四般攻，

　　　　口糜淋痛小肠火，引热同归小便中。

【通关记忆】竹竿捅地。

2. 龙胆泻肝汤

【组成】龙胆草，黄芩，栀子，泽泻，木通，车前子，当归，生地黄，柴胡，甘草。

【功用】清泻肝胆实火，清利肝经湿热。

【主治】

①肝胆实火上炎证。头痛目赤，胁痛，口苦，耳聋，耳肿，舌红苔黄，脉弦数有力。

②肝经湿热下注证。阴肿，阴痒，筋痿，阴汗，小便淋浊，或妇女带下黄臭，舌红苔黄腻，脉弦数有力。

【配伍特点】苦寒清利，泻中寓补，降中寓升，以适肝性。

【方歌】龙胆泻肝栀芩柴，生地车前泽泻偕，

木通甘草当归合，肝经湿热力能排。

【通关记忆】龙车通黄山，当地泻柴草。

3. 泻白散

【组成】地骨皮，桑白皮，甘草，粳米。

【功用】清泻肺热，止咳平喘。

【主治】肺热喘咳证。气喘咳嗽，皮肤蒸热，日晡尤甚，舌红苔黄，脉细数。

【方歌】泻白桑皮地骨皮，甘草粳米四般宜，

参茯知芩皆可入，肺热喘嗽此方施。

【通关记忆】白骨精（泻白）草。

4. 清胃散

【组成】生地黄，当归，牡丹皮，黄连，升麻。

【功用】清胃凉血。

【主治】胃火牙痛。牙痛牵引头脑，面颊发热，其齿喜冷恶热，或牙宣出血，或牙龈红肿溃烂，或唇舌腮颊肿痛，口气热臭，口干舌燥，舌红苔黄，脉滑数。

【方歌】清胃散用升麻连，当归生地牡丹全，

或益石膏平胃热，口疮吐衄及牙宣。

【通关记忆】生母当黄妈。

5. 玉女煎

【组成】石膏，熟地黄，麦冬，知母，牛膝。

【功用】清胃热，滋肾阴。

【主治】胃热阴虚证。头痛，牙痛，齿松牙衄，烦热干渴，舌红苔黄而干。亦治消渴，消谷善饥等。

【方歌】玉女煎中地膝兼，石膏知母麦冬全，

阴虚胃火牙疼效，去膝地生温热痊。

【通关记忆】十亩麦地（一头）牛。

6. 芍药汤

【组成】芍药，当归，黄连，槟榔，木香，甘草，大黄，黄芩，肉桂。

【功用】清热燥湿，调气和血。

【主治】湿热痢疾。腹痛，便脓血，赤白相兼，里急后重，肛门灼热，小便短赤，舌

苔黄腻，脉弦数。

【配伍特点】主以苦燥，辅以甘柔，佐温于寒，气血同调，通因通用。

【方歌】芍药芩连与锦纹，桂甘槟木及归身，

别名导气除甘桂，枳壳加之效若神。

【通关记忆】秦香莲当（新）郎，将军要炒肉。

7. 白头翁汤

【组成】白头翁，黄柏，黄连，秦皮。

【功用】清热解毒，凉血止痢。

【主治】热毒痢疾。下痢脓血，赤多白少，腹痛，里急后重，肛门灼热，渴欲饮水，舌红苔黄，脉弦数。

【方歌】白头翁汤治热痢，黄连黄柏佐秦皮，

清热解毒并凉血，赤多白少脓血医。

【通关记忆】白头翁练百琴。

六、清虚热剂

1. 青蒿鳖甲汤

【组成】青蒿，鳖甲，生地黄，知母，牡丹皮。

【功用】养阴透热。

【主治】温病后期，邪伏阴分证。夜热早凉，热退无汗，舌红苔少，脉细数。

【方歌】青蒿鳖甲知地丹，阴分热伏此方攀，

夜热早凉无汗者，从里达表服之安。

【通关记忆】母鳖好生蛋。

2. 当归六黄汤

【组成】当归，黄芩，黄连，黄柏，熟地黄，生地黄，黄芪。

【功用】滋阴泻火，固表止汗。

【主治】阴虚火旺盗汗证。发热盗汗，面赤心烦，口干唇燥，大便干结，小便黄赤，舌红苔黄，脉数。

第六单元　祛暑剂

1. 祛暑剂的适用范围　适用于夏月感受暑热之病。

2. 祛暑剂的应用注意事项

①辨别暑病的本证、掌握兼证的有无及主次轻重。

②暑多夹湿，祛暑剂每多配伍祛湿药，须注意暑湿的主次轻重。

③暑重湿轻者，祛湿药不宜过于温燥，以免耗气伤津；湿重暑轻者，慎用甘寒之品，

以免阴柔碍湿。

一、祛暑解表剂

香薷散

【组成】香薷，白扁豆，厚朴。

【功用】祛暑解表，化湿和中。

【主治】阴暑。恶寒发热，头重身痛，无汗，腹痛吐泻，胸脘痞闷，舌苔白腻，脉浮。

【方歌】三物香薷豆朴先，散寒化湿功效兼，

若益银翘豆易花，新加香薷祛暑煎。

【通关记忆】猴想炒扁豆。

二、祛暑利湿剂

六一散（原名益元散）

【组成】滑石，甘草。

【功用】清暑利湿。

【主治】暑湿证。身热烦渴，小便不利，或泄泻。

【方歌】六一滑石同甘草，解肌行水兼清燥，

统治表里及三焦，热渴暑烦泻痢保，

益元碧玉与鸡苏，砂黛薄荷加之好。

【通关记忆】六一拾草。

三、祛暑益气剂

清暑益气汤

【组成】西洋参，石斛，麦冬，黄连，竹叶，荷秆，知母，甘草，粳米，西瓜翠衣。

【功用】清暑益气，养阴生津。

【主治】暑热气津两伤证。身热汗多，口渴心烦，小便短赤，体倦少气，精神不振，脉虚数。

【方歌】王氏清暑益气汤，西瓜翠衣荷梗襄，

知麦石斛西洋参，黄连竹叶草粳方。

【通关记忆】师母深夜卖黄瓜和糙米。

第七单元　温里剂

凡以温里祛寒、回阳救逆、散寒通脉等作用为主，用于治疗里寒证的方剂，统称为温里剂。其治法属于"八法"中的"温法"。

※温里剂的使用注意事项：

①须辨明寒热之真假，真热假寒证禁用。

②温热药易伤阴血，素体阴虚或失血之人应慎用。

③若阴寒太盛，或真寒假热，服药即吐者，可反佐少量寒凉药物，或热药冷服，避免格拒。

④不可温燥太过或过量久服，当中病即止，以免始为寒中，继为热中。

一、温中祛寒剂

1. 理中丸

【组成】人参，干姜，炙甘草，白术。

【功用】温中祛寒，补气健脾。

【主治】

①脾胃虚寒证。脘腹疼痛，喜温喜按，呕吐便溏，脘痞食少，畏寒肢冷，口淡不渴，舌淡苔白润，脉沉细或沉迟无力。

②阳虚失血证。便血、吐血、衄血或崩漏等，血色暗淡、质清稀，面色㿠白，气短神疲，脉沉细或虚大无力。

③中阳不足，阴寒上乘之胸痹。脾气虚寒，不能摄津之病后多涎唾；中阳虚损，土不荣木之小儿慢惊；饮食不节，损伤脾胃阳气；清浊相干，升降失常之霍乱等。

【方歌】理中丸主理中乡，甘草人参术黑姜，

　　　　呕利腹痛阴寒盛，或加附子总扶阳。

【通关记忆】人将猪赶。

2. 小建中汤

【组成】桂枝，炙甘草，大枣，芍药，生姜，饴糖。

【功用】温中补虚，和里缓急。

【主治】中焦虚寒，肝脾不和证。腹中拘急疼痛，时发时止，喜温喜按；或心中悸动，虚烦不宁，面色无华；兼见手足烦热，咽干口燥等，舌淡苔白，脉细弦。

【配伍特点】辛甘酸甘合化以调和阴阳；重用甘温质润以抑木缓急。

【方歌】小建中汤芍药多，桂姜甘草大枣和，

　　　　更加饴糖补中脏，虚劳腹痛服之瘥。

【通关记忆】桂枝汤＋饴糖。

3. 吴茱萸汤

【组成】吴茱萸，人参，生姜，大枣。

【功用】温中补虚，降逆止呕。

【主治】

①胃寒呕吐证。食谷欲呕，或兼胃脘疼痛，吞酸嘈杂，舌淡，脉沉弦而迟。

②肝寒上逆证。干呕吐涎沫，头痛，颠顶痛甚，舌淡，脉沉弦。

③肾寒上逆证。呕吐下利，手足厥冷，烦躁欲死，舌淡，脉沉细。

【方歌】吴茱萸汤人参枣，重用生姜温胃好，

阳明寒呕少阴利，厥阴头痛皆能保。

【通关记忆】吴姨生大人。

二、回阳救逆剂

四逆汤

【组成】炙甘草，干姜，附子。

【功用】回阳救逆。

【主治】少阴病，心肾阳衰之寒厥证，太阳病误汗亡阳者。四肢厥逆，恶寒蜷卧，神衰欲寐，面色苍白，腹痛下利，呕吐不渴，舌苔白滑，脉微细。

【配伍特点】大辛大热以速挽元阳，少佐甘缓防虚阳复耗。

【方歌】四逆汤中姜附草，阳衰寒厥急煎尝，

腹痛吐泻脉沉细，急投此方可回阳。

【通关记忆】将干父子。

三、温经散寒剂

1. 当归四逆汤

【组成】当归，桂枝，芍药，细辛，炙甘草，通草，大枣。

【功用】温经散寒，养血通脉。

【主治】血虚寒厥证。手足厥寒，或腰、股、腿、足、肩臂疼痛，口不渴，舌淡苔白，脉沉细或细而欲绝。

【方歌】当归四逆芍桂枝，细辛甘草通草施，

血虚寒厥四末冷，温经通脉最相宜。

【通关记忆】通知要当心肝大。

2. 黄芪桂枝五物汤

【组成】黄芪，芍药，桂枝，生姜，大枣。

【功用】益气温经，和血通痹。

【主治】血痹。肌肤麻木不仁，微恶风寒，舌淡，脉微涩而紧。

【方歌】黄芪桂枝五物汤，芍药大枣与生姜，

益气温经和营卫，血痹风痹功效良。

【通关记忆】黄芪桂枝枣姜药，麻木不仁血痹消。

3. 阳和汤

【组成】熟地黄，麻黄，鹿角胶，白芥子，肉桂，生甘草，炮姜炭。

【功用】温阳补血，散寒通滞。

【主治】阴疽，如贴骨疽、脱疽、流注、痰核、鹤膝风等阴寒证。患处漫肿无头，皮色不变，酸痛无热，口中不渴，舌淡苔白，脉沉细或迟细。

【方歌】阳和汤法解寒凝，外症虚寒色属阴，

熟地鹿胶姜炭桂，麻黄白芥草相承。

【通关记忆】皇帝（阳和）将生贵骄子。

第八单元　补益剂

凡以补益药为主组成，具有补养人体气、血、阴、阳等作用，治疗各种虚损病证的方剂，统称为补益剂。

※补益剂的应用注意事项：

①辨清虚证的实质和具体病位，分清气血阴阳之虚的不同，并结合脏腑相互资生关系，予以补益。

②注意虚实真假，勿犯虚虚实实之戒。

③补益剂常易壅中滞气，宜适当加入理气醒脾之品，以资运化而使补而不滞。

④注意煎服法，宜慢火久煎，务使药力尽出。空腹或饭前服为佳，急症则不受此限。

一、补气剂

1. 四君子汤

【组成】人参，白术，茯苓，炙甘草。

【功用】益气健脾。

【主治】脾胃气虚证。面色萎白，语声低微，气短乏力，食少便溏，舌淡苔白，脉虚缓。

【配伍特点】甘温和缓，适脾欲缓喜燥之性。

【方歌】四君子汤中和义，参术茯苓甘草比，

益以夏陈名六君，祛痰补气阳虚饵，

除却半夏名异功，或加香砂胃寒使。

【通关记忆】夫人赶猪。

2. 参苓白术散

【组成】莲子肉，薏苡仁，砂仁，桔梗，白扁豆，白茯苓，人参，甘草，白术，山药。

【功用】益气健脾，渗湿止泻。

【主治】脾虚湿盛证。饮食不化，胸脘痞闷，肠鸣泄泻，四肢乏力，形体消瘦，面色萎黄，舌淡苔白腻，脉虚缓。亦可用治肺脾气虚、痰湿咳嗽。

【配伍特点】主以甘温补脾，纳芳化渗湿以助运止泻，佐引药入肺以培土生金。

【方歌】参苓白术扁豆陈，山药甘莲砂薏仁，

桔梗上浮兼保肺，枣汤调服益脾神。

【通关记忆】四君要杀一人，借肉炒扁豆（止泻）。

3. 补中益气汤

【组成】黄芪，炙甘草，人参，当归，陈皮，升麻，柴胡，白术。

【功用】补中益气，升阳举陷。

【主治】

①脾胃气虚证。饮食减少，体倦肢软，少气懒言，面色萎黄，大便稀薄，脉虚软。

②气虚下陷证。脱肛，子宫脱垂，久泻久痢，崩漏，伴气短乏力，舌淡，脉虚。

③气虚发热证。身热自汗，渴喜热饮，气短乏力，舌淡，脉虚大无力。

【配伍特点】主以甘温，补中寓升，共成虚则补之、陷者升之、甘温除热之剂。

【方歌】补中益气芪术陈，升柴参草当归身，

虚劳内伤功独擅，亦治阳虚外感因。

【通关记忆】异功无妇，胡妈当妻。

4. 玉屏风散

【组成】防风，黄芪，白术。

【功用】益气固表止汗。

【主治】表虚自汗。汗出恶风，面色㿠白，舌淡苔薄白，脉浮虚。亦治虚人腠理不固，易感风邪。

【配伍特点】甘温为主，辛散为辅，补中有散，散中寓补，相反相成，药简效专。

【方歌】（见当归补血汤）

【通关记忆】妻住房（有玉屏风）。

5. 完带汤

【组成】白术，山药，人参，白芍，车前子，苍术，甘草，陈皮，黑芥穗，柴胡。

【功用】补脾疏肝，化湿止带。

【主治】脾虚肝郁，湿浊下注之带下证。带下色白，清稀无臭，倦怠便溏，舌淡苔白，脉缓或濡弱。

【配伍特点】扶土抑木，补中寓散，升清除湿，肝脾同治，重在治脾。

【方歌】完带汤中用白术，山药人参白芍辅，

苍术车前黑芥穗，陈皮甘草与柴胡。

【通关记忆】（玩）苍山狐皮少，（带）白人借车草。

6. 生脉散

【组成】麦冬，五味子，人参。

【功用】益气生津，敛阴复脉。

【主治】

①温热、暑热，耗气伤阴证。汗多神疲，体倦乏力，气短懒言，咽干口渴，舌干红少苔，脉虚数。

②久咳伤肺，气阴两虚证。干咳少痰，短气自汗，口干舌燥，脉虚细。

【方歌】生脉麦味与人参，保肺清心治暑淫，

气少汗多兼口渴，病危脉绝急煎斟。

【通关记忆】生脉为人脉。

二、补血剂

1. 四物汤

【组成】白芍，当归，熟地黄，川芎。

【功用】补血调血。

【主治】营血虚滞证。头晕目眩，心悸失眠，面色无华，或妇人月经不调，量少或经闭不行，脐腹作痛，舌淡，脉细弦或细涩。

【方歌】四物地芍与归芎，血家百病此方通，

八珍合入四君子，气血双疗功独崇，

再加黄芪与肉桂，十全大补补方雄。

【通关记忆】兄弟少归。

2. 当归补血汤

【组成】黄芪，当归。

【功用】补气生血。

【主治】血虚阳浮发热证。肌热面赤，烦渴欲饮，脉洪大而虚，重按无力。亦治妇人经期、产后血虚发热头痛，或疮疡溃后，久不愈合者。

【配伍特点】重用甘温以补气，阳生阴长以生血，药简效宏。

【方歌】当归补血有奇功，归少芪多力最雄，

更有芪防同白术，别名止汗玉屏风。

【通关记忆】骑龟。

3. 归脾汤

【组成】白术，茯神，黄芪，龙眼肉，酸枣仁，人参，木香，炙甘草，当归，远志（当归、远志从《内科摘要》补入）。

【功用】益气补血，健脾养心。

【主治】

①心脾气血两虚证。心悸怔忡，健忘失眠，盗汗虚热，食少体倦，面色萎黄，舌淡苔薄白，脉细弱。

②脾不统血证。便血，皮下紫癜，妇女崩漏，月经超前，量多色淡，或淋漓不止，舌

淡，脉细弱。

【配伍特点】心脾同治，重在补脾；气血并补，重在补气。

【方歌】归脾汤用术参芪，归草茯神远志随，

酸枣木香龙眼肉，煎加姜枣益心脾，

怔忡健忘俱可却，肠风崩漏总能医。

【通关记忆】四君齐将龙眼二枣吃，相当（饱）。

三、气血双补剂

1. 炙甘草汤（又名复脉汤）

【组成】炙甘草，生姜，人参，生地黄，桂枝，阿胶，麦冬，麻仁，大枣。

【功用】滋阴养血，益气温阳，复脉定悸。

【主治】

①阴血不足，阳气虚弱，心脉失养证。脉结代，心动悸，虚羸少气，舌淡少苔，或质干而瘦小者。

②虚劳肺痿。咳嗽，涎唾多，形瘦短气，虚烦不眠，自汗盗汗，咽干舌燥，大便干结，脉虚数。

【方歌】炙甘草汤参姜桂，麦冬生地火麻仁，

大枣阿胶加酒服，虚劳肺痿效如神。

【通关记忆】阿妈将卖地，贵大人干生气，气得脉结代来心动悸。

2. 六味地黄丸（原名地黄丸）

【组成】熟地黄，山茱萸，山药，泽泻，牡丹皮，茯苓。

【功用】填精滋阴补肾。

【主治】肾阴精不足证。腰膝酸软，头晕目眩，视物昏花，耳鸣耳聋，盗汗，遗精，消渴，骨蒸潮热，手足心热，舌燥咽痛，牙齿动摇，足跟作痛，以及小儿囟门不合，舌红少苔，脉沉细数。

【配伍特点】"三补"与"三泻"相伍，以补为主；肾、肝、脾三脏兼顾，以滋肾精为主。

【方歌】六味地黄益肾肝，茱薯丹泽地苓专，

阴虚火旺加知柏，养肝明目杞菊煎，

若加五味成都气，再入麦冬长寿丸。

【通关记忆】地八山山四，丹泽茯苓三。

3. 一贯煎

【组成】北沙参，麦冬，当归，生地黄，枸杞子，川楝子。

【功用】滋阴疏肝。

【主治】肝肾阴虚，肝气郁滞证。胸脘胁痛，吞酸吐苦，咽干口燥，舌红少津，脉细

弱或虚弦。亦治疝气瘕聚。

【配伍特点】肝、肾、肺胃兼顾，旨在涵木；甘寒少佐辛疏，以适肝性。

【方歌】一贯煎中用地黄，沙参枸杞麦冬襄，

　　　　当归川楝水煎服，阴虚肝郁是妙方。

【通关记忆】当地一贯杀狗零卖。

四、补阳剂

肾气丸（又名《金匮》肾气丸、崔氏八味丸）

【组成】熟地黄，山药，山茱萸，泽泻，茯苓，牡丹皮，桂枝，附子。

【功用】补肾助阳，化生肾气。

【主治】肾阳气不足证。腰痛脚软，身半以下常有冷感，少腹拘急，小便不利，或小便反多，入夜尤甚，阳痿早泄，舌淡而胖，脉虚弱，尺部沉细；以及痰饮，水肿，消渴，脚气，转胞等。

【配伍特点】重用"三补三泻"，以益精泄浊；少佐温热助阳，以"少火生气"。

【方歌】《金匮》肾气治肾虚，熟地怀药及山萸，

　　　　丹皮苓泽加桂附，引火归原热下趋。

【通关记忆】六味地黄丸＋附子、桂枝。

五、阴阳并补剂

地黄饮子

【组成】熟地黄，巴戟天，山茱萸，石斛，肉苁蓉，附子，五味子，官桂，白茯苓，麦冬，菖蒲，远志。

【功用】滋肾阴，补肾阳，开窍化痰。

【主治】喑痱证。舌强不能言，足废不能用，口干不欲饮，足冷面赤，脉沉细弱。

【配伍特点】阴阳并补，上下并治，以补虚治下为主。

【方歌】地黄饮子山茱斛，麦味菖蒲远志茯，

　　　　苁蓉附桂巴戟天，少入薄荷姜枣服。

【通关记忆】贵妇从远东赴沪，尝巴鱼是何味。

第九单元　固涩剂

凡以固涩药为主组成，具有收敛固涩的作用，用以治疗气、血、精、津液耗散滑脱之证的方剂，统称固涩剂。

※固涩剂的应用注意事项：

①固涩剂所治的滑脱散失之证，皆由正气亏虚而致，故应根据气血、阴阳、精气、津

液耗伤程度的不同，配伍相应的补益药，使之标本兼顾。

②若是元气大虚，亡阳欲脱所致的大汗淋漓、小便失禁或崩中不止，宜急用大剂参附之类回阳固脱，非单纯固涩所能治疗。

③固涩剂为正虚无邪者设，故凡邪气未尽，误用固涩，则有"闭门留寇"之弊。

此外，对于热病多汗、痰饮咳嗽、火扰遗泄、热痢初起、伤食泄泻、实热崩带等，均非本类方剂之所宜。

一、固表止汗剂

牡蛎散

【组成】黄芪，麻黄根，牡蛎，小麦。

【功用】敛阴止汗，益气固表。

【主治】自汗、盗汗证。自汗，盗汗，夜卧尤甚，久而不止，心悸惊惕，短气烦倦，舌淡红，脉细弱。

【配伍特点】涩补并用，以涩为主；气阴兼顾，以气为主。

【方歌】牡蛎散内用黄芪，浮麦麻黄根最宜，

　　　　自汗盗汗心液损，固表敛汗见效奇。

【通关记忆】骑马卖牡蛎。

二、涩肠固脱剂

1. 真人养脏汤（原名纯阳真人养脏汤）

【组成】人参，当归，白术，肉豆蔻，肉桂，炙甘草，白芍，木香，诃子，罂粟壳。

【功用】涩肠固脱，温补脾肾。

【主治】久泻久痢，脾肾虚寒证。大便滑脱不禁，甚则脱肛坠下，腹痛喜温喜按，或下痢赤白，或便脓血，里急后重，日夜无度，不思饮食，舌淡苔白，脉沉迟细。

【方歌】真人养脏诃粟壳，肉蔻当归桂木香，

　　　　术芍参甘为涩剂，脱肛久痢早煎尝。

【通关记忆】穆桂英当草蔻要人，可诛。

2. 四神丸

【组成】肉豆蔻，补骨脂，五味子，吴茱萸。

【功用】温肾暖脾，固肠止泻。

【主治】脾肾阳虚之五更泻。五更泄泻，不思饮食，食不消化，或久泻不愈，腹痛喜温，腰酸肢冷，神疲乏力，舌淡苔薄白，脉沉迟无力。

【配伍特点】温涩并用，以温为主；脾肾并补，重在治肾。

【方歌】四神故纸吴茱萸，肉蔻五味四般须，

　　　　大枣百枚姜八两，五更肾泄火衰扶。

【通关记忆】四神早将骨肉喂鱼，治五更泻。

三、涩精止遗剂

桑螵蛸散

【组成】桑螵蛸，远志，菖蒲，龙骨，人参，茯神，当归，龟甲。

【功用】调补心肾，固精止遗。

【主治】心肾两虚之尿频或遗尿、遗精证。小便频数，或尿如米泔色，或遗尿，或滑精，心神恍惚，健忘，舌淡苔白，脉细弱。

【方歌】桑螵蛸散治便数，参苓龙骨同龟壳，

　　　　菖蒲远志及当归，补肾宁心健忘觉。

【通关记忆】神龙远飘，仆人归家。

四、固崩止带剂

固冲汤

【组成】白术，生黄芪，煅龙骨，煅牡蛎，山茱萸，生杭芍，海螵蛸，茜草，棕边炭，五倍子。

【功用】益气健脾，固冲摄血。

【主治】脾肾虚弱，冲脉不固证。血崩或月经过多，或漏下不止，色淡质稀，心悸气短，神疲乏力，腰膝酸软，舌淡，脉细弱。

【方歌】固冲汤中芪术龙，牡蛎海蛸五倍同，

　　　　茜草山萸棕炭芍，益气止血治血崩。

【通关记忆】探骑龙母背，潜航诸山海。

第十单元　安神剂

凡以安神药为主组成，具有安神定志的作用，治疗神志不安病证的方剂，统称为安神剂。

神志不安多因情志内伤致脏腑盛衰引起。表现为惊狂易怒、烦躁不安者，多为实证；表现为心悸健忘、虚烦失眠者，多属虚证。

如因火热而狂躁谵语者，治当清热泻火；因痰而癫狂者，则宜祛痰；因瘀而发狂者，又宜活血祛瘀；因阳明腑实而狂乱者，则应攻下；以虚损为主要表现而兼见神志不安者，又重在补益。

※安神剂的应用注意事项：

①安神剂虽有重镇安神与滋养安神之分，但火热每多伤阴，阴虚易致阳亢，病机又多虚实夹杂，且互为因果，故组方配伍时，重镇安神与滋养安神又往往配合运用，以顾

虚实。

②重镇安神剂多由金石介壳类药物组成，易伤胃气，不宜久服。脾胃虚弱者，宜配伍健脾和胃之品。

③某些安神药，如朱砂等有一定的毒性，久服能引起慢性中毒，亦应注意。

一、重镇安神剂

朱砂安神丸

【组成】朱砂，炙甘草，黄连，当归，生地黄。

【功用】镇心安神，清热养血。

【主治】心火亢盛，阴血不足证。心神烦乱，失眠多梦，惊悸怔忡，或胸中懊恼，舌尖红，脉细数。

【配伍特点】质重苦寒，镇清并用，清中兼补，治标为主。

【方歌】朱砂安神东垣方，归连甘草合地黄，

怔忡不寐心烦乱，养阴清热可复康。

【通关记忆】老朱当皇帝。

二、补养安神剂

1. 天王补心丹

【组成】人参，茯苓，玄参，丹参，桔梗，远志，当归，五味子，麦冬，天冬，柏子仁，炒酸枣仁，生地黄，朱砂，竹叶（朱砂为衣，竹叶煎汤送下）。

【功用】滋阴养血，补心安神。

【主治】阴虚血少，神志不安证。心悸怔忡，虚烦失眠，神疲健忘，或梦遗，手足心热，口舌生疮，大便干结，舌红少苔，脉细数。

【配伍特点】重用甘寒，补中寓清；心肾并治，重在养心。

【方歌】天王补心柏枣仁，二冬生地与归身，

三参桔梗朱砂味，远志茯苓共养神。

【通关记忆】三婶早博两冬无，当地接令住五院。

2. 酸枣仁汤

【组成】酸枣仁，甘草，知母，茯苓，川芎。

【功用】养血安神，清热除烦。

【主治】肝血不足，虚热内扰证。虚烦失眠，心悸不安，头目眩晕，咽干口燥，舌红，脉弦细。

【配伍特点】心肝同治，重在养肝；补中兼行，以适肝性。

【方歌】酸枣仁汤治失眠，川芎知草茯苓煎，

养血除烦清虚热，安然入睡梦乡甜。

【通关记忆】令母熊找草。

第十一单元 开窍剂

凡以芳香开窍药为主组成，具有开窍醒神的功用，适用于窍闭神昏证的方剂，统称开窍剂。窍闭神昏证，根据闭证的临床表现，可分为热闭和寒闭。

①热闭：温热邪毒内陷心包，痰热蒙蔽心窍，可表现为高热，神昏，谵语，甚或痉厥等。

②寒闭：寒湿痰浊之邪或秽浊之气蒙蔽心窍，可表现为突然昏倒，牙关紧闭，不省人事，苔白脉迟等。

※开窍剂的应用注意事项：

①应辨别闭证和脱证。

②辨清闭证之属热属寒，正确选用凉开或温开之剂。

③对于阳明腑实证而见神昏谵语者，只宜寒下，一般不宜用开窍剂。

④开窍剂多为芳香药物，宜暂用，不宜久服，久服易伤元气，临床多用于急救，中病即止。

⑤麝香等药，有碍胎元，孕妇慎用。

⑥本类方剂多制成丸、散剂或注射剂，丸、散剂在使用时宜温开水化服或鼻饲，不宜加热煎煮，以免药性挥发，影响疗效。

一、凉开剂

1. 安宫牛黄丸

【功用】清热解毒，豁痰开窍。

【主治】邪热内陷心包证。高热烦躁，神昏谵语，或舌謇肢厥，舌红或绛，脉数有力。亦治中风昏迷，小儿惊厥属邪热内闭者。

2. 紫雪

【功用】清热开窍，息风止痉。

【主治】热盛动风证。高热烦躁，神昏谵语，痉厥，口渴唇焦，尿赤便秘，舌红绛苔黄燥，脉数有力或弦数。亦治小儿热盛惊厥。

3. 至宝丹

【功用】清热开窍，化浊解毒。

【主治】痰热内闭心包证。神昏谵语，身热烦躁，痰盛气粗，舌绛苔黄垢腻，脉滑数。亦治中风、中暑、小儿惊厥属痰热内闭者。

二、温开剂

苏合香丸（原名吃力伽丸）

【功用】温通开窍，行气止痛。

【主治】寒闭证。突然昏倒，牙关紧闭，不省人事，苔白，脉迟。治心腹猝痛，甚则昏厥；亦治中风、中气及感受时行瘴疠之气等属寒凝气滞之闭证者。

第十二单元　理气剂

凡以理气药为主组成，具有行气或降气的功用，用以治疗气滞或气逆病证的方剂，统称为理气剂。

※理气剂的应用注意事项：

①辨清气病的虚实，勿犯虚虚实实之戒。

②临证应注意辨别气滞与气逆，气滞当行气，气逆当降气。

③理气药多属芳香辛燥之品，容易伤津耗气，应适可而止，勿使过剂，年老体弱者、阴虚火旺者、孕妇或素有崩漏吐衄者，更应慎之。

一、行气剂

1. 越鞠丸（又名芎术丸）

【组成】香附，苍术，川芎，栀子，神曲。

【功用】行气解郁。

【主治】六郁证。胸膈痞闷，脘腹胀痛，嗳腐吞酸，恶心呕吐，饮食不消。

【方歌】越鞠丸治六般郁，气血痰火湿食因，
　　　　芎苍香附兼栀曲，气畅郁舒痛闷伸。

【通关记忆】智取熊，降伏猪。

2. 半夏厚朴汤

【组成】半夏，厚朴，茯苓，生姜，紫苏叶。

【功用】行气散结，降逆化痰。

【主治】梅核气。咽中如有物阻，咳吐不出，吞咽不下，或咳或呕，舌苔白润或白滑，脉弦缓或弦滑。

【配伍特点】辛苦行降，痰气并治，行中有宣，降中有散。

【方歌】半夏厚朴与紫苏，茯苓生姜共煎服，
　　　　痰凝气聚成梅核，降逆开郁气自舒。

【通关记忆】梅核气生下后舒服。

3. 天台乌药散（原名乌药散）

【组成】乌药，木香，小茴香，青皮，高良姜，槟榔，川楝子，巴豆。

【功用】行气疏肝，散寒止痛。

【主治】肝经寒凝气滞证。小肠疝气，少腹痛引睾丸，舌淡苔白，脉沉弦。亦治妇女痛经、瘕聚。

【方歌】天台乌药木茴香，川楝槟榔巴豆姜，

　　　　再用青皮为细末，一钱酒下痛疝尝。

【通关记忆】巴金回乡，木屋请宾（喝）高粱酒。

二、降气剂

1. 苏子降气汤

【组成】紫苏子，半夏，川当归，甘草，前胡，厚朴，肉桂。

【功用】降气平喘，祛痰止咳。

【主治】上实下虚之喘咳证。喘咳痰多，短气，胸膈满闷，呼多吸少，或腰疼脚软，或肢体浮肿，舌苔白滑或白腻，脉弦滑。

【配伍特点】降以平上实，温以助下虚，肺肾兼顾，主以治上。

【方歌】苏子降气半夏归，前胡桂朴草姜随，

　　　　下虚上盛痰嗽喘，亦有加参贵合机。

【通关记忆】苏子归后湖，官贵伴三苏。

2. 枳实薤白桂枝汤

【组成】枳实，厚朴，薤白，桂枝，瓜蒌。

【功用】通阳散结，祛痰下气。

【主治】胸痹。气结在胸，胸满而痛，甚或气从胁下上逆抢心，舌苔白腻，脉沉弦或紧。

【通关记忆】枳实薤白桂枝汤，瓜蒌厚朴下气良。

3. 旋覆代赭汤

【组成】旋覆花，人参，生姜，代赭石，炙甘草，半夏，大枣。

【功用】降逆化痰，益气和胃。

【主治】胃虚气逆痰阻证。心下痞硬，噫气不除，或见纳差、呃逆、恶心，甚或呕吐，舌苔白腻，脉缓或滑。

【配伍特点】沉降相须，消补相伍，下气而无伤正之虞。

【方歌】旋覆代赭用人参，半夏甘姜大枣临，

　　　　重以镇逆咸软痞，痞硬噫气力能禁。

【通关记忆】旋覆代赭吓三人。

4. 暖肝煎

【组成】当归，枸杞子，茯苓，小茴香，肉桂，乌药，沉香或木香，生姜。

【功用】温补肝肾，行气止痛。

【主治】肝肾不足，寒滞肝脉证。睾丸冷痛，或小腹疼痛，疝气痛，畏寒喜暖，舌淡苔白，脉沉迟。

【方歌】暖肝煎中杞茯归，茴沉乌药姜肉桂，

下焦虚寒疝气痛，温补肝肾此方推。

【通关记忆】将领当回关，乌狗香暖肝。

第十三单元　理血剂

凡以理血药为主组成，具有活血化瘀或止血的作用，用以治疗血瘀或出血病证的方剂，统称理血剂。该治法属"八法"中的"消法"。

活血祛瘀剂，适用于各种血瘀证。止血剂，适用于血溢脉外，离经妄行而出现的各种出血证。

※理血剂的应用注意事项：

①须辨清造成瘀血或出血的病因，分清标本缓急，做到急则治标，缓则治本，或标本兼顾。

②逐瘀防伤正气，止血慎防留瘀。对于瘀血内阻，血不循经所致的出血，当祛瘀为先，因瘀血不去则出血不止。

③活血祛瘀剂性破泄，易动血、伤胎，故经期、月经过多者及孕妇均慎用或忌用。

一、活血祛瘀剂

1. 桃核承气汤

【组成】桃仁，大黄，桂枝，炙甘草，芒硝。

【功用】逐瘀泄热。

【主治】下焦蓄血证。少腹急结，小便自利，至夜发热，其人如狂，甚则谵语烦躁；以及血瘀经闭，痛经，脉沉实而涩。

【方歌】桃仁承气五般奇，甘草硝黄并桂枝，

热结膀胱少腹胀，如狂蓄血最相宜。

【通关记忆】桃核承气贵调胃。

2. 血府逐瘀汤

【组成】桃仁，红花，当归，生地黄，川芎，赤芍，牛膝，桔梗，柴胡，枳壳，甘草。

【功用】活血化瘀，行气止痛。

【主治】胸中血瘀证。胸痛，头痛，日久不愈，痛如针刺而有定处，或呃逆日久不止，

或饮水即呛，干呕，或内热瞀闷，或心悸怔忡，失眠多梦，急躁易怒，入暮潮热，唇暗或两目暗黑，舌暗红或有瘀斑、瘀点，脉涩或弦紧。

【配伍特点】活血与行气相伍，祛瘀与养血同施，升降兼顾，气血并调。

【方歌】血府逐瘀归地桃，红花枳壳膝芎饶，
柴胡赤芍甘桔梗，血化下行不作痨。
会厌逐瘀是病源，桃红甘桔地归玄，
柴胡枳壳赤芍药，水呛血凝立可痊。
通窍全凭好麝香，桃红大枣老葱姜，
川芎黄酒赤芍药，表里通经第一方。
膈下逐瘀桃牡丹，赤芍乌药元胡甘，
归芎灵脂红花壳，香附开郁血亦安。
少腹逐瘀芎炮姜，元胡灵脂芍茴香，
蒲黄肉桂当没药，调经止痛是良方。
身痛逐瘀膝地龙，香附羌秦草归芎，
黄芪苍柏量加减，要紧五灵桃没红。

【通关记忆】桃红四物才赶几只牛。

3. 复元活血汤

【组成】柴胡，瓜蒌根，当归，红花，甘草，穿山甲，大黄，桃仁。

【功用】活血祛瘀，疏肝通络。

【主治】跌打损伤，瘀血阻滞证。胁肋瘀肿，痛不可忍。

【配伍特点】破瘀疏肝通络合法，升降相合，气血并调。

【方歌】复元活血汤柴胡，花粉当归山甲入，
桃仁红花大黄草，损伤瘀血酒煎祛。

【通关记忆】将军归天山，胡老献红桃。

4. 补阳还五汤

【组成】生黄芪，当归尾，赤芍，地龙，川芎，红花，桃仁。

【功用】补气，活血，通络。

【主治】气虚血瘀之中风。半身不遂，口眼㖞斜，语言謇涩，口角流涎，小便频数或遗尿不禁，舌暗淡苔白，脉缓无力。

【配伍特点】重用补气，佐以活血，气旺血行，补而不滞。

【方歌】补阳还五赤芍芎，归尾通经佐地龙，
四两黄芪为主药，血中瘀滞用桃红。

【通关记忆】熊骑红尾赤龙逃。

5. 温经汤

【组成】吴茱萸，当归，芍药，川芎，人参，桂枝，阿胶，牡丹皮，生姜，甘草，半

夏，麦冬。

【功用】温经散寒，养血祛瘀。

【主治】冲任虚寒，瘀血阻滞证。漏下不止，经血淋漓不畅，血色暗而有块，月经超前或延后，或逾期不止，或一月再行，或经停不至，而见少腹里急，腹满，傍晚发热，手心烦热，唇口干燥，舌暗红，脉细而涩。亦治妇人宫冷，久不受孕。

【配伍特点】温清补消并用，以温经化瘀为主，温而不燥。

【方歌】温经汤用桂萸芎，归芍丹皮姜夏冬，
　　　　参草阿胶调气血，暖宫祛瘀在温通。

【通关记忆】贵甘嫂人娇老母凶，吓得姜于迈门归。

6. 生化汤

【组成】当归，川芎，桃仁，干姜，炙甘草。

【功用】养血活血，温经止痛。

【主治】血虚寒凝，瘀血阻滞证。产后恶露不行，小腹冷痛。

【配伍特点】补消温相伍，养血活血之中寓祛瘀生新之法。

【方歌】生化汤宜产后尝，归芎桃草酒炮姜，
　　　　恶露不行少腹痛，温养活血最见长。

【通关记忆】蒋干逃归川。

二、止血剂

1. 十灰散

【组成】大蓟，小蓟，荷叶，侧柏叶，白茅根，茜根，山栀子，大黄，牡丹皮，棕榈皮。

【功用】凉血止血。

【主治】血热妄行之上部出血证。呕血、吐血、咯血、嗽血、衄血等，血色鲜红，来势急暴，舌红，脉数。

【方歌】十灰散用十般灰，柏荷茅茜丹榈煨，
　　　　二蓟栀黄各炒黑，上部出血势能摧。

【通关记忆】大鸡蛋黄和小鸡毛，总值百钱。

2. 咳血方

【组成】青黛，瓜蒌仁，诃子，海粉，山栀子。

【功用】清肝宁肺，凉血止血。

【主治】肝火犯肺之咳血证。咳嗽，痰稠带血，咳吐不爽，心烦易怒，胸胁作痛，咽干口苦，颊赤便秘，舌红苔黄，脉弦数。

【配伍特点】肝肺同治，主以清肝，于清肝泻火之中求止血之功。

【方歌】咳血方中诃子收，瓜蒌海粉山栀投，
　　　　青黛蜜丸口嚼化，咳嗽痰血服之瘳。

【通关记忆】咳血请人刻石子。

3. 小蓟饮子

【组成】生地黄，小蓟，滑石，木通，蒲黄，藕节，淡竹叶，当归，山栀子，甘草。

【功用】凉血止血，利水通淋。

【主治】热结下焦之血淋、尿血。尿中带血，小便频数，赤涩热痛，舌红，脉数。

【配伍特点】凉血清利合法，止血之中寓以化瘀，清利之中寓以养阴。

【方歌】小蓟饮子藕蒲黄，木通滑石生地襄，

　　　　归草黑栀淡竹叶，血淋热结服之良。

【通关记忆】六一节牧童当生煮三黄鸡。

4. 槐花散

【组成】槐花，柏叶，荆芥穗，枳壳。

【功用】清肠止血，疏风行气。

【主治】风热湿毒，壅遏肠道，损伤血络证。肠风、脏毒，或便前出血，或便后出血，或粪中带血，以及痔疮出血，血色鲜红或晦暗，舌红苔黄，脉数。

【方歌】槐花散用治肠风，侧柏黑荆枳壳充，

　　　　为末等分米饮下，宽肠凉血逐风动。

【通关记忆】百岁之槐。

5. 黄土汤

【组成】甘草，熟地黄，白术，附子，阿胶，黄芩，灶心土。

【功用】温阳健脾，养血止血。

【主治】脾阳不足，脾不统血证。大便下血，先便后血，或吐血、衄血及妇人崩漏，血色暗淡，四肢不温，面色萎黄，舌淡苔白，脉沉细无力。

【配伍特点】寓止血于温阳滋阴之中，寒热并用，刚柔相济。

【方歌】黄土汤将远血医，胶芩地术附甘随，

　　　　温阳健脾能摄血，便血崩漏服之宜。

【通关记忆】叫夫子在黄土地勤锄草。

第十四单元　治风剂

　　凡以辛散祛风或息风止痉的药物为主组成，具有疏散外风或平息内风作用，治疗风病的方剂，统称治风剂。风病的范围很广，病情变化也比较复杂，概言之，可分为外风与内风两大类。

※治风剂的使用注意事项：

①首先应辨别风病属性。外风宜疏散，不宜平息；内风宜平息，而忌用辛散。

②应分别病邪的兼夹以及病情的虚实，进行适当的配伍，才能切合病情。

③外风与内风亦常相互影响，外风可以引动内风，内风又可兼夹外风，这种错综复杂的证候，应该分清主次，全面兼顾。

一、疏散外风剂

1. 川芎茶调散

【组成】薄荷叶，川芎，荆芥，细辛，防风，白芷，羌活，甘草。

【功用】疏风止痛。

【主治】外感风邪头痛。偏正头痛或颠顶头痛，或恶寒发热，目眩鼻塞，舌苔薄白，脉浮。

【配伍特点】辛散疏风于上，诸经兼顾；佐入苦凉之品，寓降于升。

【方歌】川芎茶调散荆防，辛芷薄荷甘草羌，
　　　　目昏鼻塞风攻上，偏正头痛悉能康。

【通关记忆】草熊带新戒指，呛风喝薄荷茶。

2. 消风散

【组成】当归，生地黄，防风，蝉蜕，知母，苦参，胡麻，荆芥，苍术，牛蒡子，石膏，甘草，木通。

【功用】疏风养血，清热除湿。

【主治】风疹、湿疹。皮肤疹出色红，或遍身云片斑点，瘙痒，抓破后渗出津水，苔白或黄，脉浮数。

【配伍特点】辛散苦燥甘润相伍，外疏清利之中寓润养之法。

【方歌】消风散内用荆防，蝉蜕胡麻苦参苍，
　　　　石知蒡通归地草，风疹湿疹服之康。

【通关记忆】朱妈通知高干，当地竞产牛子裤风。

二、平息内风剂

1. 羚角钩藤汤

【组成】羚角片（水牛角代），桑叶，川贝母，生地黄，钩藤，菊花，茯神，白芍，生甘草，淡竹茹。

【功用】凉肝息风，增液舒筋。

【主治】肝热生风证。高热不退，烦闷躁扰，手足抽搐，发为痉厥，甚则神昏，舌绛而干，或舌焦起刺，脉弦数。

【配伍特点】咸寒而甘与辛凉合方，清息之中寓辛疏酸甘之意，共成"凉肝息风"之法。

【方歌】俞氏羚角钩藤汤，桑叶菊花鲜地黄，
　　　　芍草茯神川贝茹，凉肝增液定风方。

【通关记忆】领狗上草地，主妇少背菊。

2. 镇肝息风汤

【组成】怀牛膝，生赭石，生龙骨，生牡蛎，生龟甲，生白芍，玄参，天冬，川楝子，生麦芽，茵陈，甘草。

【功用】镇肝息风，滋阴潜阳。

【主治】类中风。头晕目眩，目胀耳鸣，脑部热痛，面色如醉，心中烦热，或时常噫气，或肢体渐觉不利，口眼渐形㖞斜；甚或眩晕跌仆，昏不知人，移时始醒；或醒后不能复原，脉弦长有力。

【配伍特点】镇降下行，重在治标，滋潜清疏，以适肝性。

【方歌】张氏镇肝息风汤，龙牡龟牛制亢阳，
　　　　代赭天冬元芍草，茵陈川楝麦芽襄。

【通关记忆】天涯少草龙牡恋，牛鬼折姻缘。

3. 天麻钩藤饮

【组成】天麻，钩藤，石决明，山栀子，黄芩，川牛膝，杜仲，益母草，桑寄生，夜交藤，朱茯神。

【功用】平肝息风，清热活血，补益肝肾。

【主治】肝阳偏亢，肝风上扰证。头痛，眩晕，失眠，舌红苔黄，脉弦数。

【方歌】天麻钩藤益母桑，栀芩清热决潜阳，
　　　　杜仲牛膝益肾损，茯神夜交安眠良。

【通关记忆】天麻钩藤教绝技，诸神擒牛众致意。

4. 大定风珠

【组成】生白芍，阿胶，生龟甲，熟地黄，麻仁，五味子，生牡蛎，麦冬，炙甘草，鸡子黄，鳖甲。

【功用】滋阴息风。

【主治】阴虚风动证。温病后期，神倦瘛疭，舌绛苔少，脉弱有时时欲脱之势。

【方歌】大定风珠鸡子黄，胶芍三甲五味襄，
　　　　麦冬生地麻仁草，滋阴息风是妙方。

【通关记忆】少浇地板，别急，五人卖力干。

第十五单元　治燥剂

凡以轻宣辛散或甘凉滋润药为主组成，具有轻宣外燥或滋阴润燥等作用，治疗燥证的方剂，统称治燥剂。燥证有外燥与内燥之分。

※治燥剂的应用注意事项：

①要分清外燥和内燥，外燥又须辨清是温燥还是凉燥，治法用方才能合拍。

②燥邪最易化热，伤津耗气，故治燥剂除以轻宣或滋润药物为主外，有时还须酌情配

伍清热泻火或生津益气之品。

③甘凉滋润药易于助湿滞气，脾虚便溏或素体湿盛者忌用。

一、轻宣外燥剂

1. 杏苏散

【组成】紫苏叶，半夏，茯苓，甘草，前胡，苦桔梗，枳壳，生姜，陈皮，大枣，杏仁。

【功用】轻宣凉燥，理肺化痰。

【主治】外感凉燥证。恶寒无汗，头微痛，咳嗽痰稀，鼻塞咽干，苔白，脉弦。

【方歌】杏苏散内夏陈前，枳桔苓草姜枣研，

轻宣温润治凉燥，咳止痰化病自痊。

【通关记忆】苏杏姐将找二陈支钱。

2. 桑杏汤

【组成】桑叶，杏仁，沙参，象贝母，香豉，栀子皮，梨皮。

【功用】清宣温燥，润肺止咳。

【主治】外感温燥证。头痛，身热不甚，口渴，咽干鼻燥，干咳无痰，或痰少而黏，舌红，苔薄白而干，脉浮数而右脉大。

【方歌】桑杏汤中象贝宜，沙参栀豉与梨皮，

身热咽干咳痰少，辛凉甘润燥能医。

【通关记忆】傻贝母只吃桑杏梨皮。

3. 清燥救肺汤

【组成】桑叶，石膏，甘草，人参，胡麻仁，阿胶，麦冬，杏仁，枇杷叶。

【功用】清燥润肺，益气养阴。

【主治】温燥伤肺，气阴两伤证。身热头痛，干咳无痰，气逆而喘，咽喉干燥，鼻燥，胸满胁痛，心烦口渴，舌干少苔，脉虚大而数。

【配伍特点】宣清合法，宣中有降，清中有润，气阴双补，培土生金。

【方歌】清燥救肺参草杷，石膏胶杏麦胡麻，

经霜收下干桑叶，解郁滋干效堪夸。

【通关记忆】叫爸妈炒桑叶，找人卖杏仁膏。

二、滋润内燥剂

1. 麦门冬汤

【组成】麦冬，半夏，人参，甘草，粳米，大枣。

【功用】滋养肺胃，降逆下气。

【主治】

①虚热肺痿。咳唾涎沫，气短喘促，咽干口燥，舌红少苔，脉虚数。

②胃阴不足证。气逆呕吐，口渴咽干，舌红少苔，脉虚数。

【配伍特点】重用甘寒清润，少佐辛温降逆，滋而不腻，温而不燥，培土生金，肺胃并治。

【方歌】麦门冬汤用人参，枣草粳米半夏存，

　　　　肺痿咳逆因虚火，清养肺胃此方珍。

【通关记忆】夏大人卖草米。

2. 养阴清肺汤

【组成】生地黄，麦冬，生甘草，玄参，贝母，牡丹皮，薄荷，炒白芍。

【功用】养阴清肺，解毒利咽。

【主治】阴虚肺燥之白喉。喉间起白如腐，不易拭去，咽喉肿痛，初期或发热或不发热，鼻干唇燥，或咳或不咳，呼吸有声，似喘非喘，脉数无力或细数。

【方歌】养阴清肺是妙方，玄参草芍冬地黄，

　　　　薄荷贝母丹皮入，时疫白喉急煎尝。

【通关记忆】增液单少河北草，养阴清肺少不了。

3. 百合固金汤

【组成】熟地黄，生地黄，当归，白芍，甘草，桔梗，玄参，贝母，麦冬，百合。

【功用】滋润肺肾，止咳化痰。

【主治】肺肾阴亏，虚火上炎证。咳嗽气喘，痰中带血，咽喉燥痛，头晕目眩，午后潮热，舌红少苔，脉细数。

【配伍特点】主以甘寒，肺肾同治，金水相生，润中寓清。

【方歌】百合固金二地黄，玄参贝母桔甘藏，

　　　　麦冬芍药当归配，喘咳痰血肺家伤。

【通关记忆】弟弟卖草药，百元皆归母。

4. 增液汤

【组成】玄参，麦冬，生地黄。

【功用】增液润燥。

【主治】阳明温病，津亏肠燥便秘证。大便秘结，口渴，舌干红，脉细数或脉沉无力。

【方歌】增液汤用玄地冬，无水舟停便不通，

　　　　或合硝黄作泻剂，补泄兼施妙不同。

【通关记忆】玄生卖地。

第十六单元　祛湿剂

　　凡以祛湿药为主组成，具有化湿利水、通淋泄浊等作用，治疗水湿病证的方剂，统称祛湿剂。该治法属于"八法"中的"消法"。湿邪为病，有外湿、内湿之分。

※祛湿剂的应用注意事项：

①肌表与脏腑，表里相关。表湿甚者可以内传脏腑，内湿重者亦可外溢肌肤。病情又有寒化、热化、属虚、属实、夹风、夹暑等复杂变化。故治湿之法，当结合部位、虚实寒热、兼夹等因素。

②湿邪最易阻滞气机，故多配伍理气之品。

③祛湿剂多由芳香温燥或甘淡渗利之品组成，易耗伤阴津，故素体阴虚津亏、病后体虚以及孕妇应慎用。

一、化湿和胃剂

1. 平胃散

【组成】苍术，厚朴，陈皮，甘草，生姜，大枣。

【功用】燥湿运脾，行气和胃。

【主治】湿滞脾胃证。脘腹胀满，不思饮食，口淡无味，恶心呕吐，嗳气吞酸，肢体沉重，怠惰嗜卧，常多自利，舌苔白腻而厚，脉缓。

【配伍特点】苦辛芳香温燥，主以燥化，辅以行气；主以运脾，兼以和胃。

【方歌】平胃散是苍术朴，陈皮甘草四般药，

除湿散满祛瘴岚，调胃诸方从此扩。

若和小柴名柴平，煎加姜枣能除疟，

又不换金正气散，即是此方加夏藿。

【通关记忆】草（船）舱破早沉江。

2. 藿香正气散

【组成】大腹皮，白芷，紫苏，茯苓，半夏曲，白术，陈皮，厚朴，生姜，大枣，桔梗，藿香，炙甘草。

【功用】解表化湿，理气和中。

【主治】外感风寒，内伤湿滞证。恶寒发热，头痛，胸膈满闷，脘腹疼痛，舌苔白腻，脉浮或濡缓。亦治山岚瘴疟等。

【方歌】藿香正气大腹苏，甘桔陈苓术朴俱，

夏曲白芷加姜枣，感伤岚瘴并能祛。

【通关记忆】藿半夜三更指令陈捕大腹猪。

二、清热祛湿剂

1. 茵陈蒿汤

【组成】茵陈，栀子，大黄。

【主治】黄疸阳黄。一身面目俱黄，黄色鲜明，发热，无汗或但头汗出，口渴欲饮，恶心呕吐，腹微满，小便短赤，大便不爽或秘结，舌红苔黄腻，脉沉数或滑数有力。

【方歌】茵陈蒿汤治黄疸，阴阳寒热细推详，

阳黄大黄栀子入，阴黄附子与干姜。

亦有不用茵陈者，加草柏皮栀子汤。

【通关记忆】茵陈治黄。

2. 八正散

【组成】车前子，瞿麦，萹蓄，滑石，山栀子，炙甘草，木通，大黄。

【功用】清热泻火，利水通淋。

【主治】热淋。尿频尿急，溺时涩痛，淋沥不畅，尿色浑赤，甚则癃闭不通，小腹急满，口燥咽干，舌苔黄腻，脉滑数。

【方歌】八正木通与车前，萹蓄大黄滑石研，

草梢瞿麦兼栀子，煎加灯草痛淋蠲。

【通关记忆】黄山边区等六一通车。

3. 三仁汤

【组成】杏仁，滑石，通草，白豆蔻，竹叶，厚朴，生薏苡仁，半夏。

【功用】宣畅气机，清利湿热。

【主治】湿温初起或暑温夹湿之湿重于热证。头痛恶寒，身重疼痛，肢体倦怠，面色淡黄，胸闷不饥，午后身热，苔白不渴，脉弦细而濡。

【方歌】三仁杏蔻薏苡仁，朴夏白通滑竹伦，

水用甘澜扬百遍，湿温初起法堪遵。

【通关记忆】三人扑通滑竹下。

4. 甘露消毒丹

【组成】滑石，黄芩，茵陈，石菖蒲，川贝母，木通，藿香，连翘，白豆蔻，薄荷，射干。

【功用】利湿化浊，清热解毒。

【主治】湿温时疫之湿热并重证。发热口渴，胸闷腹胀，肢酸倦怠，颐咽肿痛，或身目发黄，小便短赤，或泄泻淋浊，舌苔白腻或厚腻或干黄，脉濡数或滑数。

【方歌】甘露消毒蔻藿香，茵陈滑石木通菖，

芩翘贝母射干薄，暑疫湿温为末尝。

【通关记忆】秦香莲被射（中），花和尚都沉痛。

三、利水渗湿剂

1. 五苓散

【组成】猪苓，泽泻，白术，茯苓，桂枝。

【功用】利水渗湿，温阳化气。

【主治】

①蓄水证。小便不利，头痛微热，烦渴欲饮，甚则水入即吐，舌苔白，脉浮。

②痰饮。脐下动悸，吐涎沫而头眩，或短气而咳。

③水湿内停证。水肿，泄泻，小便不利，以及霍乱吐泻等。

【配伍特点】主入下焦而兼运中州，渗利之中寓化气之法。

【方歌】五苓散治太阳腑，白术泽泻猪茯苓，

　　　　膀胱化气添官桂，利便消暑烦渴清。

【通关记忆】吾令贵侄择白猪。

2. 猪苓汤

【组成】猪苓，茯苓，泽泻，阿胶，滑石。

【功用】利水渗湿，养阴清热。

【主治】水热互结伤阴证。发热，口渴欲饮，小便不利，或心烦不寐，或咳嗽，或呕恶，或下利，舌红苔白或微黄，脉细数。亦治热淋、血淋等。

【方歌】猪苓汤用猪茯苓，泽泻滑石阿胶并，

　　　　小便不利兼烦渴，利水养阴热亦平。

【通关记忆】猪苓腹泻滑一跤。

3. 防己黄芪汤

【组成】防己，甘草，白术，黄芪。

【功用】益气祛风，健脾利水。

【主治】表虚不固之风水或风湿证。汗出恶风，身重微肿，或肢节疼痛，小便不利，舌淡苔白，脉浮。

【配伍特点】祛风除湿与益气固表并用，祛邪而不伤正，固表而不留邪。

【方歌】黄芪防己除姜茯，术甘姜枣共煎尝，

　　　　此治风水与诸湿，身重汗出服之良。

【通关记忆】玉屏去风加三防。

四、温化寒湿剂

1. 苓桂术甘汤

【组成】茯苓，桂枝，白术，炙甘草。

【功用】温阳化饮，健脾利水。

【主治】中阳不足之痰饮。胸胁支满，目眩心悸，或短气而咳，舌苔白滑，脉弦滑或沉紧。

【配伍特点】淡渗甘温合法，温而不热，利而不峻，为治痰饮之和剂。

【方歌】苓桂术甘化饮剂，温阳化饮又健脾，

　　　　饮邪上逆胸胁满，水饮下行悸眩去。

【通关记忆】令父煮老姜瓜果扑鼻香。

2. 真武汤

【组成】茯苓，芍药，白术，生姜，附子。

【功用】温阳利水。

【主治】

①阳虚水泛证。小便不利，四肢沉重疼痛，浮肿，腰以下为甚，畏寒肢冷，腹痛，下利，或咳，或呕，舌淡胖，苔白滑，脉沉细。

②太阳病发汗太过。汗出不解，其人仍发热，心下悸，头眩，身𣊫动，振振欲擗地。

【方歌】真武汤壮肾中阳，茯苓术芍附生姜，

少阴腹痛有水气，悸眩惕保安康。

【通关记忆】珠江富少林。

3. 实脾散

【组成】厚朴，白术，木瓜，木香，草果仁，大腹子，附子，茯苓，干姜，炙甘草。

【功用】温阳健脾，行气利水。

【主治】脾肾阳虚，水气内停之阴水。身半以下肿甚，手足不温，口中不渴，胸腹胀满，大便溏薄，舌苔白腻，脉沉弦而迟。

【方歌】实脾苓术与木瓜，甘草木香大腹加，

草果附姜兼厚朴，虚寒阴水效堪夸。

【通关记忆】二佛煮二姜，炒枣瓜果扑鼻香。

五、祛湿化浊剂

独活寄生汤

【组成】独活，桑寄生，杜仲，牛膝，细辛，秦艽，茯苓，肉桂心，防风，川芎，人参，甘草，当归，芍药，熟地黄。

【功用】祛风湿，止痹痛，益肝肾，补气血。

【主治】痹证日久，肝肾两虚，气血不足证。腰膝疼痛，肢节屈伸不利，或麻木不仁，畏寒喜温，心悸气短，舌淡苔白，脉细弱。

【方歌】独活寄生艽防辛，芎归地芍桂苓均，

杜仲牛膝人参草，冷风顽痹屈能伸。

【通关记忆】新房毒酒妻中计，八珍去术用桂心。

第十七单元　祛痰剂

凡以祛痰药为主组成，具有消除痰涎的作用，治疗各种痰病的方剂，统称为祛痰剂。其治法属于"八法"中的"消法"。

※祛痰剂的应用注意事项：

①要辨别痰病的性质，分清寒热燥湿之不同。同时，应注意病情，辨清标本缓急。

②有咳血倾向者，不宜过用燥热之剂，以免引起大量出血。

③表邪未解或痰多者，慎用滋润之品，以免壅滞留邪，病久不愈。

一、燥湿化痰剂

1. 二陈汤

【组成】半夏，陈皮，茯苓，炙甘草。

【功用】燥湿化痰，理气和中。

【主治】湿痰证。咳嗽痰多，色白易咳，恶心呕吐，胸膈痞闷，肢体困重，或头眩心悸，舌苔白滑或腻，脉滑。

【配伍特点】燥化之中寓行运之法，重在治脾以消痰。

【方歌】二陈汤用半夏陈，益以茯苓甘草成，

利气调中兼祛湿，一切痰饮此方珍。

【通关记忆】陈夏领草莓酱。

2. 温胆汤

【组成】半夏，竹茹，枳实，陈皮，炙甘草，茯苓。

【功用】理气化痰，清胆和胃。

【主治】胆胃不和，痰热内扰证。胆怯易惊，虚烦不宁，失眠多梦，或呕恶呃逆，或眩晕，或癫痫等，苔白腻，脉弦滑。

【方歌】温胆夏茹枳陈助，佐以茯草姜枣煮，

理气化痰利胆胃，胆郁痰扰诸症除。

【通关记忆】陈茹三夏只服温胆汤。

二、清热化痰剂

清气化痰丸

【组成】陈皮，杏仁，枳实，黄芩，瓜蒌仁，茯苓，胆南星，制半夏。

【功用】清热化痰，理气止咳。

【主治】热痰咳嗽。咳嗽，痰黄稠，胸膈痞闷，甚则气急呕恶，舌红苔黄腻，脉滑数。

【方歌】清气化痰星夏橘，杏仁枳实瓜蒌仁，

芩苓姜汁为糊丸，气顺火消痰自失。

【通关记忆】陈皮杏仁伴黄瓜实难服。

三、润燥化痰剂

贝母瓜蒌散

【组成】贝母，瓜蒌，天花粉，茯苓，橘红，桔梗。

【功用】润肺清热，理气化痰。

【主治】燥痰咳嗽。咳嗽痰少，咳痰不爽，涩而难出，咽喉干燥，苔白而干。

【方歌】贝母瓜蒌天花粉，橘红茯苓加桔梗，

　　　　肺燥有痰咳难出，润肺化痰此方珍。

【通关记忆】红花楼桔梗被俘。

四、治风化痰剂

半夏白术天麻汤

【组成】半夏，天麻，茯苓，橘红，白术，甘草。

【功用】化痰息风，健脾祛湿。

【主治】风痰上扰证。眩晕，头痛，胸膈痞闷，恶心呕吐，舌苔白腻，脉弦滑。

【配伍特点】"二陈"治痰之法伍息风之品，肝脾同调而成治风痰之剂。

【方歌】半夏白术天麻汤，苓草橘红枣生姜，

　　　　眩晕头痛风痰盛，痰化风息复正常。

【通关记忆】甘夏天著红服。

第十八单元　消食剂

凡以消食药为主组成，具有消食健脾或化积导滞等作用，主治各种食积证的方剂，称为消食剂。其治法属于"八法"中的"消法"。

本类方剂用治食积之病，症见胸腹痞闷，嗳腐吞酸，恶食呕逆，腹痛泄泻等。

※消食剂的应用注意事项：

①积滞每使气机不畅，气机阻滞则更增积滞不化，故消食剂常配伍理气药，以助化积导滞。若积滞郁而化热，则宜消而兼清；积而生湿，消导之中又当佐以化湿。

②消食剂终属攻伐之剂，不宜久服，纯虚无实更非其所宜。

一、消食化滞剂

1. 保和丸

【组成】山楂，神曲，半夏，茯苓，陈皮，连翘，莱菔子。

【功用】消食化滞，理气和胃。

【主治】食积证。脘腹痞满胀痛，嗳腐吞酸，恶食呕逆，或大便泄泻，舌苔厚腻，

脉滑。

【配伍特点】消食之中兼以行气理脾，以消为主。

【方歌】保和神曲与山楂，苓夏陈翘菔子加，
曲糊为丸麦汤下，亦可方中用麦芽。

【通关记忆】俏皮山神下岭来。

2. 枳实导滞丸

【组成】大黄，枳实，神曲，茯苓，黄芩，黄连，白术，泽泻。

【功用】消食导滞，清热祛湿。

【主治】湿热食积证。脘腹胀痛，大便秘结，或下痢泄泻，小便短赤，舌苔黄腻，脉沉有力。

【方歌】枳实导滞首大黄，芩连曲术茯苓襄，
泽泻蒸饼糊丸服，湿热积滞力能攘。

【通关记忆】夫君择珠琴，（导）致练神曲。

3. 木香槟榔丸

【组成】木香，槟榔，青皮，陈皮，莪术，黄连，黄柏，大黄，香附，牵牛子。

【功用】行气导滞，攻积泄热。

【主治】痢疾，食积。脘腹痞满胀痛，或赤白痢疾，里急后重，或大便秘结，舌苔黄腻，脉沉实。

【方歌】木香槟榔青陈皮，黄柏黄连莪术齐，
大黄黑丑兼香附，泻痢后重热滞宜。

【通关记忆】俏郎清晨牵牛卧，香妇白脸牧黄鹅。

二、健脾消食剂

健脾丸

【组成】白术，木香，黄连，甘草，茯苓，人参，神曲，陈皮，砂仁，麦芽，山楂，山药，肉豆蔻。

【功用】健脾和胃，消食止泻。

【主治】脾虚食积证。食少难消，脘腹痞闷，大便溏薄，倦怠乏力，苔腻微黄，脉虚弱。

【配伍特点】消补兼施，补重于消，补而不滞，消中寓清。

【方歌】健脾参术苓草陈，肉蔻香连合砂仁，
楂肉山药曲麦炒，消补兼施不伤正。

【通关记忆】四君三仙要陈香莲杀寇。

第十九单元　驱虫剂

凡以安蛔、驱虫药物为主组成，用于治疗人体消化道寄生虫病的方剂，统称驱虫剂。用于驱杀寄生在人体消化道内的蛔虫、蛲虫、绦虫、钩虫等。

※驱虫剂的使用注意事项：

①驱虫剂宜在空腹时服用，尤以临睡前服用为妥，服后忌食油腻、香甜之物。

②需适当配伍泻下药物，以助排除虫体。

③脾虚的患者，纵有虫病，还当以健脾为主。

④年老、体弱、孕妇宜慎用或禁用。

乌梅丸

【组成】乌梅，细辛，干姜，黄连，当归，附子，花椒，桂枝，人参，黄柏。

【功用】温脏安蛔。

【主治】蛔厥证。腹痛时作，手足厥冷，烦闷呕吐，时发时止，得食即呕，常自吐蛔。亦治久泻、久痢。

【配伍特点】酸苦辛并进，则蛔静伏而下；寒热佐甘温，则和肠胃扶正。

【方歌】乌梅丸用细辛桂，人参附子椒姜继，

　　　　黄连黄柏及当归，温脏安蛔寒厥剂。

【通关记忆】富贵美白脸当属新疆人。

第五章

针灸学

第一单元　经络系统的组成

一、十二经脉

1. 十二经脉的名称　根据手足、脏腑、阴阳命名（阴阳——表示经脉的阴阳属性及阴阳气多寡）。

※阴气最盛为太阴，其次为少阴，再次为厥阴；阳气最盛为阳明，其次为太阳，再次为少阳。

2. 十二经脉的分布规律　手足阳经为阳明在前、少阳在中、太阳在后（阳经阳少太）；手足阴经为太阴在前、厥阴在中、少阴在后（阴经太厥少）。

※足三阴经在足内踝上 8 寸以下为厥阴在前、太阴在中、少阴在后。

3. 十二经脉属络表里关系　即（脏腑相络）六对"表里相合"的关系。

（1）足太阳与足少阴相表里，足少阳与足厥阴相表里，足阳明与足太阴相表里。

（2）手太阳与手少阴相表里，手少阳与手厥阴相表里，手阳明与手太阴相表里。

4. 十二经脉循行走向与交接规律

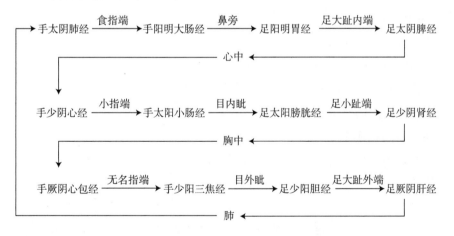

二、奇经八脉

1. 奇经八脉的名称　奇经八脉指督脉、任脉、冲脉、带脉、阴维脉、阳维脉、阴跷脉、阳跷脉八条，因与十二经脉不同而别道奇行，故称为奇经八脉。

2. 奇经八脉的功能

任脉	总任六阴经，调节全身阴经经气，故称"阴脉之海"
督脉	总督六阳经，调节全身阳经经气，故称"阳脉之海"
冲脉	涵蓄十二经气血，故称"十二经脉之海""血海"
带脉	约束纵行躯干的诸条经脉
阴维脉	维系全身阴经
阳维脉	维系全身阳经
阴跷脉	调节下肢运动，司睡眠
阳跷脉	调节下肢运动，司睡眠

三、十五络脉的分布特点

十二经脉的别络	在四肢肘、膝关节以下本经络穴分出后，均走向其相表里的经脉
任脉的别络	从胸骨剑突下鸠尾分出后，散布于腹部
督脉的别络	从尾骨下长强分出后，散布于头部，并走向背部两侧的足太阳经
脾的大络	出于腋下大包穴，散布于胸胁部

※在全身络脉中，十五络脉较大，络脉中浮行于浅表部位的称为"浮络"，络脉中最细小的分支称为"孙络"，遍布全身，难以计数。

第二单元　经络的作用和经络学说的临床应用

1. 经络的作用

（1）联系脏腑，沟通内外。

（2）运行气血，营养全身。

（3）抗御病邪，反映病候。

（4）传导感应，调和阴阳。

2. 经络学说的临床应用

（1）诊断作用：分经络辨证、经络诊法、现代检测。

（2）治疗作用：指导针灸治疗，指导药物归经。

第三单元　腧穴的分类

腧穴分为十四经穴、经外奇穴和阿是穴三类。

分类	概念
十四经穴	简称"经穴"，归属于十二经和任脉、督脉循行线上的腧穴，有固定的名称、固定的位置和归经，有主治本经病证的共同作用，是腧穴的主要部分。2006 年增加"印堂"后共 362 个经穴

分类	概念
经外奇穴	经外奇穴，有一定的名称、有明确的位置，未列入十四经系统的腧穴，主治范围单纯，对某些病证有特殊疗效
阿是穴	又称"天应穴""不定穴""压痛点"，无名称、无固定位置，而是以压痛点或其他反应作为针灸施术部位，始见于孙思邈的《备急千金要方》，来源于《黄帝内经》的"以痛为腧"

第四单元　腧穴的主治特点和规律

1. 腧穴的主治特点

主治特点	释义	举例
近治作用	经穴、奇穴和阿是穴所共有的主治作用特点	"腧穴所在，主治所在"，如胃部的中脘穴
远治作用	经穴，尤其是十二经脉在四肢肘、膝关节以下腧穴的主治作用特点	"经脉所过，主治所及"，如合谷穴，不仅能治上肢病证，而且能治颈部和头面部病证
特殊作用	某些腧穴具有双向的良性调整作用和相对的特异性治疗作用	大椎穴退热、至阴穴矫正胎位等

2. 腧穴的主治规律

十四经脉	经名	本经主治		相同主治
手三阴经	手太阴经	肺、喉病	－	胸部病
	手厥阴经	心、胃病	神志病	
	手少阴经	心病		
手三阳经	手阳明经	前头、鼻、口齿病	－	眼病、咽喉病、热病
	手少阳经	侧头、胁肋病	耳病	
	手太阳经	后头、肩胛、神志病		
足三阳经	足阳明经	前头、口齿、咽喉、胃肠病	－	神志病、热病
	足少阳经	侧头、耳、项、胁肋、胆病	眼病	
	足太阳经	后头、项、背腰、肛肠病		
足三阴经	足太阴经	脾胃病	－	腹部病、妇科病
	足厥阴经	肝病	前阴病	
	足少阴经	肾、肺、咽喉病		
任脉、督脉	任脉	中风脱证、虚寒证	神志病、脏腑病、妇科病	
	督脉	中风昏迷、热病、头面病		

第五单元　腧穴的定位方法

1. 骨度分寸定位法

部位	起止点	折量寸	度量法	说明
头面部	前发际正中至后发际正中	12	直寸	用于确定头部腧穴的纵向距离
	眉间（印堂）至前发际正中	3	直寸	用于确定前发际或后发际及头部腧穴的纵向距离
	两额角发际（头维）之间	9	横寸	用于确定头前部腧穴的横向距离
	耳后两乳突（完骨）之间	9	横寸	用于确定头后部腧穴的横向距离
胸腹胁部	胸骨上窝（天突）至剑胸结合中点（歧骨）	9	直寸	用于确定胸部任脉腧穴的纵向距离
	剑胸结合中点（歧骨）至脐中	8	直寸	用于确定上腹部腧穴的纵向距离
	脐中至耻骨联合上缘（曲骨）	5	直寸	用于确定下腹部腧穴的纵向距离
	两肩胛骨喙突内侧缘之间	12	横寸	用于确定胸部腧穴的横向距离
	两乳头之间	8	横寸	用于确定胸腹部腧穴的横向距离
背腰部	肩胛骨内侧缘至后正中线	3	横寸	用于确定背腰部腧穴的横向距离
上肢部	腋前、后纹头至肘横纹（平尺骨鹰嘴）	9	直寸	用于确定上臂部腧穴的纵向距离
	肘横纹（平尺骨鹰嘴）至腕掌（背）侧远端横纹	12	直寸	用于确定前臂部腧穴的纵向距离
下肢部	耻骨联合上缘至髌底	18	直寸	用于确定大腿前部及内侧部腧穴的纵向距离
	髌底至髌尖	2	直寸	
	髌尖（膝中）至内踝尖	15	直寸	用于确定小腿内侧部腧穴的纵向距离
	胫骨内侧踝下方阴陵泉至内踝尖	13	直寸	
	股骨大转子至腘横纹（平髌尖）	19	直寸	用于确定大腿前外侧部腧穴的纵向距离
	臀沟至腘横纹	14	直寸	用于确定大腿后部腧穴的纵向距离
	腘横纹（平髌尖）至外踝尖	16	直寸	用于确定小腿外侧部及后侧部腧穴的纵向距离
	内踝尖至足底	3	直寸	用于确定足内侧部腧穴的纵向距离

2. 体表解剖标志定位法

（1）固定标志：如鼻尖取素髎、两眉中间取印堂、以眉头定攒竹、两乳中间取膻中等。

（2）活动标志：如微张口，耳屏正中前缘凹陷中取听宫；尽力屈肘，于横纹头处取曲池。

3. 手指同身寸定位法

（1）中指同身寸：以患者中指中节桡侧两端纹头之间的距离作为1寸。

（2）拇指同身寸：以患者拇指间关节的宽度作为1寸。

（3）横指同身寸：患者的食、中、无名、小指四指并拢，以中指中节横纹为准，其四指的宽度作为3寸。四指相并名曰"一夫"，用横指同身寸量取腧穴，又名"一夫法"。

第六单元　手太阴肺经

1. 经脉循行

体表循行：腋下→上肢内侧前缘→寸口→大鱼际→拇指端（少商）。

体内联系：中焦—络大肠—胃口—属肺—肺系（气管、咽喉）。

连接下经：食指桡侧端（商阳）—接大肠经。

2. 主治概要　肺系病证、经脉循行部位的其他病证。

3. 常用腧穴的定位和主治要点

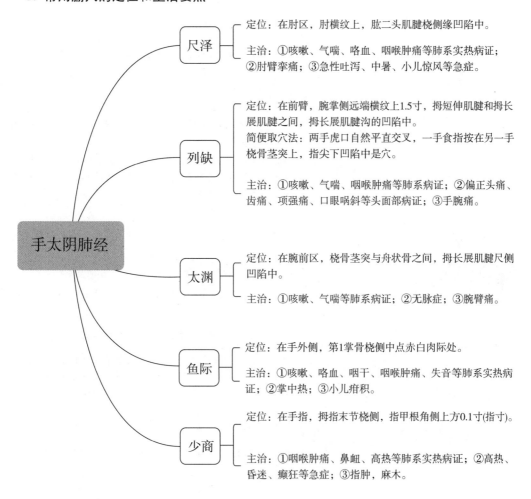

手太阴肺经

尺泽
- 定位：在肘区，肘横纹上，肱二头肌腱桡侧缘凹陷中。
- 主治：①咳嗽、气喘、咯血、咽喉肿痛等肺系实热病证；②肘臂挛痛；③急性吐泻、中暑、小儿惊风等急症。

列缺
- 定位：在前臂，腕掌侧远端横纹上1.5寸，拇短伸肌腱和拇长展肌腱之间，拇长展肌腱沟的凹陷中。
- 简便取穴法：两手虎口自然平直交叉，一手食指按在另一手桡骨茎突上，指尖下凹陷中是穴。
- 主治：①咳嗽、气喘、咽喉肿痛等肺系病证；②偏正头痛、齿痛、项强痛、口眼㖞斜等头面部病证；③手腕痛。

太渊
- 定位：在腕前区，桡骨茎突与舟状骨之间，拇长展肌腱尺侧凹陷中。
- 主治：①咳嗽、气喘等肺系病证；②无脉症；③腕臂痛。

鱼际
- 定位：在手外侧，第1掌骨桡侧中点赤白肉际处。
- 主治：①咳嗽、咯血、咽干、咽喉肿痛、失音等肺系实热病证；②掌中热；③小儿疳积。

少商
- 定位：在手指，拇指末节桡侧，指甲根角侧上方0.1寸（指寸）。
- 主治：①咽喉肿痛、鼻衄、高热等肺系实热病证；②高热、昏迷、癫狂等急症；③指肿，麻木。

第七单元　手阳明大肠经

1. 经脉循行

体表循行：食指→合谷→上肢外侧前缘→肩前→颈→下齿→鼻旁。

体内联系：络肺—属大肠。

连接下经：鼻旁—接足阳明胃经。

2. 主治概要　头面五官病证、肠胃病证、皮肤病证、热病及经脉循行部位的其他病证。

3. 常用腧穴的定位和主治要点

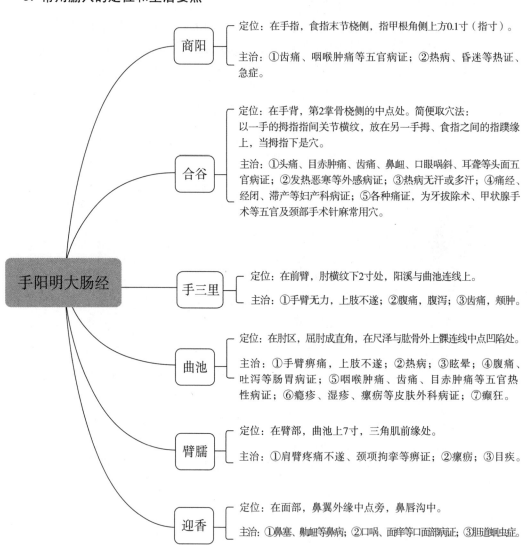

商阳

定位：在手指，食指末节桡侧，指甲根角侧上方0.1寸（指寸）。

主治：①齿痛、咽喉肿痛等五官病证；②热病、昏迷等热证、急症。

合谷

定位：在手背，第2掌骨桡侧的中点处。简便取穴法：以一手的拇指指间关节横纹，放在另一手拇、食指之间的指蹼缘上，当拇指下是穴。

主治：①头痛、目赤肿痛、齿痛、鼻衄、口眼㖞斜、耳聋等头面五官病证；②发热恶寒等外感病证；③热病无汗或多汗；④痛经、经闭、滞产等妇产科病证；⑤各种痛证，为牙拔除术、甲状腺手术等五官及颈部手术针麻常用穴。

手阳明大肠经

手三里

定位：在前臂，肘横纹下2寸处，阳溪与曲池连线上。

主治：①手臂无力，上肢不遂；②腹痛，腹泻；③齿痛，颊肿。

曲池

定位：在肘区，屈肘成直角，在尺泽与肱骨外上髁连线中点凹陷处。

主治：①手臂痹痛，上肢不遂；②热病；③眩晕；④腹痛、吐泻等肠胃病证；⑤咽喉肿痛、齿痛、目赤肿痛等五官热性病证；⑥瘾疹、湿疹、瘰疬等皮肤外科病证；⑦癫狂。

臂臑

定位：在臂部，曲池上7寸，三角肌前缘处。

主治：①肩臂疼痛不遂、颈项拘挛等痹证；②瘰疬；③目疾。

迎香

定位：在面部，鼻翼外缘中点旁，鼻唇沟中。

主治：①鼻塞、鼽衄等鼻病；②口㖞、面痒等口面部病证；③胆道蛔虫症。

第八单元　足阳明胃经

1. 经脉循行

体表循行：鼻旁→目下→面周→缺盆→胸腹二侧线→下肢外侧前缘→第二足趾外侧端。

体内联系：属胃—络脾—腹里—气冲。

连接下经：足大趾内端—接足太阴脾经。

2. 主治概要　脾胃肠病、头面五官病、神志病、热病及经脉循行部位的其他病证。

3. 常用腧穴的定位和主治要点

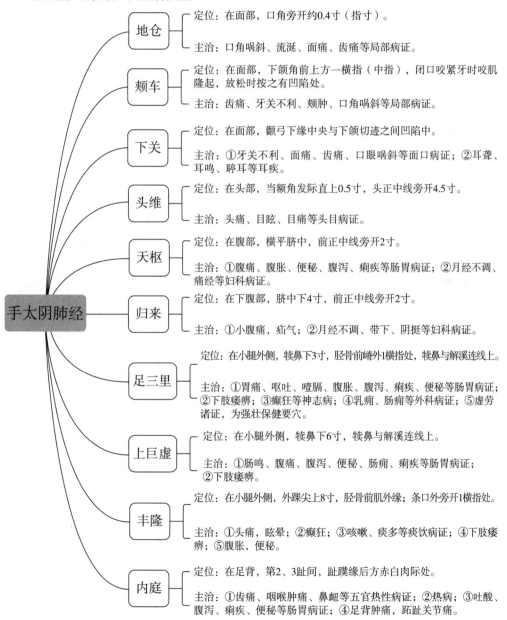

手太阴肺经

地仓
- 定位：在面部，口角旁开约0.4寸（指寸）。
- 主治：口角㖞斜、流涎、面痛、齿痛等局部病证。

颊车
- 定位：在面部，下颌角前上方一横指（中指），闭口咬紧牙时咬肌隆起，放松时按之有凹陷处。
- 主治：齿痛、牙关不利、颊肿、口角㖞斜等局部病证。

下关
- 定位：在面部，颧弓下缘中央与下颌切迹之间凹陷中。
- 主治：①牙关不利、面痛、齿痛、口眼㖞斜等面口病证；②耳聋、耳鸣、聤耳等耳疾。

头维
- 定位：在头部，当额角发际直上0.5寸，头正中线旁开4.5寸。
- 主治：头痛、目眩、目痛等头目病证。

天枢
- 定位：在腹部，横平脐中，前正中线旁开2寸。
- 主治：①腹痛、腹胀、便秘、腹泻、痢疾等肠胃病证；②月经不调、痛经等妇科病证。

归来
- 定位：在下腹部，脐中下4寸，前正中线旁开2寸。
- 主治：①小腹痛，疝气；②月经不调、带下、阴挺等妇科病证。

足三里
- 定位：在小腿外侧，犊鼻下3寸，胫骨前嵴外1横指处，犊鼻与解溪连线上。
- 主治：①胃痛、呕吐、噎膈、腹胀、腹泻、痢疾、便秘等胃肠病证；②下肢痿痹；③癫狂等神志病；④乳痈、肠痈等外科病证；⑤虚劳诸证，为强壮保健要穴。

上巨虚
- 定位：在小腿外侧，犊鼻下6寸，犊鼻与解溪连线上。
- 主治：①肠鸣、腹痛、腹泻、便秘、肠痈、痢疾等肠胃病证；②下肢痿痹。

丰隆
- 定位：在小腿外侧，外踝尖上8寸，胫骨前肌外缘；条口外旁开1横指处。
- 主治：①头痛，眩晕；②癫狂；③咳嗽、痰多等痰饮病证；④下肢痿痹；⑤腹胀，便秘。

内庭
- 定位：在足背，第2、3趾间，趾蹼缘后方赤白肉际处。
- 主治：①齿痛、咽喉肿痛、鼻衄等五官热性病证；②热病；③吐酸、腹泻、痢疾、便秘等肠胃病证；④足背肿痛，跖趾关节痛。

第九单元 足太阴脾经

1. 经脉循行

体表循行：足大趾→下肢内侧前缘（内踝上八寸以下，肝经前脾经中）→胸腹第三侧线。

体内联系：属脾—络胃—上膈夹咽—注心中。

连接下经：心中—接手少阴心经。

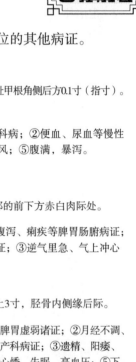

2. 主治概要 脾胃病证、妇科病证、前阴病证、经脉循行部位的其他病证。

3. 常用腧穴的定位和主治要点

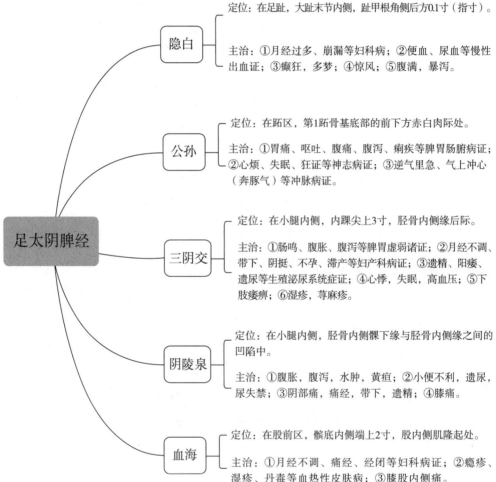

足太阴脾经

隐白
定位：在足趾，大趾末节内侧，趾甲根角侧后方0.1寸（指寸）。
主治：①月经过多、崩漏等妇科病；②便血、尿血等慢性出血证；③癫狂，多梦；④惊风；⑤腹满，暴泻。

公孙
定位：在跖区，第1跖骨基底部的前下方赤白肉际处。
主治：①胃痛、呕吐、腹痛、腹泻、痢疾等脾胃肠腑病证；②心烦、失眠、狂证等神志病证；③逆气里急、气上冲心（奔豚气）等冲脉病证。

三阴交
定位：在小腿内侧，内踝尖上3寸，胫骨内侧缘后际。
主治：①肠鸣、腹胀、腹泻等脾胃虚弱诸证；②月经不调、带下、阴挺、不孕、滞产等妇产科病证；③遗精、阳痿、遗尿等生殖泌尿系统症证；④心悸，失眠，高血压；⑤下肢痿痹；⑥湿疹，荨麻疹。

阴陵泉
定位：在小腿内侧，胫骨内侧髁下缘与胫骨内侧缘之间的凹陷中。
主治：①腹胀，腹泻，水肿，黄疸；②小便不利，遗尿，尿失禁；③阴部痛，痛经，带下，遗精；④膝痛。

血海
定位：在股前区，髌底内侧端上2寸，股内侧肌隆起处。
主治：①月经不调、痛经、经闭等妇科病证；②瘾疹、湿疹、丹毒等血热性皮肤病；③膝股内侧痛。

第十单元　手少阴心经

1. 经脉循行

体表循行：腋下→上肢内侧后缘→小指。

体内联系：起心中—属心系—络小肠—夹食道—系目—上肺。

连接下经：小指桡侧末端—接手太阳经。

2. 主治概要　心系病证、神志病证、经脉循行部位的其他病证。

3. 常用腧穴的定位和主治要点

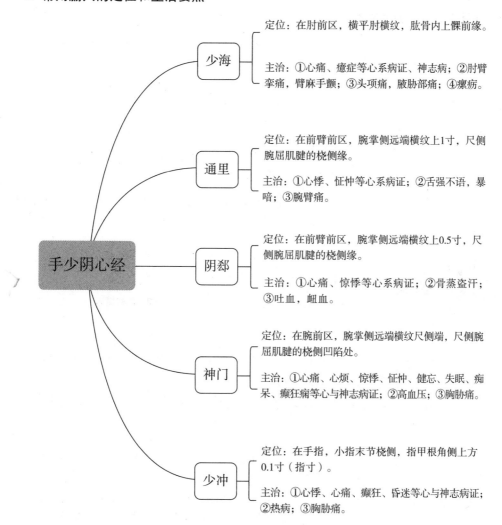

手少阴心经

少海
定位：在肘前区，横平肘横纹，肱骨内上髁前缘。
主治：①心痛、癔症等心系病证、神志病；②肘臂挛痛，臂麻手颤；③头项痛，腋胁部痛；④瘰疬。

通里
定位：在前臂前区，腕掌侧远端横纹上1寸，尺侧腕屈肌腱的桡侧缘。
主治：①心悸、怔忡等心系病证；②舌强不语，暴喑；③腕臂痛。

阴郄
定位：在前臂前区，腕掌侧远端横纹上0.5寸，尺侧腕屈肌腱的桡侧缘。
主治：①心痛、惊悸等心系病证；②骨蒸盗汗；③吐血，衄血。

神门
定位：在腕前区，腕掌侧远端横纹尺侧端，尺侧腕屈肌腱的桡侧凹陷处。
主治：①心痛、心烦、惊悸、怔忡、健忘、失眠、痴呆、癫狂痫等心与神志病证；②高血压；③胸胁痛。

少冲
定位：在手指，小指末节桡侧，指甲根角侧上方0.1寸（指寸）。
主治：①心悸、心痛、癫狂、昏迷等心与神志病证；②热病；③胸胁痛。

第十一单元　手太阳小肠经

1. 经脉循行

体表循行：小指外侧→上肢外侧后缘→肩关节—肩胛→肩上→颈→面颊→目外眦→耳前→入耳中。

体内联系：络心—循咽—抵胃—属小肠。

连接下经：从面颊—抵鼻—到目内眦—接足太阳膀胱经。

2. 主治概要　头面五官病证、热病、神志病证、经脉循行部位的其他病证。

3. 常用腧穴定位和主治要点

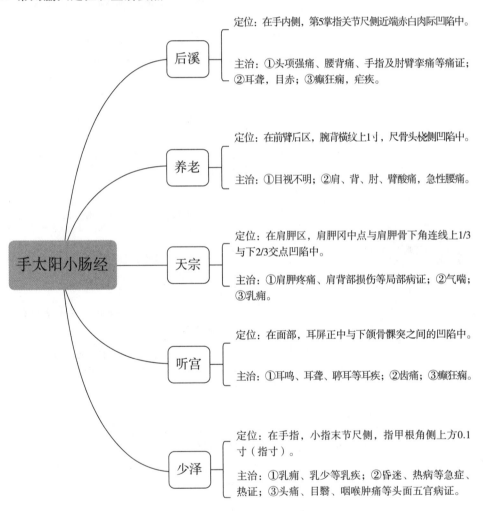

后溪

定位：在手内侧，第5掌指关节尺侧近端赤白肉际凹陷中。

主治：①头项强痛、腰背痛、手指及肘臂挛痛等痛证；②耳聋，目赤；③癫狂痫，疟疾。

养老

定位：在前臂后区，腕背横纹上1寸，尺骨头桡侧凹陷中。

主治：①目视不明；②肩、背、肘、臂酸痛，急性腰痛。

天宗

定位：在肩胛区，肩胛冈中点与肩胛骨下角连线上1/3与下2/3交点凹陷中。

主治：①肩胛疼痛、肩背部损伤等局部病证；②气喘；③乳痈。

听宫

定位：在面部，耳屏正中与下颌骨髁突之间的凹陷中。

主治：①耳鸣、耳聋、聤耳等耳疾；②齿痛；③癫狂痫。

少泽

定位：在手指，小指末节尺侧，指甲根角侧上方0.1寸（指寸）。

主治：①乳痈、乳少等乳疾；②昏迷、热病等急症、热证；③头痛、目翳、咽喉肿痛等头面五官病证。

第十二单元 足太阳膀胱经

1. 经脉循行

体表循行：目内眦→头顶第一侧线→腰背→下肢外侧后缘→小趾。

体内分布：络脑—络肾—属膀胱。

连接下经：足小趾外侧末端—接足少阴肾经。

2. 主治概要 脏腑病证、神志病证、头面五官病证、经脉循行部位的其他病证。

3. 常用腧穴的定位和主治要点

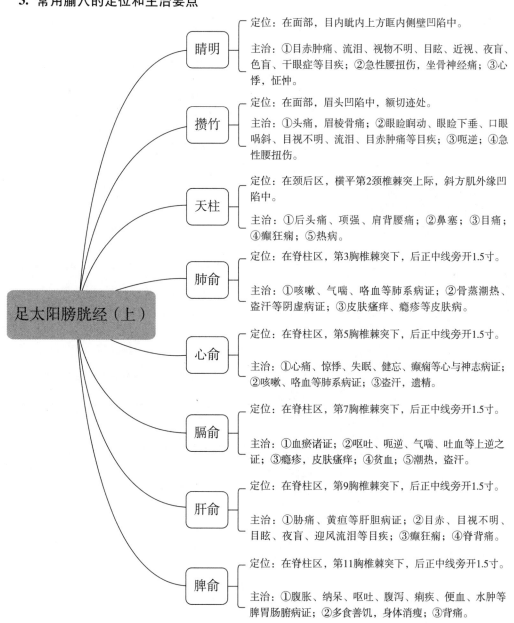

足太阳膀胱经（上）

睛明
定位：在面部，目内眦内上方眶内侧壁凹陷中。
主治：①目赤肿痛、流泪、视物不明、目眩、近视、夜盲、色盲、干眼症等目疾；②急性腰扭伤，坐骨神经痛；③心悸，怔忡。

攒竹
定位：在面部，眉头凹陷中，额切迹处。
主治：①头痛，眉棱骨痛；②眼睑𬊆动、眼睑下垂、口眼㖞斜、目视不明、流泪、目赤肿痛等目疾；③呃逆；④急性腰扭伤。

天柱
定位：在颈后区，横平第2颈椎棘突上际，斜方肌外缘凹陷中。
主治：①后头痛、项强、肩背腰痛；②鼻塞；③目痛；④癫狂痫；⑤热病。

肺俞
定位：在脊柱区，第3胸椎棘突下，后正中线旁开1.5寸。
主治：①咳嗽、气喘、咯血等肺系病证；②骨蒸潮热、盗汗等阴虚病证；③皮肤瘙痒、瘾疹等皮肤病。

心俞
定位：在脊柱区，第5胸椎棘突下，后正中线旁开1.5寸。
主治：①心痛、惊悸、失眠、健忘、癫痫等心与神志病证；②咳嗽、咯血等肺系病证；③盗汗，遗精。

膈俞
定位：在脊柱区，第7胸椎棘突下，后正中线旁开1.5寸。
主治：①血瘀诸证；②呕吐、呃逆、气喘、吐血等上逆之证；③瘾疹，皮肤瘙痒；④贫血；⑤潮热，盗汗。

肝俞
定位：在脊柱区，第9胸椎棘突下，后正中线旁开1.5寸。
主治：①胁痛、黄疸等肝胆病证；②目赤、目视不明、目眩、夜盲、迎风流泪等目疾；③癫狂痫；④脊背痛。

脾俞
定位：在脊柱区，第11胸椎棘突下，后正中线旁开1.5寸。
主治：①腹胀、纳呆、呕吐、腹泻、痢疾、便血、水肿等脾胃肠腑病证；②多食善饥，身体消瘦；③背痛。

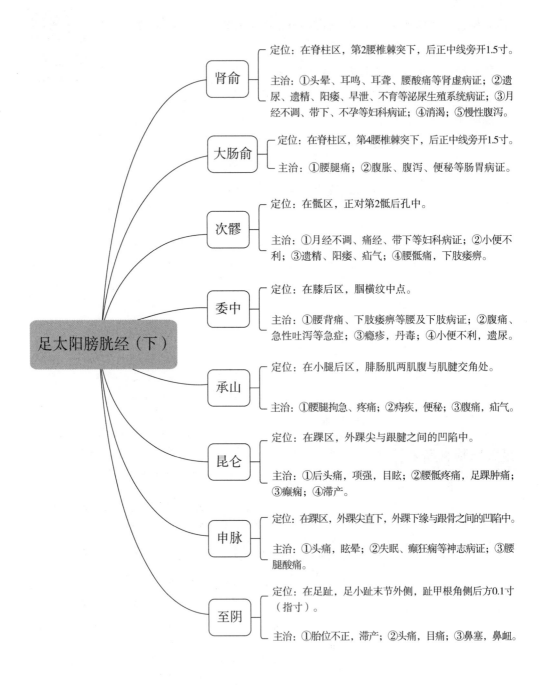

足太阳膀胱经（下）

肾俞
定位：在脊柱区，第2腰椎棘突下，后正中线旁开1.5寸。
主治：①头晕、耳鸣、耳聋、腰酸痛等肾虚病证；②遗尿、遗精、阳痿、早泄、不育等泌尿生殖系统病证；③月经不调、带下、不孕等妇科病证；④消渴；⑤慢性腹泻。

大肠俞
定位：在脊柱区，第4腰椎棘突下，后正中线旁开1.5寸。
主治：①腰腿痛；②腹胀、腹泻、便秘等肠胃病证。

次髎
定位：在骶区，正对第2骶后孔中。
主治：①月经不调、痛经、带下等妇科病证；②小便不利；③遗精、阳痿、疝气；④腰骶痛，下肢痿痹。

委中
定位：在膝后区，腘横纹中点。
主治：①腰背痛、下肢痿痹等腰及下肢病证；②腹痛、急性吐泻等急症；③瘾疹，丹毒；④小便不利，遗尿。

承山
定位：在小腿后区，腓肠肌两肌腹与肌腱交角处。
主治：①腰腿拘急、疼痛；②痔疾，便秘；③腹痛，疝气。

昆仑
定位：在踝区，外踝尖与跟腱之间的凹陷中。
主治：①后头痛，项强，目眩；②腰骶疼痛，足踝肿痛；③癫痫；④滞产。

申脉
定位：在踝区，外踝尖直下，外踝下缘与跟骨之间的凹陷中。
主治：①头痛，眩晕；②失眠、癫狂痫等神志病证；③腰腿酸痛。

至阴
定位：在足趾，足小趾末节外侧，趾甲根角侧后方0.1寸（指寸）。
主治：①胎位不正，滞产；②头痛，目痛；③鼻塞，鼻衄。

第十三单元 足少阴肾经

1. 经脉循行

体表循行：足小趾下→足心→下肢内侧后缘→胸腹第一侧线。

体内分布：贯脊属肾—络膀胱—贯肝、膈—入肺—循喉咙，夹舌本—络心—注胸中。

连接下经：胸中—接手厥阴心包经。

2. 主治概要 头和五官病证、妇科病证及前阴病证、经脉循行部位的其他病证。

3. 常用腧穴的定位和主治要点

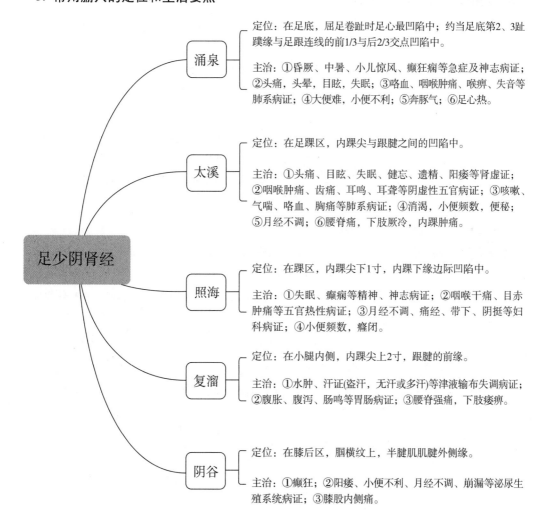

足少阴肾经

涌泉

定位：在足底，屈足卷趾时足心最凹陷中；约当足底第2、3趾蹼缘与足跟连线的前1/3与后2/3交点凹陷中。

主治：①昏厥、中暑、小儿惊风、癫狂痫等急症及神志病证；②头痛，头晕，目眩，失眠；③咯血、咽喉肿痛、喉痹、失音等肺系病证；④大便难，小便不利；⑤奔豚气；⑥足心热。

太溪

定位：在足踝区，内踝尖与跟腱之间的凹陷中。

主治：①头痛、目眩、失眠、健忘、遗精、阳痿等肾虚证；②咽喉肿痛、齿痛、耳鸣、耳聋等阴虚性五官病证；③咳嗽、气喘、咯血、胸痛等肺系病证；④消渴，小便频数，便秘；⑤月经不调；⑥腰脊痛，下肢厥冷，内踝肿痛。

照海

定位：在踝区，内踝尖下1寸，内踝下缘边际凹陷中。

主治：①失眠、癫痫等精神、神志病证；②咽喉干痛、目赤肿痛等五官热性病证；③月经不调、痛经、带下、阴挺等妇科病证；④小便频数，癃闭。

复溜

定位：在小腿内侧，内踝尖上2寸，跟腱的前缘。

主治：①水肿、汗证(盗汗，无汗或多汗)等津液输布失调病证；②腹胀、腹泻、肠鸣等胃肠病证；③腰脊强痛，下肢痿痹。

阴谷

定位：在膝后区，腘横纹上，半腱肌肌腱外侧缘。

主治：①癫狂；②阳痿、小便不利、月经不调、崩漏等泌尿生殖系统病证；③膝股内侧痛。

第十四单元　手厥阴心包经

1. 经脉循行

体表循行：起于乳头外侧天池→上肢内侧正中→掌中→中指末端。

体内分布：属心包—络上、中、下焦。

连接下经：掌中劳宫—无名指端—接手少阳三焦经。

2. 主治概要　心胸及神志病证、胃腑病证、经脉循行部位的其他病证。

3. 常用腧穴定位和主治要点

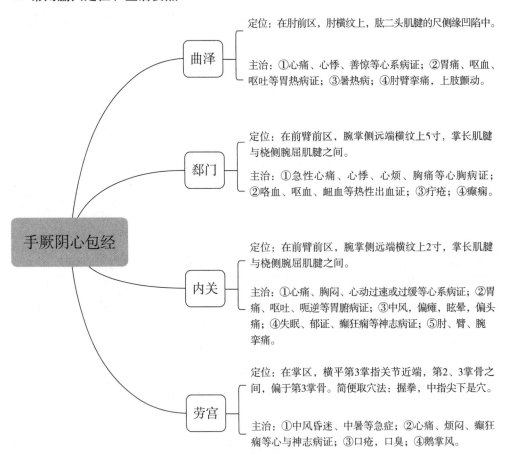

手厥阴心包经

曲泽
定位：在肘前区，肘横纹上，肱二头肌腱的尺侧缘凹陷中。
主治：①心痛、心悸、善惊等心系病证；②胃痛、呕血、呕吐等胃热病证；③暑热病；④肘臂挛痛，上肢颤动。

郄门
定位：在前臂前区，腕掌侧远端横纹上5寸，掌长肌腱与桡侧腕屈肌腱之间。
主治：①急性心痛、心悸、心烦、胸痛等心胸病证；②咯血、呕血、衄血等热性出血证；③疔疮；④癫痫。

内关
定位：在前臂前区，腕掌侧远端横纹上2寸，掌长肌腱与桡侧腕屈肌腱之间。
主治：①心痛、胸闷、心动过速或过缓等心系病证；②胃痛、呕吐、呃逆等胃腑病证；③中风，偏瘫，眩晕，偏头痛；④失眠、郁证、癫狂痫等神志病证；⑤肘、臂、腕挛痛。

劳宫
定位：在掌区，横平第3掌指关节近端，第2、3掌骨之间，偏于第3掌骨。简便取穴法：握拳，中指尖下是穴。
主治：①中风昏迷、中暑等急症；②心痛、烦闷、癫狂痫等心与神志病证；③口疮，口臭；④鹅掌风。

第十五单元　手少阳三焦经

1. 经脉循行

体表循行：无名指尺侧末端→手背→上肢外侧正中→肩颈→耳后→耳前→眉梢。

体内分布：属三焦—络心包。

连接下经：目外眦—接足少阳胆经。

2. 主治概要　头面及五官病证、热病、经脉循行部位的其他病证。

3. 常用腧穴的定位和主治要点

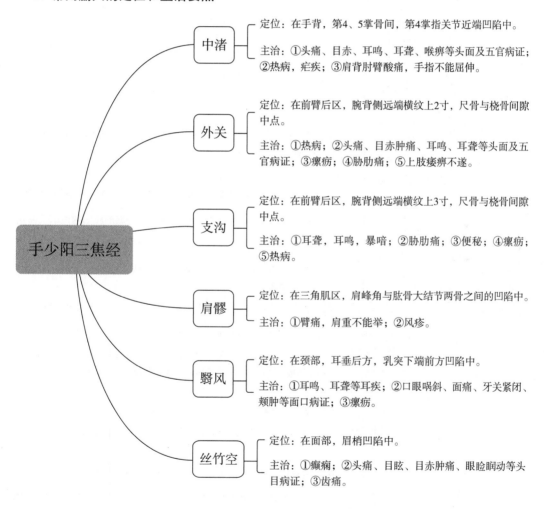

手少阳三焦经

中渚
定位：在手背，第4、5掌骨间，第4掌指关节近端凹陷中。
主治：①头痛、目赤、耳鸣、耳聋、喉痹等头面及五官病证；②热病，疟疾；③肩背肘臂酸痛，手指不能屈伸。

外关
定位：在前臂后区，腕背侧远端横纹上2寸，尺骨与桡骨间隙中点。
主治：①热病；②头痛、目赤肿痛、耳鸣、耳聋等头面及五官病证；③瘰疬；④胁肋痛；⑤上肢痿痹不遂。

支沟
定位：在前臂后区，腕背侧远端横纹上3寸，尺骨与桡骨间隙中点。
主治：①耳聋，耳鸣，暴喑；②胁肋痛；③便秘；④瘰疬；⑤热病。

肩髎
定位：在三角肌区，肩峰角与肱骨大结节两骨之间的凹陷中。
主治：①臂痛，肩重不能举；②风疹。

翳风
定位：在颈部，耳垂后方，乳突下端前方凹陷中。
主治：①耳鸣、耳聋等耳疾；②口眼㖞斜、面痛、牙关紧闭、颊肿等面口病证；③瘰疬。

丝竹空
定位：在面部，眉梢凹陷中。
主治：①癫痫；②头痛、目眩、目赤肿痛、眼睑𥆧动等头目病证；③齿痛。

第十六单元 足少阳胆经

1. 经脉循行

体表循行：目外眦旁→绕耳前后→头侧→颈、胸、腹侧面→下肢外侧正中→外踝前→足第四趾外侧端。

体内分布：属胆—络肝。

连接下经：足背—足大趾—接足厥阴肝经。

2. 主治概要 头面及五官病证、肝胆病证、神志病证、热病、经脉循行部位的其他病证。

3. 常用腧穴定位和主治要点

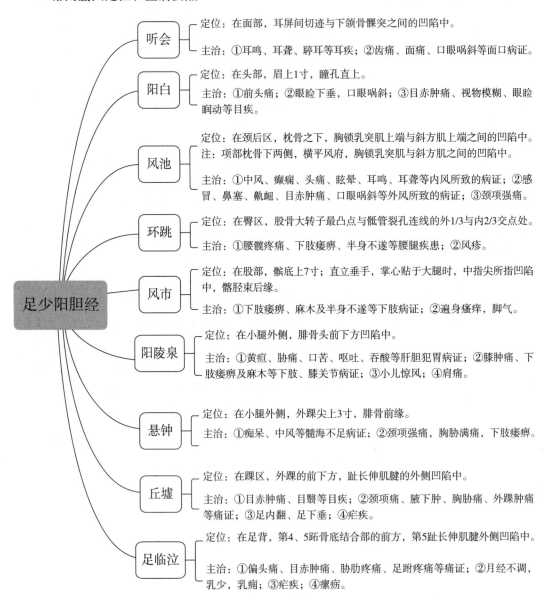

足少阳胆经

听会
定位：在面部，耳屏间切迹与下颌骨髁突之间的凹陷中。
主治：①耳鸣、耳聋、聤耳等耳疾；②齿痛、面痛、口眼㖞斜等面口病证。

阳白
定位：在头部，眉上1寸，瞳孔直上。
主治：①前头痛；②眼睑下垂，口眼㖞斜；③目赤肿痛、视物模糊、眼睑瞤动等目疾。

风池
定位：在颈后区，枕骨之下，胸锁乳突肌上端与斜方肌上端之间的凹陷中。
注：项部枕骨下两侧，横平风府，胸锁乳突肌与斜方肌之间的凹陷中。
主治：①中风、癫痫、头痛、眩晕、耳鸣、耳聋等内风所致的病证；②感冒、鼻塞、衄血、目赤肿痛、口眼㖞斜等外风所致的病证；③颈项强痛。

环跳
定位：在臀区，股骨大转子最凸点与骶管裂孔连线的外1/3与内2/3交点处。
主治：①腰髋疼痛、下肢痿痹、半身不遂等腰腿疾患；②风疹。

风市
定位：在股部，髌底上7寸；直立垂手，掌心贴于大腿时，中指尖所指凹陷中，髂胫束后缘。
主治：①下肢痿痹、麻木及半身不遂等下肢病证；②遍身瘙痒，脚气。

阳陵泉
定位：在小腿外侧，腓骨头前下方凹陷中。
主治：①黄疸、胁痛、口苦、呕吐、吞酸等肝胆犯胃病证；②膝肿痛、下肢痿痹及麻木等下肢、膝关节病证；③小儿惊风；④肩痛。

悬钟
定位：在小腿外侧，外踝尖上3寸，腓骨前缘。
主治：①痴呆、中风等髓海不足病证；②颈项强痛，胸胁满痛，下肢痿痹。

丘墟
定位：在踝区，外踝的前下方，趾长伸肌腱的外侧凹陷中。
主治：①目赤肿痛、目翳等目疾；②颈项痛、腋下肿、胸胁痛、外踝肿痛等痛证；③足内翻、足下垂；④疟疾。

足临泣
定位：在足背，第4、5跖骨底结合部的前方，第5趾长伸肌腱外侧凹陷中。
主治：①偏头痛、目赤肿痛、胁肋疼痛、足跗疼痛等痛证；②月经不调，乳少，乳痈；③疟疾；④瘰疬。

第十七单元　足厥阴肝经

1. 经脉循行

体表循行：起于足大趾外侧端大敦→足内踝前→小腿内侧脾经前→内踝上8寸处交于脾经之后→股膝内侧正中→外阴→胁肋→止于乳下第六肋间期门。

体内分布：属肝，络胆，与胃、肺、咽喉、外阴、目、脑等有联系。

连接下经：从肝—贯膈—接手太阴肺经

2. 主治概要　肝胆病证、妇科和前阴病证、经脉循行部位的其他病证。

3. 常用腧穴定位、主治

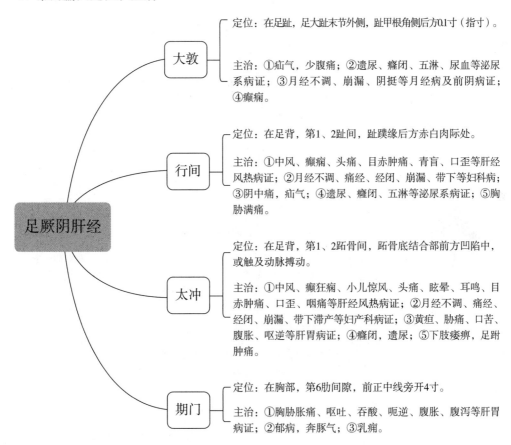

足厥阴肝经

大敦
- 定位：在足趾，足大趾末节外侧，趾甲根角侧后方0.1寸（指寸）。
- 主治：①疝气，少腹痛；②遗尿、癃闭、五淋、尿血等泌尿系病证；③月经不调、崩漏、阴挺等月经病及前阴病证；④癫痫。

行间
- 定位：在足背，第1、2趾间，趾蹼缘后方赤白肉际处。
- 主治：①中风、癫痫、头痛、目赤肿痛、青盲、口歪等肝经风热病证；②月经不调、痛经、经闭、崩漏、带下等妇科病；③阴中痛，疝气；④遗尿、癃闭、五淋等泌尿系病证；⑤胸胁满痛。

太冲
- 定位：在足背，第1、2跖骨间，跖骨底结合部前方凹陷中，或触及动脉搏动。
- 主治：①中风、癫狂痫、小儿惊风、头痛、眩晕、耳鸣、目赤肿痛、口歪、咽痛等肝经风热病证；②月经不调、痛经、经闭、崩漏、带下滞产等妇产科病证；③黄疸、胁痛、口苦、腹胀、呕逆等肝胃病证；④癃闭，遗尿；⑤下肢痿痹，足跗肿痛。

期门
- 定位：在胸部，第6肋间隙，前正中线旁开4寸。
- 主治：①胸胁胀痛、呕吐、吞酸、呃逆、腹胀、腹泻等肝胃病证；②郁病，奔豚气；③乳痈。

第十八单元　督脉

1. 经脉循行

体表循行：起于小腹内→尾骨尖下长强→腰背项部正中→颠顶→前额正中→鼻柱→人中沟→止于上唇系带与齿龈相接处的龈交。

体内分布：与生殖器、脊髓、脑、鼻有联系。

2. 主治概要　脏腑病证、神志病证、热病、头面及五官病证、经脉循行部位的其他病证。

3. 常用腧穴的定位和主治要点

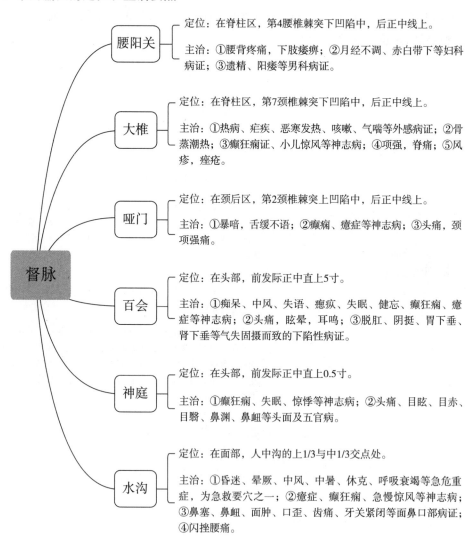

腰阳关
定位：在脊柱区，第4腰椎棘突下凹陷中，后正中线上。
主治：①腰背疼痛，下肢痿痹；②月经不调、赤白带下等妇科病证；③遗精、阳痿等男科病证。

大椎
定位：在脊柱区，第7颈椎棘突下凹陷中，后正中线上。
主治：①热病、疟疾、恶寒发热、咳嗽、气喘等外感病证；②骨蒸潮热；③癫狂痫证、小儿惊风等神志病；④项强，脊痛；⑤风疹，痤疮。

哑门
定位：在颈后区，第2颈椎棘突上凹陷中，后正中线上。
主治：①暴喑，舌缓不语；②癫痫、癔症等神志病；③头痛，颈项强痛。

百会
定位：在头部，前发际正中直上5寸。
主治：①痴呆、中风、失语、瘛疭、失眠、健忘、癫狂痫、癔症等神志病；②头痛，眩晕，耳鸣；③脱肛、阴挺、胃下垂、肾下垂等气失固摄而致的下陷性病证。

神庭
定位：在头部，前发际正中直上0.5寸。
主治：①癫狂痫、失眠、惊悸等神志病；②头痛、目眩、目赤、目翳、鼻渊、鼻衄等头面及五官病。

水沟
定位：在面部，人中沟的上1/3与中1/3交点处。
主治：①昏迷、晕厥、中风、中暑、休克、呼吸衰竭等急危重症，为急救要穴之一；②癔症、癫狂痫、急慢惊风等神志病；③鼻塞、鼻衄、面肿、口歪、齿痛、牙关紧闭等面鼻口部病证；④闪挫腰痛。

第十九单元　任脉

1. 经脉循行

体表循行：起于小腹内→前后阴之间会阴穴→腹胸颈前正中→止于承浆。

体内分布：与生殖器、唇、目有联系。

2. 主治概要　脏腑病，妇科、男科、前阴病，神志病，虚证，经脉循行部位的其他病证。

3. 常用腧穴的定位和主治要点

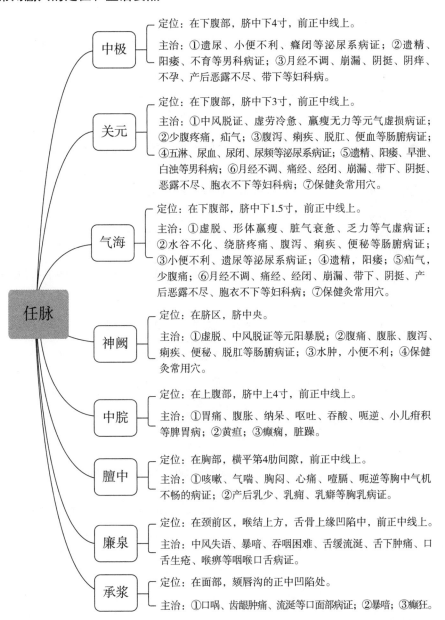

任脉

中极
定位：在下腹部，脐中下4寸，前正中线上。
主治：①遗尿、小便不利、癃闭等泌尿系病证；②遗精、阳痿、不育等男科病证；③月经不调、崩漏、阴挺、阴痒、不孕、产后恶露不尽、带下等妇科病。

关元
定位：在下腹部，脐中下3寸，前正中线上。
主治：①中风脱证、虚劳冷惫、羸瘦无力等元气虚损病证；②少腹疼痛，疝气；③腹泻、痢疾、脱肛、便血等肠腑病证；④五淋、尿血、尿闭、尿频等泌尿系病证；⑤遗精、阳痿、早泄、白浊等男科病；⑥月经不调、痛经、经闭、崩漏、带下、阴挺、恶露不尽、胞衣不下等妇科病；⑦保健灸常用穴。

气海
定位：在下腹部，脐中下1.5寸，前正中线上。
主治：①虚脱、形体羸瘦、脏气衰惫、乏力等气虚病证；②水谷不化、绕脐疼痛、腹泻、痢疾、便秘等肠腑病证；③小便不利、遗尿等泌尿系病证；④遗精，阳痿；⑤疝气，少腹痛；⑥月经不调、痛经、经闭、崩漏、带下、阴挺、产后恶露不尽、胞衣不下等妇科病；⑦保健灸常用穴。

神阙
定位：在脐区，脐中央。
主治：①虚脱、中风脱证等元阳暴脱；②腹痛、腹胀、腹泻、痢疾、便秘、脱肛等肠腑病证；③水肿，小便不利；④保健灸常用穴。

中脘
定位：在上腹部，脐中上4寸，前正中线上。
主治：①胃痛、腹胀、纳呆、呕吐、吞酸、呃逆、小儿疳积等脾胃病；②黄疸；③癫痫，脏躁。

膻中
定位：在胸部，横平第4肋间隙，前正中线上。
主治：①咳嗽、气喘、胸闷、心痛、噎膈、呃逆等胸中气机不畅的病证；②产后乳少、乳痈、乳癖等胸乳病证。

廉泉
定位：在颈前区，喉结上方，舌骨上缘凹陷中，前正中线上。
主治：中风失语、暴喑、吞咽困难、舌缓流涎、舌下肿痛、口舌生疮、喉痹等咽喉口舌病证。

承浆
定位：在面部，颏唇沟的正中凹陷处。
主治：①口喎、齿龈肿痛、流涎等口面部病证；②暴喑；③癫狂。

第二十单元　奇穴

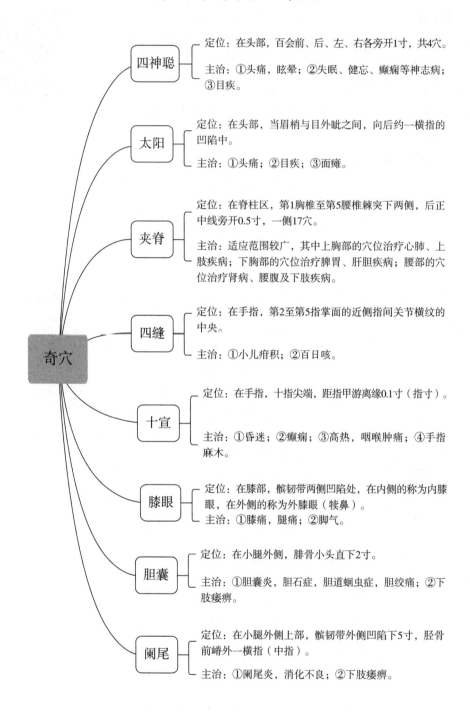

四神聪
- 定位：在头部，百会前、后、左、右各旁开1寸，共4穴。
- 主治：①头痛，眩晕；②失眠、健忘、癫痫等神志病；③目疾。

太阳
- 定位：在头部，当眉梢与目外眦之间，向后约一横指的凹陷中。
- 主治：①头痛；②目疾；③面瘫。

夹脊
- 定位：在脊柱区，第1胸椎至第5腰椎棘突下两侧，后正中线旁开0.5寸，一侧17穴。
- 主治：适应范围较广，其中上胸部的穴位治疗心肺、上肢疾病；下胸部的穴位治疗脾胃、肝胆疾病；腰部的穴位治疗肾病、腰腹及下肢疾病。

四缝
- 定位：在手指，第2至第5指掌面的近侧指间关节横纹的中央。
- 主治：①小儿疳积；②百日咳。

十宣
- 定位：在手指，十指尖端，距指甲游离缘0.1寸（指寸）。
- 主治：①昏迷；②癫痫；③高热，咽喉肿痛；④手指麻木。

膝眼
- 定位：在膝部，髌韧带两侧凹陷处，在内侧的称为内膝眼，在外侧的称为外膝眼（犊鼻）。
- 主治：①膝痛，腿痛；②脚气。

胆囊
- 定位：在小腿外侧，腓骨小头直下2寸。
- 主治：①胆囊炎，胆石症，胆道蛔虫症，胆绞痛；②下肢痿痹。

阑尾
- 定位：在小腿外侧上部，髌韧带外侧凹陷下5寸，胫骨前嵴外一横指（中指）。
- 主治：①阑尾炎，消化不良；②下肢痿痹。

第二十一单元　灸法

一、灸法的作用

灸法的作用主要包括温经散寒、扶阳固脱、消瘀散结、防病保健和引热外行。

二、灸法的种类

常见灸法		具体分类	
艾灸	艾炷灸	直接灸	无瘢痕灸、瘢痕灸
		间接灸	隔姜灸、隔蒜灸、隔盐灸、隔附子饼灸
	艾条灸	悬起灸	温和灸、雀啄灸、回旋灸
		实按灸	太乙针灸、雷火针灸
	温针灸、温灸器灸	—	
其他灸法	灯火灸，天灸（白芥子灸、蒜泥灸、斑蝥灸）等		

1. 艾炷灸　将艾绒制作成艾炷后，置于施灸部位点燃而治病的方法；艾炷灸又分直接灸与间接灸两类。

（1）直接灸

①瘢痕灸：化脓灸，治疗哮喘、肺痨、瘰疬等慢性顽疾。

②无瘢痕灸：非化脓灸。

（2）间接灸

间接灸	作用	临床应用	分析
隔姜灸	温胃止呕，散寒止痛	因寒而致的呕吐、腹痛，以及风寒痹痛	生姜降逆止呕，散寒止痛
隔蒜灸	清热解毒，杀虫	用于瘰疬、肺痨、肿疡初起	大蒜解毒杀虫，消肿止痛
隔盐灸	回阳救逆，固脱	伤寒阴证或吐泻并作，中风脱证	盐入肾
隔附子饼灸	温补肾阳	命门火衰之阳痿早泄，或疮疡久溃不敛	附子回阳救逆，温肾散寒止痛

2. 艾条灸

（1）悬起灸：包括温和灸、雀啄灸、回旋灸。温和灸多用于慢性病；雀啄灸、回旋灸多用于急性病。

（2）实按灸：将点燃的艾条隔布或隔绵纸数层实按在穴位上，使热气透入皮肉，火灭热减后重新点火。

3. 温针灸　此法针灸并用、简便易行，可以发挥针和灸的双重作用，达到治疗疾病的目的。

第二十二单元　其他针法

1. 电针法　利用针和电两种刺激相结合，以防治疾病的方法；优点为节省人力，且能比较客观地控制刺激量。

脉冲波形		工作方式	特点	临床应用
疏密波		疏波、密波交替出现，各持续约1.5秒	能克服单一波形产生适应的缺点；改善组织营养，消除炎性水肿	治疗出血、扭挫伤、关节周围炎、气血运行障碍、坐骨神经痛、面瘫、肌无力、局部冻伤等
断续波		有节律地时断时续的波形	能提高肌肉组织的兴奋性	治疗痿证、瘫痪
连续波	密波	频率快，在50~100次/秒	产生抑制作用	镇痛、镇静、缓解肌肉和血管痉挛
	疏波	频率慢，在2~5次/秒	产生兴奋作用	治疗痿证和各种肌肉关节、韧带、肌腱的损伤

2. 三棱针法　三棱针刺皮肤，放出少量血液，达到治疗疾病目的的方法；古人称之为"刺血络"或"刺络"；具有通经活络、开窍泄热、消肿止痛等作用，凡各种实证、热证、瘀血、疼痛等均可应用。

三棱针法	应用
点刺法	此法多用于指、趾末端的十宣、十二井穴和耳尖及头面部的攒竹、上星、太阳等穴
散刺法	此法多用于局部瘀血、血肿或水肿、顽癣等
刺络法	此法多用于曲泽、委中等穴，治疗急性吐泻、疼痛、中暑、发热等
挑刺法	此法常用于肩周炎、胃痛、颈椎综合征、失眠、支气管哮喘、血管神经性头痛等

第二十三单元　毫针刺法

一、针刺准备

1. 消毒　针具消毒、医生手指消毒、针刺部位消毒（75%酒精棉球）和治疗室内消毒。

2. 体位　以利于取穴、便于施针和较长时间留针而不致疲劳为原则。

（1）对于初诊、精神紧张或年老、体弱、病重的患者，应尽量采取卧位，以防晕针。

（2）对于患有严重心脏病和严重呼吸系统疾病的患者，应慎用俯卧位。

二、双手进针手法

双手进针手法	概念	适用举例
指切进针法	又称爪切进针法；押手拇指或食指端切按在腧穴旁，针紧贴指甲面刺入	适于短针之进针

右上角：续表

双手进针手法	概念	适用举例
夹持进针法	又称骈指进针法；押手拇指、食指用无菌干棉球夹住针身，刺手刺入	适于长针之进针
舒张进针法	押手拇指、食指撑开腧穴部位之皮肤，刺手刺入	适于皮肤松弛部位之针刺，如腹部
提捏进针法	押手拇指、食指提起欲针刺部位之皮肤，从捏起皮肤的上端刺入	适于皮肉浅薄部位之针刺，如印堂

三、针刺方向、角度和深度

1. 方向　针尖朝向，依据经脉循行、腧穴位置、病性、病位定方向。

2. 角度　针身与皮肤表面所形成的夹角。

角度	针身与皮肤夹角	适用情况
直刺	针身与皮肤表面成90°刺入	大部分腧穴
斜刺	针身与皮肤表面约成45°刺入	肌肉浅薄处，或内有重要脏器，或不宜深刺、直刺的腧穴
平刺	针身与皮肤表面约成15°或沿皮以更小的角度刺入	皮薄肉少的部位，如头部腧穴

3. 深度　既要得气，又不能伤及脏腑组织器官；春夏宜浅、秋冬宜深；深刺多直刺，浅刺多斜刺、平刺。

四、行针手法

1. 基本手法　提插法、捻转法。

2. 辅助手法　循法、弹法、刮法、摇法、飞法、震颤法。

五、得气

得气古称"气至"，近称"针感"。得气时，患者有酸、麻、胀、重的感觉，医者体会到针下沉紧、涩滞或针体颤动等反应。

六、针刺补泻

"盛则泻之，虚则补之"（《灵枢·经脉》）为针刺补泻的原则。

针刺补泻	补法	泻法	备注
捻转补泻	得气后，捻转角度小，用力轻，操作时间短，频率慢，结合拇指向前、食指向后	得气后，捻转角度大，用力重，操作时间长，频率快，结合拇指向后、食指向前	顺补逆泻
提插补泻	得气后，先浅后深，重插轻提，提插幅度小，频率慢，操作时间短	得气后，先深后浅，轻插重提，提插幅度大，频率快，操作时间长	捅补拽泻
疾徐补泻	进针时徐徐刺入，少捻转，疾速出针	进针时疾速刺入，多捻转，徐徐出针	疾补徐泻

续表

针刺补泻	补法	泻法	备注
迎随补泻	针尖随着经脉循行去的方向刺入	针尖随着经脉循行来的方向刺入	顺补逆泻
呼吸补泻	呼气时进针，吸气时出针	吸气时进针，呼气时出针	呼进吸出为补
开阖补泻	出针后迅速揉按针孔	出针时摇大针孔而不按	封补摇泻
平补平泻	进针得气后，施行均匀的提插、捻转		—

七、常见针刺异常情况

1. 晕针 是指在针刺过程中患者发生的晕厥现象。

（1）原因：患者体质虚弱，精神紧张，或疲劳、饥饿、大汗、大泻、大出血之后，或体位不当，或医者在针刺时手法过重，均可能引起晕针。

（2）表现：患者突然出现精神疲倦，头晕目眩，面色苍白，恶心欲吐，多汗，心慌，四肢发冷，血压下降等现象，重者神志不清，仆倒在地，唇甲青紫，二便失禁，脉微细欲绝，甚至晕厥。

（3）处理：立即停止针刺，将针全部取出。使患者平卧，松开衣带，注意保暖。轻者仰卧片刻，给饮温开水或糖水；重者可选人中、内关、足三里等穴针刺或指压，或灸百会、关元、气海等穴；若仍不省人事，可考虑配合其他治疗或采用急救措施。

（4）预防：对于初次接受针刺治疗，或精神过度紧张，身体虚弱者，应先做好解释，消除其对针刺的顾虑。同时选择舒适、持久的体位，初次接受针刺者最好采用卧位。选穴宜少，手法要轻。对于饥饿、疲劳、大渴的患者，应令其进食、休息、饮水后再予针刺。医者在针刺治疗过程中，精神要专一，随时注意观察患者的神色，询问患者的感觉；一旦患者有身心不适等晕针先兆。应及早采取处理措施，防患于未然。

2. 滞针 是指在行针时或留针过程中，医者感觉针下涩滞，捻转、提插、出针均感困难，而患者感觉疼痛的现象。

（1）原因：患者精神紧张，当针刺入腧穴后，患者局部肌肉强烈收缩；或行针手法不当，向单一方向捻针太过，以致肌肉组织缠绕针体而成滞针。患者体位改变，留针时间过长，也可导致滞针。

（2）表现：针在体内难以捻转、提插、出针均感困难；若勉强捻转、提插时，患者则痛不可忍。

（3）处理：若患者精神紧张，局部肌肉过度收缩，可稍延长留针时间，或循按滞针腧穴附近，或叩弹针柄，或在其附近再刺一针，以宣散气血，缓解肌肉紧张；若行针不当，或单向捻针而致者，可朝相反方向将针捻回，并用刮法、弹法，使缠绕的肌纤维回缩，即可消除滞针。

（4）预防：对于精神紧张者，应先做好解释工作，消除其顾虑，选择合适的体位，确定合理的留针时间；行针时应避免单向捻转，以防肌纤维缠绕针身而发生滞针现象。

3. 弯针　是指将针刺入腧穴后，针身在体内弯曲的现象，轻者针形成钝角弯曲，重者针形成直角弯曲。

（1）原因：医者进针手法不熟练，用力过猛、过速，以致针尖碰到坚硬的组织器官；或患者在针刺或留针时移动体位，或因针柄受某种外力压迫、碰击等，均可造成弯针。

（2）表现：针柄改变了进针或留针时的方向和角度，提插、捻转及出针均感困难，甚至无法出针，而患者感到疼痛。

（3）处理：出现弯针后，不得再行提插、捻转等手法。如针属轻微弯曲，应慢慢将针取出；若弯曲角度过大，应顺着弯曲方向将针取出；如弯曲不止一处，应视针柄扭转及倾斜的方向，逐步分段退出；若由患者移动体位所致，应使患者慢慢恢复至原来体位，局部肌肉放松后，再将针缓缓取出。切忌强行拔针，以免针身折断，留在体内。

（4）预防：医者进针手法要熟练，指力要均匀，并要避免进针过速、过猛。体位选择要适当，在留针过程中，嘱患者不要随意变动体位，注意保护针刺部位，针柄不得受外物硬碰和压迫。

4. 断针　又称折针，是指针身折断在体内的现象。

（1）原因：针具质量欠佳，针身或针根有损伤剥蚀，进针前失于检查；针刺时将针身全部刺入腧穴，行针时强力提插、捻转，肌肉猛烈收缩；或弯针、滞针现象未能及时、正确地处理等。

（2）表现：行针时或出针后发现针身折断，其断端部分的针身浮露于皮外，或断端全部没于皮下。

（3）处理：医者应沉着冷静，安抚患者。嘱患者切勿变换原有体位，以防断针向肌肉深部陷入。若断端针身显露于皮外，可用手指或镊子将针取出；若断端与皮肤相平，可用押手拇、食二指垂直向下挤压针孔两旁，使断针暴露于皮外，再用刺手持镊子将针取出；若断针完全没入皮下，应采用外科手术取出。

（4）预防：针刺前应认真检查针具，尤其是针根，对于不符合质量要求的针具应剔除不用；凡接过脉冲电针仪的毫针，应定期更换淘汰；避免过猛、过强地行针。行针或留针时，应嘱患者不要随意更换体位；针刺时不宜将针身全部刺入穴内，应留部分针身在体外，以便针根折断时取针；在进针、行针过程中，如发现弯针，应立即出针，切不可强行刺入或行针；对于滞针、弯针等异常情况，应及时、正确地处理，不可强行出针。

5. 血肿　是指针刺部位皮下出血引起的肿痛现象。

（1）原因：刺伤血管。

（2）表现：出针后，针刺部位肿胀疼痛，继则皮肤呈现青紫色。

（3）处理：若微量的皮下出血而呈现局部小块青紫时，一般不必处理，可以自行消退。若局部肿胀疼痛较剧，青紫面积较大且影响到活动功能，可于24小时内先做冷敷止血，24小时后再做热敷或在局部轻轻揉按，以促使瘀血的消散吸收。

（4）预防：仔细检查针具，熟悉人体解剖部位，避开血管针刺，出针后立即用无菌干棉球按压针孔，切勿揉动。

6. 刺伤内脏 指由于针刺的角度和深度不当，造成内脏损伤。

（1）气胸

①原因：由于针刺胸、背、腋、胁、缺盆等部位的腧穴时，刺入过深，伤及肺脏，引起创伤性气胸。

②表现：轻者出现胸闷、心慌、呼吸不畅，严重者可见呼吸困难、唇甲发绀、出汗、血压下降等症状。体检时，可见患侧胸肋部间隙饱满，胸部叩诊呈鼓音，气管向健侧移位，听诊时呼吸音明显减弱或消失。有部分病例针刺当时并无明显异常现象，隔数小时后才逐渐出现胸闷、呼吸困难等症状。

③处理：一旦发生气胸，应立即起针，并让患者采取半卧位休息，切勿翻转体位，并安慰患者以消除其紧张、恐惧的心理。漏气量少者，可自行吸收。施术者要密切观察，随时对症处理，一般首先给患者吸氧，并根据气胸的严重程度，给予休养观察或胸腔穿刺抽气及其他治疗。对于严重病例，如出现张力性气胸者，需及时组织抢救。

④预防：为患者选择合适体位；在针刺过程中，施术者精神必须高度集中，严格掌握进针的角度、深度，避免伤及肺脏。

（2）刺伤其他内脏

①原因：施术者对腧穴和脏器的部位不熟悉，因针刺过深，或提插幅度过大，造成相应的内脏损伤。

②表现：疼痛和出血。刺伤肝、脾，可引起内出血，肝区或脾区疼痛，有的可向背部放射；若出血量过大，会出现腹痛、腹肌紧张，并有压痛及反跳痛等急腹症症状。刺伤心脏时，轻者可出现强烈刺痛，重者可有剧烈撕裂痛，引起心外射血，导致休克等危重情况。刺伤肾脏，可出现腰痛、血尿，严重时血压下降、休克。刺伤胆囊、膀胱、胃、肠等空腔脏器时，可引起疼痛，甚至急腹症等症状。

③处理：轻者，卧床休息一段时间后，即可自愈。如损伤较重，或有继续出血倾向者，应用止血药等对症处理。密切观察病情及血压变化。若损伤严重，出血较多，出现失血性休克，则必须迅速进行输血等急救或外科手术治疗。

④预防：熟悉人体解剖部位，明确腧穴下的脏器组织。针刺胸腹、腰背部的腧穴时，掌握好针刺方向、角度、深度；行针幅度不宜过大。

7. 刺伤脑脊髓 是指由于针刺过深，造成脑及脊髓的损伤。

（1）原因：针刺项部穴时，若针刺的方向及深度不当，容易伤及延髓，造成脑组织损伤，严重者出现脑疝等严重后果；针刺胸腰段及棘突间腧穴时，若针刺过深，或手法刺激过强，可误伤脊髓。

（2）表现：误伤延髓时，患者可出现头痛、恶心、呕吐、呼吸困难、休克和神志不清等。如刺伤脊髓，可出现触电样感觉向肢端放射，甚至引起暂时性肢体瘫痪，有时可危及生命。

（3）处理：及时出针。轻者需安静休息，经过一段时间后，可自行恢复。重者请神经外科及时抢救。

（4）预防：针刺头项及背腰部腧穴时，注意掌握正确的针刺角度和方向，不宜大幅度提插，禁止深刺。

8. 外周神经损伤　是指针刺操作不当，造成相应的外周神经损伤。

（1）原因：针刺或使用粗针强刺激出现触电感后，仍然大幅度提插。

（2）表现：当神经受损后，多出现麻木、灼痛等症状，甚至出现神经分布区域及所支配脏器的功能障碍或末梢神经炎等症状。

（3）处理：勿继续提插捻转，应缓慢出针，做相应处理。可应用 B 族维生素类等药物治疗，如在相应经络腧穴上用 B 族维生素类药物进行定位注射，严重者可根据病情需要进行临床救治。

（4）预防：针刺神经干附近穴位时，手法宜轻；出现触电感时，不可再使用强刺激手法。

第二十四单元　针灸治疗

一、选穴原则

选穴原则有近部选穴、远部选穴、辨证选穴和对症选穴四类。

选穴原则		原理分析	举例
针对病变部位确立	近部选穴	腧穴所在主治所及	如眼病取睛明、耳病取听宫、鼻病取迎香、胃痛取中脘、膝痛取膝眼
	远部选穴	经络所行主治所及	通常以肘、膝关节以下的穴位为主。如胃痛选足阳明胃经的足三里，腰背选足太阳膀胱经的委中，上牙痛选足阳明胃经的内庭，下牙痛选手阳明大肠经的合谷
针对证候和症状确立	辨证选穴	证候所见对应选穴	如肾阴不足导致的虚热，选肾俞、太溪；心肾不交导致的失眠，选心俞、肾俞
	对症选穴	经验效穴	发热取大椎，痰多取丰隆，哮喘取定喘，虫证取百虫窝，落枕取外劳宫，腰痛取腰痛点，面瘫取牵正，目赤取耳尖

二、配穴方法

配穴方法有按部位配穴和按经配穴两大类。

1. 按部配穴　结合腧穴分布的部位进行配穴，包括远近配穴法、上下配穴法、前后配穴法、左右配穴法。

2. 按经配穴　根据经脉理论和经脉之间的联系进行配穴，包括本经配穴法、表里经配穴法、同名经配穴法。

（1）本经配穴法：按"不盛不虚，以经取之"的原则，选用本经脉的腧穴配伍组成处方。

（2）表里经配穴法：原络配穴法是此法在临床上的具体运用，如胃痛取胃经的足三里配脾经的三阴交。

（3）同名经配穴法：根据同名经"同气相通"的理论，如失眠、多梦，取手少阴经的神门配足少阴经的太溪。

三、特定穴

特定穴	临床应用
五输穴	按五输穴主病特点选用：病在脏者，取之井；病变于色者，取之荥；病时间时甚者，取之输；病变于音者，取之经；经满而血者，病在胃及以饮食不节得病者，取之合。《难经》补充"井主心下满，荥主身热，输主体重节痛，经主喘咳寒热，合主逆气而泄"；井穴多用于急救（中风闭证用之），荥穴多用于治疗热证（如胃火用内庭，肝火用行间），输穴多用于治疗关节疼痛，合穴多用于治疗相关脏腑病证
原穴、络穴	①原穴：可用于诊断和治疗脏腑疾病（脏腑发生病变时，会反映到相应的原穴上） ②络穴：能沟通表里二经，故有"一络通二经"之说，络穴可治疗本经病证＋其相表里之经的病证
背俞穴、募穴	①腑病多选其募穴，脏病多选其背俞穴；如肺热咳嗽，可泻肺之背俞穴肺俞 ②治疗与对应脏腑经络相联属的组织器官疾患，如肝开窍于目，主筋，目疾、筋病可选肝俞 ③背俞穴往往与相应募穴相配使用，称为俞募配穴法（前后配穴法），用来治疗相应的脏腑病证；明代《图注八十一难经辨真》载"阴病行阳，当以阳引阴，其治在俞；阳病行阴，当以阴引阳，其治在募"
八脉交会穴	八个腧穴分别与相应的奇经八脉经气相通，如督脉病变出现的腰脊强痛，可选通督脉的后溪治疗，冲脉病变出现的胸腹气逆，可选通冲脉的公孙治疗
八会穴	与此八者有关病证，可选用相关的八会穴治疗，如六腑之病可选腑会中脘；血证可选血会膈俞；瘀血证，取血海、膈俞；抽筋、拘挛，取筋会阳陵泉；髓海空虚之头晕，取髓会绝骨；无脉症，取脉会太渊穴
郄穴	多用于本经循行部位及所属脏腑的急性病证；阴经郄穴主血证，阳经郄穴主急性痛证；如孔最治咯血，中都治崩漏，颈项痛取外丘，胃脘疼痛取梁丘等

第二十五单元　头面躯体病证

一、头痛

（一）辨证

主症：头部疼痛。

1. 辨经络　临床常根据头痛的部位进行辨证归经如下。

阳明头痛：疼痛部位以前额、眉棱骨、鼻根部为主。

少阳头痛：疼痛部位在侧头部，多见于单侧。

太阳头痛：疼痛部位在后枕部，或下连于项部。

厥阴头痛：疼痛部位在颠顶部，或连于目系。

2. 辨外感内伤

（1）外感头痛：发病较急，头痛连及项背，痛无休止，外感表证明显。

风寒头痛：恶风畏寒，口不渴，苔薄白，脉浮紧。

风热头痛：头痛而胀，发热，口渴欲饮，小便黄，苔黄，脉浮数。

风湿头痛：头痛如裹，肢体困重，苔白腻，脉濡。

（2）内伤头痛：头痛发病较缓，多伴头晕，痛势绵绵，时止时休，遇劳或情志刺激而发作、加重。

肝阳上亢：头胀痛，目眩，心烦易怒，面赤口苦，舌红苔黄，脉弦数。

肾精不足：头痛兼头晕耳鸣，腰膝酸软，神疲乏力，遗精，舌红苔少，脉细无力。

气血亏虚：头部空痛兼头晕，神疲无力，面色不华，劳则加重，舌淡，脉细弱。

痰浊上扰：头痛昏蒙，脘腹痞满，呕吐痰涎，苔白腻，脉滑。

瘀阻脑络：头痛迁延日久，或头部有外伤史，痛处固定不移，痛如锥刺，舌暗，脉细涩。

（二）治疗

【治法】疏调经脉，通络止痛。按头痛部位局部选穴和远端循经选穴。

【主穴】

阳明头痛：头维，印堂，阳白，阿是穴，合谷，内庭。

少阳头痛：风池，太阳，率谷，阿是穴，外关，足临泣。

太阳头痛：天柱，后顶，阿是穴，后溪，申脉。

厥阴头痛：百会，四神聪，阿是穴，内关，太冲。

全头痛：风池，百会，头维，率谷，太阳，合谷。

【配穴】

外感头痛：风寒头痛者配风门、列缺；风热头痛者配大椎、曲池；风湿头痛者配头维、阴陵泉。

内伤头痛：肝阳上亢者配太冲、侠溪、三阴交；肾精不足者配肾俞、太溪、三阴交；气血亏虚者配气海、足三里；痰浊上扰者配中脘、丰隆；瘀阻脑络者配血海、膈俞。

【操作】风门拔罐或艾灸；大椎点刺出血。瘀血头痛者可在局部及膈俞行点刺放血并加拔火罐。头痛者急性发作时可每日治疗2次，每次留针时间宜长。

二、落枕

主症：颈部突然发生疼痛、活动受限。其基本病机是经筋受损，筋络拘急，气血阻滞不通。

【治法】调气活血，舒筋通络。选穴以局部阿是穴为主，配合循经取穴。

【主穴】天柱，阿是穴，外劳宫。

【配穴】督脉、太阳经证者配后溪、昆仑；少阳经证者配肩井、外关；肩痛者配肩髃；背痛者配天宗。

【操作】先刺远端穴外劳宫，持续捻转行针，同时嘱患者慢慢活动颈项，一般疼痛即可缓解；再针局部腧穴。

若患者有感受风寒史，颈部穴位可加艾灸；若由颈项部过度扭转所致，可点刺出血，加拔罐。

三、肩痹

（一）辨证

主症：肩部疼痛、酸重，静息痛，疼痛有时可向颈部和整个上肢放射，常因感受风寒、天气变化及劳累而诱发或加重，或日轻夜重；肩前、后及外侧均有压痛，主动和被动外展、后伸、上举等功能明显受限。病变早期以肩部疼痛为主，后期以肩关节活动受限为主。病情迁延日久，可出现局部肌肉萎缩。

手阳明经证：以肩前区疼痛为主，肩后伸时疼痛加剧。

手少阳经证：以肩外侧疼痛为主，肩外展时疼痛加剧。

手太阳经证：以肩后部疼痛为主，肩内收时疼痛加剧。

手太阴经证：以肩前部疼痛为主且压痛明显。

（二）治疗

【治法】通经活络，舒筋止痛。选穴以局部阿是穴为主，配合循经远端取穴。

【主穴】肩前，肩髃，肩髎，肩贞，阿是穴，曲池，阳陵泉。

【配穴】手阳明经证者配合谷；手少阳经证者配外关；手太阳经证者配后溪；手太阴经证者配列缺。

【操作】先刺远端穴，行针后鼓励患者活动肩关节；肩部穴位要求有强烈的针感，可加灸法、电针治疗。

四、腰痛

（一）辨证

主症：腰部疼痛。

1. 辨经络　疼痛位于腰脊中线部，并有明显压痛者，为督脉证；疼痛位于腰脊两侧，并有明显压痛者，为足太阳经证。

2. 解证候

寒湿腰痛：腰部有受寒史，阴雨风冷时加重，腰部冷痛、重着、酸麻，或拘挛不可俯仰或痛连臀腿，舌苔白腻，脉沉。

瘀血腰痛：腰部有扭捶或陈旧史，劳累、晨起、久坐加重。腰部两侧肌肉触之有僵硬感，痛处固定不移，舌暗，脉细涩。

肾虚腰痛：起病缓慢，隐隐作痛，或酸多痛少，乏力易倦，脉细。

（二）治疗

【治法】舒筋活络，通经止痛，选穴以局部阿是穴及足太阳经穴为主。

【主穴】肾俞，大肠俞，阿是穴，委中。

【配穴】督脉证者配命门、后溪；足太阳经证者配昆仑。寒湿腰痛者配腰阳关；瘀血腰痛者配膈俞；肾虚腰痛者配志室、太溪；腰骶疼痛者配次髎、腰俞；腰眼部疼痛明显者配腰眼。

【方义】"腰为肾之府"，肾俞可益肾壮腰；大肠俞、阿是穴属近部选穴，可疏调局部筋脉气血，通经止痛；"腰背委中求"，取委中可疏利膀胱经气，祛除经络之瘀滞。

【操作】寒湿腰痛者加灸法；瘀血腰痛者局部加拔火罐，委中刺络放血。

五、痹症

（一）辨证

主症：肌肉关节疼痛，屈伸不利。

行痹（风痹）：疼痛游走，痛无定处，恶风发热，舌淡苔薄白，脉浮。

痛痹（寒痹）：疼痛剧烈，痛有定处，遇寒痛增，得热痛减，局部皮色不红，触之不热，苔薄白，脉弦紧。

着痹（湿痹）：肢体关节酸痛，重着不移，或有肿胀，肌肤麻木不仁，遇阴雨天发作或加重，苔白腻，脉濡缓。

热痹：关节疼痛，局部红肿灼热，痛不可触，常累及多个关节，或伴发热、恶风、口渴烦闷，苔黄燥，脉滑数。

（二）治疗

【治法】通经活络，行气止痛。选穴以阿是穴为主，结合循经选穴及辨证选穴。

【主穴】阿是穴，局部经穴。

【配穴】行痹者配膈俞、血海；痛痹者配肾俞、腰阳关；着痹者配阴陵泉、足三里；热痹者配大椎、曲池。

【操作】寒痹、湿痹可加灸法。大椎、曲池可点刺出血。局部穴位可加拔罐，亦可用电针。

第二十六单元 内科病证

一、中风

（一）辨证

1. 中经络

主症：半身不遂，肌肤不仁，舌强言謇，口角喎斜。

肝阳暴亢：面红目赤，眩晕头痛，心烦易怒，口苦咽干，便秘尿黄，舌红或绛，苔黄或燥，脉弦有力。

风痰阻络：肢体麻木或手足拘急，头晕目眩，苔白腻或黄腻，脉弦滑。

痰热腑实：口黏痰多，腹胀便秘，舌红，苔黄腻或灰黑，脉弦滑大。

气虚血瘀：肢体软弱，偏身麻木，手足肿胀，面色淡白，气短乏力，心悸自汗，舌暗苔白腻，脉细涩。

阴虚风动：肢体麻木，心烦失眠，眩晕耳鸣，手足拘挛或蠕动，舌红苔少，脉细数。

2. 中脏腑

主症：突然昏仆，神志恍惚，嗜睡，或昏迷，兼见半身不遂、舌强语謇、口角喎斜等。

闭证：神志迷蒙，牙关紧闭，两手握固，面赤气粗，喉中痰鸣，二便不通，脉弦滑而数。

脱证：目合口张，手撒肢冷，鼻鼾息微，二便失禁，四肢逆冷，脉细弱。

（二）治疗

1. 中经络

【治法】调神导气，疏通经络。选穴以督脉、手厥阴及足太阴经穴为主。

【主穴】水沟，内关，三阴交，极泉，尺泽，委中。

【配穴】肝阳暴亢者配太冲、太溪；风痰阻络者配丰隆、风池；痰热腑实者配曲池、内庭、丰隆；气虚血瘀者配足三里、气海；阴虚风动者配太溪、风池。口角喎斜者配颊车、地仓；上肢不遂者配肩髃、手三里、合谷；下肢不遂者配环跳、阳陵泉、阴陵泉、风市、足三里、解溪；头晕者配风池、完骨、天柱；足内翻者配丘墟透照海；便秘者配天枢、丰隆、支沟；复视者配风池、天柱、睛明、球后；尿失禁、尿潴留者配中极、曲骨、关元。

【操作】水沟用雀啄法，以眼球湿润为佳；刺三阴交时，沿胫骨内侧缘与皮肤呈45°角，使针尖刺入三阴交，用提插补法；刺极泉时，在该穴位置下1寸心经上取穴，避开动脉，直刺进针，用提插泻法，以患者上肢有麻胀和抽动感为度；尺泽、委中直刺，用提插泻法使肢体有抽动感。另可在患侧上、下肢各选 2 个穴位，采用电针治疗。

2. 中脏腑

【治法】醒脑开窍，启闭固脱。选穴以督脉穴、手厥阴经穴、十二井穴为主。

【主穴】水沟，百会，内关。

【配穴】闭证者配十二井穴、合谷、太冲；脱证者配关元、气海、神阙等。

【操作】内关用泻法；水沟用强刺激，以眼球湿润为度。十二井穴用三棱针点刺出血。关元、气海用大艾炷灸，神阙用隔盐灸，不计壮数，以汗止、脉起、肢温为度。

二、眩晕

（一）辨证

主症：头晕目眩，泛泛欲吐，甚则昏眩欲仆。

肝阳上亢：急躁易怒，头目胀痛，耳鸣，口苦，舌红苔黄，脉弦。

痰湿中阻：头重如裹，胸闷呕恶，神疲困倦，舌胖苔白腻，脉濡滑。

肾精亏虚：耳鸣，腰膝酸软，遗精，舌淡，脉沉细。

气血不足：神疲乏力，心悸少寐，腹胀纳呆，面色淡白或萎黄，舌淡苔薄白，脉细。

（二）治疗

1. 实证

【治法】平肝潜阳，化痰定眩。选穴以督脉、足少阳经及足厥阴经穴为主。

【主穴】百会，风池，内关，太冲。

【配穴】肝阳上亢者配行间、侠溪、太溪；痰湿中阻者配中脘、丰隆、阴陵泉。

【操作】毫针泻法。眩晕重症可每日治疗 2 次。

2. 虚证

【治法】益气养血，补肾益精。选穴以督脉、足少阳经及相应背俞穴为主。

【主穴】百会，风池，肝俞，肾俞，足三里。

【配穴】肾精亏虚者配志室、悬钟、三阴交；气血不足者配气海、脾俞、胃俞。

【操作】风池用平补平泻法，肝俞、肾俞、足三里等穴用补法。

三、面瘫

（一）辨证

主症：本病常急性发作，多在睡眠醒来时，出现一侧面部肌肉板滞、麻木、瘫痪，额纹消失，眼裂增大，露睛流泪，鼻唇沟变浅，口角下垂歪向健侧，病侧不能皱眉、蹙额、闭目、露齿、鼓颊；部分患者初起时有耳后疼痛，还可出现患侧舌前2/3味觉减退或消失、听觉过敏等症状。

风寒证：发病时面部有受凉史，舌淡苔薄白。

风热证：继发于感冒发热，舌红苔薄黄。

气血不足：病程较长，可伴肢体倦怠无力、面色淡白、头晕等。

（二）治疗

【治法】祛风通络，疏调经筋。选穴以局部穴和手足阳明经穴为主。

【主穴】阳白，颧髎，颊车，地仓，翳风，合谷。

【配穴】风寒证者配风池、列缺；风热证者配外关、曲池；气血不足者配足三里、气海；人中沟歪斜者配水沟；鼻唇沟浅者配迎香；颏唇沟歪斜者配承浆；舌麻、味觉减退者配廉泉；目合困难者配攒竹、昆仑；流泪者配承泣；听觉过敏者配听宫、中渚。

【操作】急性期，面部穴位手法宜轻，针刺宜浅，取穴宜少，肢体远端的腧穴手法宜重；恢复期，足三里行补法，合谷行平补平泻法。

四、不寐

（一）辨证

主症：入睡困难，或寐而易醒，甚则彻夜不眠。
肝火扰心：情绪不宁，急躁易怒，头晕头痛，胸胁胀满，舌红苔黄，脉弦。
心脾两虚：心悸健忘，纳差倦怠，面色无华，易汗出，舌淡苔薄白，脉细弱。
心肾不交：五心烦热，头晕耳鸣，腰膝酸软，遗精盗汗，舌红苔少，脉细数。
心胆气虚：多梦易惊，心悸胆怯，善惊多恐，多疑善虑，舌淡苔薄，脉弦细。
脾胃不和：脘闷嗳气，嗳腐吞酸，心烦口苦，舌红苔厚腻，脉滑数。

（二）治疗

【治法】调和阴阳，安神利眠。选穴以督脉、手少阴及足太阴经穴、八脉交会穴为主。
【主穴】百会，神门，三阴交，照海，申脉，安眠。
【配穴】肝火扰心者配太冲、行间、侠溪；心脾两虚者配心俞、脾俞、足三里；心肾不交者配心俞、肾俞、太溪；心胆气虚者配心俞、胆俞；脾胃不和者配丰隆、中脘、足三里；噩梦多者配厉兑、隐白；头晕者配风池、悬钟；重症不寐者配神庭、印堂、四神聪。
【操作】毫针刺，泻申脉，补照海，其他按虚补实泻操作。

五、感冒

（一）辨证

主症：恶寒发热，头痛，鼻塞流涕，脉浮。

风寒感冒：恶寒重，发热轻或不发热，无汗，鼻痒、打喷嚏，鼻塞声重，咳痰清稀，肢体酸楚，苔薄白，脉浮紧。

风热感冒：微恶风寒，发热重，有汗，鼻塞，流浊涕，咳痰稠或黄，咽喉肿痛，口渴，苔薄黄，脉浮数。

夹湿：头痛如裹，胸闷纳呆。

夹暑：汗出不解，心烦口渴，小便短赤。

（二）治疗

【治法】祛风解表。选穴以手太阴、手阳明经穴及督脉为主。

【主穴】列缺，合谷，风池，太阳，外关。

【配穴】风寒感冒者配风门、肺俞；风热感冒者配曲池、大椎。夹湿者配阴陵泉；夹暑者配委中；头痛甚者配印堂、头维；鼻塞甚者配迎香；咽痛甚者配少商；全身酸楚者配身柱；体虚感冒配者足三里、关元。

【操作】主穴以毫针泻法。配穴中足三里、关元用补法或灸法，少商、委中用点刺放血法。

六、哮喘

（一）辨证

1. 实证

主症：病程短，或当发作期，表现为哮喘声高气粗，呼吸深长有余，呼出为快，体质较强，脉象有力。

风寒外袭：喉中哮鸣如水鸡声，痰多，色白，稀薄或多泡沫，常伴风寒表证，苔薄白而滑，脉浮紧。

痰热阻肺：喉中痰鸣如吼，胸高气粗，痰色黄或白，痰质黏着稠厚，伴口渴、便秘，舌红苔黄腻，脉滑数。

2. 虚证

主症：病程长，反复发作或当缓解期，表现为哮喘声低气怯，气息短促，深吸为快，体质虚弱，脉弱无力。

肺气虚：喘促气短，动则加剧，喉中痰鸣，痰稀，神疲，汗出，舌淡苔白，脉细弱。

肾气虚：气息短促，呼多吸少，动则喘甚，耳鸣，腰膝酸软，舌淡苔薄白，脉沉细。

（二）治疗

1. 实证

【治法】祛邪肃肺，化痰平喘。选穴以手太阴经穴及相应背俞穴为主。

【主穴】列缺，尺泽，肺俞，中府，定喘。

【配穴】风寒外袭者配风门、合谷；痰热阻肺者配丰隆、曲池；喘甚者配天突。

【操作】毫针泻法。风寒者可加灸；痰热阻肺者定喘穴用刺络拔罐法。

2. 虚证

【治法】补益肺肾，止哮平喘。选穴以相应背俞穴及手太阴、足少阴经穴为主。

【主穴】肺俞，膏肓，肾俞，太渊，太溪，足三里，定喘。

【配穴】肺气虚者配气海、膻中；肾气虚者配阴谷、关元。

【操作】毫针补法。可酌用灸法或拔罐。

七、胃痛

（一）辨证

1. 实证

主症：上腹胃脘部暴痛，痛势较剧，痛处拒按，饥时痛减，纳后痛增。

寒邪犯胃：脘腹得温痛减，遇寒痛增，恶寒喜暖，口不渴，喜热饮，或伴恶寒，苔薄白，脉弦紧。

饮食伤胃：胃脘胀满疼痛，嗳腐吞酸，嘈杂不舒，呕吐或矢气后痛减，大便不爽，苔厚腻，脉滑。

肝气犯胃：胃脘胀满，脘痛连胁，嗳气频频，吞酸，大便不畅，每因情志因素而诱发，心烦易怒，喜太息，苔薄白，脉弦。

气滞血瘀：胃痛拒按，痛有定处，食后痛甚，或有呕血便黑，舌紫暗或有瘀斑，脉细涩。

2. 虚证

主症：上腹胃脘部疼痛隐隐，痛处喜按，空腹痛甚，纳后痛减。

脾胃虚寒：泛吐清水，胃脘隐痛喜暖，大便溏薄，神疲乏力，或手足不温，舌淡苔薄，脉虚弱或迟缓。

胃阴不足：胃脘灼热隐痛，似饥而不欲食，咽干口燥，大便干结，舌红少津，脉弦细或细数。

（二）治疗

【治法】和胃止痛。选穴以胃之下合穴、募穴及足阳明经穴为主。

【主穴】足三里，中脘，内关。

【配穴】寒邪犯胃者配胃俞、神阙；饮食伤胃者配梁门、天枢；肝气犯胃者配期门、太冲；气滞血瘀者配膻中、膈俞；脾胃虚寒者配神阙、胃俞、脾俞；胃阴不足者配胃俞、三阴交。

【方义】足三里乃足阳明胃经合穴、胃之下合穴，可疏调胃腑气机，和胃止痛；中脘为胃之募穴、腑之所会，可健运中州，调理气机；内关可宽胸解郁，行气止痛。

【操作】根据虚实证候进行相应毫针补泻疼痛发作时，远端穴持续行针 1～3 分钟，直到痛止或缓解。寒邪犯胃、脾胃虚寒者，中脘可用隔盐灸。

八、呕吐

（一）辨证

1. 实证

主症：发病急，呕吐量多，吐出物多酸臭味，或伴寒热。

寒邪客胃：呕吐清水或痰涎，食入乃吐，大便溏薄，头身疼痛，胸脘痞闷，喜暖畏寒，舌淡苔薄白，脉迟。

热邪内蕴：食入即吐，呕吐酸苦热臭，大便燥结，口干而渴，喜寒恶热，苔黄，脉数。

痰饮内阻：呕吐清水或痰涎，脘闷纳差，头眩心悸，苔白腻，脉滑。

肝气犯胃：呕吐多在食后精神受刺激时发作，吞酸，频频嗳气，平时多烦善怒，苔薄白，脉弦。

饮食停滞：因暴饮暴食而呕吐酸腐，脘腹胀满，嗳气厌食，苔厚腻，脉滑实。

2. 虚证

主症：病程较长，发病较缓，时作时止，吐出物不多，腐臭味不甚。

脾胃虚寒：饮食稍有不慎，呕吐即发作，时作时止，纳差便溏，面色无华，倦怠乏力，舌淡苔薄，脉弱无力。

（二）治疗

【治法】和胃降逆，理气止呕。选穴以胃的俞募穴、下合穴及足阳明经和手厥阴经穴为主。

【主穴】中脘，胃俞，内关，足三里。

【配穴】寒邪客胃者配上脘、公孙；热邪内蕴者配商阳、内庭，并可用金津、玉液点刺出血；痰饮内阻者配膻中、丰隆；肝气犯胃者配肝俞、太冲；饮食停滞者配梁门、天枢；脾胃虚寒者配脾俞、神阙。

【操作】毫针刺，内关、中脘用泻法，胃俞、足三里用平补平泻法。虚寒者可加用艾灸。呕吐发作时，可在内关行强刺激，并持续运针 1 ~ 3 分钟。

九、泄泻

（一）辨证

主症：大便次数增多，便质清稀或完谷不化，甚至如水样。急性泄泻发病势急，病程短，便泻次数多，小便减少，多为实证；慢性泄泻起病势缓，病程长，便泻次数较少，多为虚证，或虚实夹杂。

寒湿内盛：大便清稀，水谷相杂，肠鸣胀痛，口不渴，身寒喜温，舌淡，苔白滑，脉迟。

湿热伤中：便色黄而臭，伴有黏液，肛门灼热，腹痛，心烦口渴，喜冷饮，小便短赤，舌红苔黄腻，脉濡数大。

食滞胃肠：腹痛肠鸣，大便恶臭，泻后痛减，伴有未消化的食物，嗳腐吞酸，不思饮食，舌苔垢浊或厚腻，脉滑。

脾胃虚弱：大便溏薄，完谷不化，反复发作，稍进油腻食物则大便次数增多，面色萎黄，神疲，不思饮食，喜暖畏寒，舌淡苔白，脉濡缓无力。

肝气乘脾：胸胁胀闷，嗳气食少，每因抑郁恼怒或情绪紧张发生腹痛泄泻，舌淡，脉弦。

肾阳虚衰：黎明前，腹部作痛，肠鸣即泻，泻后痛减，腹部畏寒，腰酸腿软，消瘦，面色黧黑，舌淡苔白，脉沉细。

（二）治疗

【治法】运脾化湿，理肠止泻。选穴以大肠募穴、背俞穴及下合穴为主。

【主穴】神阙，天枢，大肠俞，上巨虚，阴陵泉。

【配穴】寒湿内盛者配关元、水分；湿热伤中者配内庭、曲池；食滞胃肠者配中脘、建里；脾胃虚弱者配脾俞、胃俞；肝气乘脾者配肝俞、太冲；肾阳虚衰者配肾俞、命门、关元；慢性泄泻者配脾俞、足三里；久泻虚陷者配百会；有明显精神、心理症状者配神门、内关；泻下脓血者配曲池、合谷、三阴交、内庭。

【操作】寒湿证及脾虚、肾虚证患者针灸并用（肾阳亏虚者可用隔附子饼灸）；神阙用隔盐灸或隔姜灸，其他腧穴常规针刺；急性泄泻者行针灸治疗，可每日 2 次。

十、便秘

（一）辨证

主症：大便秘结不通，排便艰涩难解。

热邪壅盛（热秘）：大便干结，腹胀，口干口臭，喜冷饮，舌红，苔黄或黄燥，脉滑数。

气机郁滞（气秘）：欲便不得，嗳气频作，腹中胀痛，纳食减少，胸胁痞满，舌苔薄腻，脉弦。

气虚（虚秘）：虽有便意，临厕努挣乏力，挣则汗出气短，便后疲乏，大便并不干硬，面色㿠白，神疲气怯，舌淡嫩苔薄，脉虚细。

血虚（虚秘）：大便秘结，面色无华，头晕心悸，唇舌色淡，脉细。

阳虚阴寒内盛（冷秘）：大便艰涩，排出困难，腹中冷痛，面色㿠白，四肢不温，畏寒喜暖，小便清长，舌淡苔白，脉沉迟。

（二）治疗

【治法】调理肠胃，行滞通便。选穴以大肠的背俞穴、募穴及下合穴为主。

【主穴】大肠俞，天枢，上巨虚，支沟，足三里。

【配穴】热秘者配合谷、内庭；气秘者配中脘、太冲；气虚秘者配脾俞、气海；血虚秘者配脾俞、三阴交；冷秘者配神阙、关元。

【操作】毫针刺，按虚补实泻法。冷秘、虚秘者，神阙、关元用灸法。

第二十七单元　妇儿科病证

一、痛经

（一）辨证

1. 实证

主症：经前或经期小腹剧烈疼痛，痛处拒按。

寒凝血瘀：小腹冷痛，可放射到股内侧及阴道和肛门，得热则舒，经血量少，经色紫暗、有血块，舌淡胖苔白，脉沉紧。

气滞血瘀：小腹胀痛，可放射到胸胁、乳房，经行不畅，经色紫暗有血块，块下后痛减，舌紫暗或有瘀斑，脉沉弦或涩。

2. 虚证

主症：经期或经后小腹或腰骶部绵绵隐痛，痛处喜按。

肾气亏损：腰骶部隐痛，经行量少、经色红，伴头晕耳鸣，舌淡苔薄，脉沉细。

气血不足：小腹绵绵作痛、空坠不适，月经量少、经色淡，伴神疲乏力、头晕眼花、心悸气短，舌淡苔薄，脉细弱。

（二）治疗

1. 实证

【治法】行气活血，调经止痛。选穴以任脉、足太阴经穴为主。

【主穴】中极，三阴交，地机，次髎，十七椎。

【配穴】寒凝血瘀配关元、归来；气滞血瘀者配太冲、血海。

2. 虚证

【治法】调补气血，温养冲任。选穴以任脉、足阳明、足太阴经穴为主。

【主穴】关元，足三里，三阴交，次髎，十七椎。

【配穴】肾气亏损者配太溪、肾俞；气血不足者配气海、脾俞。

【操作】毫针补法时可加用灸法。

二、崩漏

（一）辨证

1. 实证

主症：经血非时暴下，量多势急，或淋漓不断，经色红、质稠或夹血块。

血热：月经量多，经色鲜红或深红，质稠，伴心烦口渴，舌红苔黄，脉数。

血瘀：月经时多时少，经色紫暗有块，小脚胀痛，块下则减，舌暗有瘀点，脉弦或涩。

2. 虚证

主症：久崩久漏，淋漓难尽，经色淡、质稀。

脾虚：月经量多，经色淡、质稀，伴头晕心悸、纳呆便溏，苔白，脉沉弱。

肾阳虚：经来无期，经量或多或少，伴畏寒肢冷、腰酸肢冷、夜尿频多，舌淡苔薄白，脉沉细。

肾阴虚：经乱无期，经量少，色红、质黏稠，伴头晕耳鸣、腰膝酸软，舌红苔少，脉细数。

（二）治疗

【治法】调理冲任，固崩止漏。选穴以任脉及足太阴经穴为主。

【主穴】关元，三阴交，隐白。

【配穴】血热者配血海、行间、曲池；血瘀者配血海、太冲；脾虚者配脾俞、足三里；肾阳虚者配肾俞、命门；肾阴虚者配肾俞、太溪。

【操作】刺关元时，针尖向下斜刺，使针感传至耻骨联合上下；隐白可用灯火灸或麦粒灸；气滞血瘀者可配合刺络法；肾虚、脾虚者可在腹部和背部施灸。

三、缺乳

（一）辨证

主症：产后乳汁分泌量少，甚或乳汁全无。

气血不足：乳汁清稀，乳房柔软无胀感，面色苍白，唇甲无华，神疲乏力，食少便溏，舌淡苔薄白，脉虚细。

肝气郁结：乳房胀满疼痛，情志抑郁不乐，胸胁胀闷，脘痞食少，舌红苔薄黄，脉弦。

痰浊阻络：乳房硕大，形体肥胖，食多膏粱，舌淡胖，苔腻，脉滑。

（二）治疗

【治法】调理气血，疏通乳络。选穴以任脉及足阳明经穴为主。

【主穴】膻中，肩井，乳根，少泽。

【配穴】气血不足者配气海、足三里；肝气郁结者配太冲、期门；痰浊阻络者配丰隆、中脘。

【操作】常规针刺。

四、遗尿

（一）辨证

主症：睡中小便自遗，醒后方觉，数夜或每夜一次，甚至一夜数次。

肾气不足：神疲乏力，面色苍白，肢凉怕冷，白天小便亦多，舌淡苔薄白，脉沉细无力。

脾肺气虚：疲劳后遗尿加重，少气懒言，食欲不振，大便溏薄，自汗出，舌淡苔薄，脉细无力。

肝经郁热：尿少、色黄、味臊，性情急躁，面赤唇红，或夜间龂齿，舌红苔黄，脉弦滑数有力。

（二）治疗

【治法】调理膀胱，温肾健脾。选穴以任脉足太阴经穴及膀胱的背俞穴、募穴为主。

【主穴】关元，中极，膀胱俞，肾俞，三阴交。

【配穴】肾气不足者配命门、太溪；脾肺气虚者配肺俞、气海、足三里；肝经郁热者配蠡沟、太冲；夜梦多者配百会、神门。

【操作】毫针补法，多灸。下腹部穴位针尖向下斜刺，以针感达到前阴部为佳。

第二十八单元 皮外骨伤、五官科病证

一、瘾疹

（一）辨证

主症：皮肤上出现风团，发无定处，时发时退，伴有瘙痒，消退后不留痕迹。

急性者发病急骤，初起皮肤瘙痒、潮红，继则皮肤上突然出现大小不等、形状不一的皮疹，搔抓后疹块连片，其色或红或白，高起皮肤，边界清楚，发病迅速，消退亦快，消退后不留任何痕迹。慢性者常反复发作，缠绵难愈。

风热袭表：风团色红，灼热剧痒，遇热加重，舌红苔薄黄，脉浮数。

风寒束表：风团色白，遇风寒加重，舌淡苔薄白，脉浮紧。

胃肠积热：风团色红，脘腹疼痛，恶心呕吐，舌红苔黄腻，脉滑数。

血虚风燥：风疹反复发作，午后或夜间加剧，口干，舌红苔少，脉细数无力。

（二）治疗

【治法】祛风止痒，养血和营。选穴以手阳明、足太阴、足太阳经穴为主。

【主穴】曲池，合谷，血海，委中，膈俞。

【配穴】风热袭表者配大椎、风池；风寒束表者配风门、肺俞；胃肠积热者配足三里、天枢；血虚风燥者配足三里、三阴交。呼吸困难者配天突；恶心、呕吐者配内关。

【方义】病在阳之阳（皮肤）者，取阳之合，故取手阳明大肠经之合穴曲池，与合谷同用，善于开泄，既可疏风解表，又能清泄阳明，无论外邪侵袭还是胃肠积热者皆可用之。本病邪在营血，膈俞为血之会穴，可活血祛风；委中又名血郄，亦为阳之合，与血海同用，可理血和营。

【操作】毫针浅刺。委中、膈俞可点刺出血。急性者每日1~2次，慢性者隔日1次。

二、蛇串疮

（一）辨证

主症：初起时患部皮肤灼热刺痛、发红，继则出现簇集性粟粒大小丘状疱疹，多呈带状排列，多发生于身体一侧，以腰、胁部最为常见。疱疹消失后，部分患者可遗留疼痛，可持续数月或更久。

肝经火毒：皮损色鲜红，灼热疼痛，水疱饱满，疱壁紧张，口苦咽干，烦躁易怒，苔黄，脉弦滑数。

脾经湿热：皮损色淡红，疱壁松弛，常有糜烂渗液，起黄白水疱，脘腹痞闷，舌红苔黄腻，脉濡数。

瘀血阻络：皮疹消退后遗留顽固性疼痛，皮肤色暗，舌紫暗，苔薄白，脉弦细。

（二）治疗

【治法】泻火解毒，通络止痛。选穴以局部阿是穴、病变相应节段夹脊穴及手足少阳经穴为主。

【主穴】阿是穴，夹脊穴，支沟，阳陵泉，行间。

【配穴】肝经火毒者配侠溪、太冲；脾经湿热者配阴陵泉、血海；瘀血阻络者配合谷、血海；便秘者配天枢；心烦者配神门。

【操作】皮损局部围针、浅刺，在疱疹带的头、尾各刺一针，两旁则根据疱疹带的大小选取数点，向疱疹带中央沿皮平刺；或用三棱针点刺疱疹及其周围，拔火罐，令每罐出血 3～5mL。夹脊穴朝脊柱方向斜刺 1.5 寸，行捻转泻法，可用电针。

三、踝关节扭伤

（一）辨证

主症：踝关节于扭伤之后骤然出现疼痛、活动受限，或可见局部明显肿胀，活动踝关节疼痛加重，一般 2～3 日可现皮下紫瘀血斑。

足少阳经筋及阳跷脉证：足外踝周围肿胀疼痛或压痛明显（踝关节外侧副韧带损伤），足内翻疼痛加剧。

足太阴经筋及阴跷脉证：足内踝周围肿胀疼痛或压痛明显（踝关节内侧副韧带损伤），足外翻疼痛加剧。

（二）治疗

1. 急性期（扭伤 24 小时内）

【治法】疏调经筋，缓急止痛。选穴以局部穴位及相应同名经腕关节部经穴为主。

【主穴】阿是穴，阳池（或太渊）。

【配穴】足少阳经筋及阳跷脉病证者配悬钟、丘墟、申脉；足太阴经筋及阴跷脉病证者配三阴交、商丘、照海。

【操作】先针刺上肢远端穴位，行较强的捻转提插泻法，持续运针 1～3 分钟，同时嘱患者慢慢活动踝关节；然后针刺局部穴位，刺激手法宜轻柔，不宜过重。

2. 恢复期（扭伤 24 小时后）

【治法】舒筋活络，消肿止痛。选穴以局部穴位为主。

【主穴】阿是穴。

【配穴】足少阳经筋及阳跷脉病证者配丘墟、足临泣、申脉；足太阴经筋及阴跷脉病证者配商丘、照海、水泉。

【操作】毫针刺用泻法，或在肿胀局部阿是穴行围刺法；可用温针灸、电针。

四、目赤肿痛

（一）辨证

主症：目赤肿痛，羞明，流泪，眵多。

外感风热：起病急，患眼红赤灼热，痒痛皆作，眵多黄黏，伴头痛、发热、恶风、脉浮数等。

肝胆火盛：起病缓，眼有异物感，目赤肿痛，眵多胶结，兼口苦，烦热，便秘，脉弦数。

（二）治疗

【治法】疏风散热，消肿止痛。选穴以局部穴位及手阳明、足厥阴经穴为主。

【主穴】睛明，太阳，风池，合谷，太冲。

【配穴】外感风热者配少商、外关；肝胆火盛者配侠溪、行间。

【操作】毫针泻法，太阳点刺放血。

五、耳鸣、耳聋

（一）辨证

主症：耳鸣、耳聋。

外感风邪：继发于感冒，猝发耳鸣、耳聋、耳闷胀，伴头痛恶风、发热口干、舌红苔薄白或薄黄，脉浮数。

肝胆火旺：耳鸣、耳聋每于郁怒之后突发或加重，兼有耳胀、耳痛，伴头痛面赤、口苦咽干、心烦易怒、大便秘结，舌红苔黄，脉弦。

肾精亏虚：久病耳聋或耳鸣时作时止，声细调低，按之鸣声减弱，劳累后加剧，伴头晕、腰酸、遗精，舌红苔少，脉虚细。

（二）治疗

1. 实证

【治法】疏风泻火，通络开窍。选穴以局部穴位及手足少阳经穴为主。

【主穴】听会，翳风，中渚，侠溪。

【配穴】外感风邪者配风池、外关；肝胆火旺者配行间、丘墟。

【操作】听会、翳风的针感以向耳内或耳周传导为佳，余穴常规针刺，泻法。

2. 虚证

【治法】补肾养窍。选穴以局部选穴及足少阴经穴为主。

【主穴】听宫，翳风，太溪，肾俞。

【方义】听宫为手太阳经与手足少阳经之交会穴，气通耳内，具有聪耳启闭之功，为治耳疾之要穴；配手少阳经局部的翳风穴，可疏导少阳经气，宣通耳窍。太溪、肾俞能补肾填精，上荣耳窍。诸穴合用，可治肾精亏虚之耳鸣、耳聋。

【操作】听宫、翳风的针感以向耳内或耳周传导为佳；太溪、肾俞针刺用补法，肾俞可加灸或用温针灸。

六、咽喉肿痛

（一）辨证

主症：咽喉肿痛。

外感风热：咽喉红肿疼痛，吞咽困难，咳嗽，伴有寒热头痛，舌红，脉浮数。

肺胃实热：咽干，高热，口渴，便秘，尿黄，舌红苔黄，脉数有力。

肾阴不足：咽喉稍肿，色暗红，疼痛较轻，手足心热，或吞咽时觉痛楚，入夜则见症较重，舌红少苔，脉细数。

（二）治疗

1. 实证

【治法】清热利咽，消肿止痛。选穴以局部穴位及手太阴、手足阳明经穴为主。

【主穴】廉泉，天突，尺泽，少商，内庭，关冲。

【配穴】外感风热者配风池、外关；肺胃实热者配商阳、鱼际。

【操作】少商、商阳、鱼际、关冲点刺出血，余穴毫针泻法。

2. 虚证

【治法】滋养肾阴，清热降火。选穴以足少阴、手太阴经穴为主。

【主穴】太溪，照海，列缺，鱼际。

【配穴】入夜发热者加三阴交、复溜。

【操作】毫针常规刺法，鱼际用毫针泻法；虚证者以毫针补法或平补平泻法；列缺、照海行针时可配合做吞咽动作。

七、牙痛

（一）辨证

主症：牙齿疼痛。

胃火牙痛：牙痛剧烈，兼有口臭、口渴、便秘、脉洪数等。

风火牙痛：牙痛甚而龈肿，兼形寒身热、脉浮数等。

肾虚牙痛：牙隐隐作痛，时作时止，或齿浮动，口不臭，脉细数。

（二）治疗

【治法】祛风泻火，通络止痛。选穴以手、足阳明经穴为主。

【主穴】颊车，下关，合谷。

【配穴】胃火牙痛者配内庭、二间；风火牙痛者配外关、风池；肾虚牙痛者配太溪、行间。

【操作】主穴用泻法，或平补平泻；合谷可左右交叉刺，持续行针 1～2 分钟。虚火牙痛者，配穴太溪用补法，余穴均用泻法。痛甚时可延长留针时间至 1 小时。

第六章

---■---

中医内科学

第一单元 感冒

一、概念

感冒，是感受触冒风邪，邪犯卫表而导致的常见外感疾病，临床表现以鼻塞、流涕、打喷嚏、咳嗽、头痛、恶寒、发热、全身不适、脉浮为特征（冬、春两季为多）。

二、病因病机

1. 病因 外感六淫、时行病毒。

2. 病位 在肺卫，主要在卫表。

3. 病机 卫表不和、肺气失宣。外邪侵犯肺卫，或从口鼻而入，或从皮毛内侵，风性轻扬，为病多犯上焦，"伤于风者，上先受之"。

三、鉴别诊断

1. 风温 初症类似感冒，但病势急骤，热势较高，咳嗽，胸痛，头痛较剧；传入营血者可见神昏、谵语、惊厥。

2. 时行感冒 呈流行性，具有传染性，突然起病，恶寒，发热（多为高热），病情较普通感冒重。

四、辨证论治

1. 辨证要点 首辨普通感冒、时行感冒；其次辨虚、实；最后辨风寒、风热、暑湿之别。

2. 治疗原则 基本原则为解表达邪。《素问·阴阳应象大论》云："其在皮者，汗而发之。"

3. 分证论治

证型		治法	症候特点	代表方（加减）
实证	风寒束表	辛温解表	恶寒重，发热轻，无汗	荆防达表汤或荆防败毒散
	风热犯表	辛凉解表	身热较著，微恶风，汗泄不畅，头胀痛	银翘散或葱豉桔梗汤
	暑湿伤表	清暑祛湿解表	头昏重，胀痛，舌苔黄或白腻，脉濡数	新加香薷饮
虚证	气虚感冒	益气解表	恶寒较甚，发热，无汗（或汗出）＋气虚症状	参苏饮
	阴虚感冒	滋阴解表	身热，微恶风寒＋阴虚症状	加减葳蕤汤

第二单元 咳嗽

一、概念

咳嗽，为肺失宣降，肺气上逆作声，或伴咳吐痰液的病证；有声无痰为咳，有痰无声为嗽。

二、病因病机

1. 病因 外感六淫（六淫外邪，侵袭肺系），内邪干肺（脏腑功能失调，内邪干肺）。

2. 病位 在肺，与肝、脾有关，久则及肾。

3. 病机 邪犯于肺，肺气上逆。内伤的病理因素为痰、火。

三、鉴别诊断

1. 咳嗽与喘证 两者均为肺气上逆，临床上常咳、喘并见。但咳嗽以气逆有声为主，喘证以呼吸困难为主。

2. 肺痨 感染"痨虫"，有传染性，症状以潮热、盗汗、咯血、消瘦为主。

四、辨证论治

1. 辨证要点 首辨外感内伤，其次辨证候虚实，最后辨咳嗽、痰液的特点。

2. 治疗原则 外感咳嗽者忌用敛肺、收涩的镇咳药；内伤咳嗽者忌用宣肺散邪法。

（1）外感咳嗽：祛邪利肺，顺应肺之生理特点，使肺气宣畅，则咳嗽自止。

（2）内伤咳嗽：分清虚实、主次；标实者祛邪止咳；本虚者扶正补虚；本虚标实者祛邪扶正。

3. 分证论治

证型		治法	症候特点	代表方（加减）
外感	风寒袭肺	疏风散寒，宣肺止咳	咳嗽声重，咽痒，咳痰稀薄、色白	三拗汤合止嗽散
	风热犯肺	疏风清热，宣肺止咳	咳嗽频剧，气粗，喉燥咽痛	桑菊饮
	风燥伤肺	疏风清肺，润燥止咳	喉痒咽干，唇鼻干燥	温燥用桑杏汤，凉燥用杏苏散
内伤	痰湿蕴肺	燥湿化痰，理气止咳	咳声重浊，痰多黏腻、稠厚，舌白腻，脉濡滑	二陈平胃散合三子养亲汤
	痰热郁肺	清热肃肺，豁痰止咳	痰多、黏厚、稠黄，舌红苔薄黄腻，脉滑数	清金化痰汤
	肝火犯肺	清肺泻肝，顺气降火	胸胁胀痛，咳时引痛；症状随情绪波动而变化	黛蛤散合黄芩泻白散
	肺阴亏耗	滋阴清热，润肺止咳	干咳痰少或痰中带血丝＋阴虚症状	沙参麦冬汤

第三单元 哮病

一、概念

哮病是发作性的痰鸣气喘疾患，发时喉中有哮鸣声，呼吸气促困难，甚则喘息不能平卧。

二、病因病机

1. 病因 外邪侵袭，饮食不当，体虚病后。

2. 病位 主要在肺，与脾、肾关系密切。

3. 病机 痰阻气道，肺失宣降（宿痰伏肺→诱因引触→痰阻气道，气道挛急，肺失肃降，肺气上逆）。病理因素以痰为主（伏痰）。

三、鉴别诊断

哮病与喘证 哮病是发作性的痰鸣气喘疾患，发时喉中哮鸣有声，呼吸气促，甚则喘息不能平卧。哮，就声响而言。喘证是以呼吸困难，甚至张口抬肩，鼻翼扇动，不能平卧为临床特征的病证。喘，就气息而言。

四、辨证论治

1. 治疗原则 当宗朱丹溪"未发以扶正气为主，既发以攻邪气（祛痰利气）为急"之说，"发时治标，平时治本"。

2. 分证论治

证型		治法	症候特点	代表方（加减）
发作期	冷哮	宣肺散寒，化痰平喘	渴喜热饮，形寒怕冷，受寒易发	射干麻黄汤或小青龙汤
	热哮	清热宣肺，化痰定喘	喘而气粗息涌，面赤，口渴喜饮	定喘汤或越婢加半夏汤
	寒包热哮	解表散寒，清化痰热	痰黏色黄或黄白相兼，恶寒无汗	小青龙加石膏汤或厚朴麻黄汤
	风痰哮	祛风涤痰，降气平喘	声如拽锯，或鸣声如吹哨笛	三子养亲汤加味
	虚哮	补肺纳肾，降气化痰	气短息促，动则喘甚，发作频繁	平喘固本汤
缓解期	肺脾气虚	健脾益气，补土生金	怕风易感，倦怠无力，食少便溏	六君子汤
	肺肾两虚	补肺益肾	短气息促，动则为甚，腰酸腿软	生脉地黄汤合金水六君煎

第四单元 喘证

一、概念

喘即气喘、喘息，喘证是以呼吸困难，甚至张口抬肩，鼻翼翕动，不能平卧为临床特征的病证。

二、病因病机

1. 病因 外邪侵袭，饮食不当，情志所伤，劳欲久病。

2. 病位 在肺和肾，涉及肝、脾，"肺为气之主，肾为气之根"。

3. 病机 肺气上逆，宣降失职；或气无所主，肾失摄纳；实喘在肺，为外邪、痰浊、肝郁气逆；虚喘责之肺、肾，为阳气不足，阴精亏耗。

三、诊断与鉴别

1. 诊断要点 喘证以喘促短气，呼吸困难，甚至张口抬肩，鼻翼翕动，不能平卧，口唇发绀为特征 + 诱发因素。

2. 类证鉴别 "夫喘促喉间如水鸡声者谓之哮，气促而连续不能以息者谓之喘"（哮病与喘证之鉴别见第三单元哮病）。

四、辨证论治

1. 辨证要点 首分虚实，实喘在肺，虚喘责之肺、肾。

（1）实喘：呼吸深长有余，呼出为快，气粗声高，伴有痰鸣咳嗽，脉数有力，病势多急。

（2）虚喘：呼吸短促难续，深吸为快，气怯声低，少有痰鸣咳嗽，脉微弱，病势徐缓。

2. 治疗原则 分清虚实、邪正；实喘治肺，祛邪利气；虚喘培补摄纳，分清肺、肾之异，阳虚则温补，阴虚则滋养。

3. 分证论治

证型		治法	症候特点	代表方（加减）
实喘	风寒壅肺	宣肺散寒	喘息咳逆，痰多稀薄而带泡沫，色白	麻黄汤合华盖散
	表寒肺热	解表清里，化痰平喘	形寒身热，咳痰稠黏，苔薄白或黄，舌边红	麻杏石甘汤加味
	痰热郁肺	清热化痰，宣肺平喘	喘促气涌，舌苔薄黄或腻，脉滑数	桑白皮汤
	痰浊阻肺	祛痰降逆，宣肺平喘	喘而胸满闷塞，咳吐不利，兼有呕恶	二陈汤合三子养亲汤
	肺气郁痹	开郁降气平喘	遇情志刺激诱发，咽中如窒，平素多忧思抑郁	五磨饮子

证型		治法	症候特点	代表方（加减）
虚喘	肺气虚耗	补肺益气养阴	肺气亏虚，气失所主，喘促短气	生脉散合补肺汤
	肾虚不纳	补肾纳气	喘促日久，动则喘甚，呼多吸少	金匮肾气丸合参蛤散
	正虚喘脱	扶阳固脱，镇摄肾气	喘逆剧甚，不能平卧，动则咳喘欲绝	参附汤送黑锡丹配蛤蚧粉

五、转归预后

喘证反复发作，致肺气胀满，不能敛降，可转变为肺胀；肺肾亏虚，水液输布失常，可兼见水肿。

第五单元　肺痈

一、概念

肺痈，是肺叶生疮，形成脓疡的一种病证；临床以咳嗽、胸痛、发热、咳吐腥臭浊痰，甚则脓血相兼为特征。

二、病因病机

1. 病因　感受风热、痰热素盛。

2. 病位　在肺。

3. 病机　邪热郁肺，蒸液成痰，邪阻肺络，血滞为瘀，而致痰热与瘀血互结，蕴酿成痈，血败肉腐化脓，肺损络伤，脓疡溃破外泄。成痈化脓的病理基础为血瘀。

三、诊断与鉴别

1. 诊断　临床表现（寒战高热＋咳嗽胸痛＋咳吐黏浊痰）＋验痰法（患者将痰吐在水中，沉者为痈脓，浮者为痰）＋验口味（患者吃生黄豆不觉其腥）＋体征（患者可见舌下生细粒）。

2. 鉴别　风温与肺痈都有发热、咳嗽、胸痛、咳痰等症状；风温起病多急，以发热、咳嗽、烦渴或伴气急胸痛为特征；风温经正确、及时的治疗后，多在气分而解。肺痈之振寒、咳吐浊痰明显，喉中有腥味是其特点。

四、辨证论治

1. 辨证要点　一辨病期，二辨虚实，三辨转归；溃脓期是病情转归的关键点。

2. 治疗原则　以祛邪为原则，以清热解毒、化瘀排脓为治法；按照有脓必排的原则，尤以排脓为首要措施。

3. 分证论治

证型	治法	症候特点	代表方（加减）
初期	疏风散热，清肺化痰	初期风热表证，继而出现胸痛	银翘散
成痈期	清肺解毒，化瘀消痈	壮热，咳吐浊痰，痰呈黄绿色，自觉喉间有腥味	千金苇茎汤合如金解毒散
溃脓期	排脓解毒	咳吐大量脓痰，或如米粥	加味桔梗汤
恢复期	清热养阴，益气补肺	身热渐退，脓痰渐少，痰液转为清稀	沙参清肺汤或桔梗杏仁煎

五、转归预后

本病溃脓期是病情顺与逆的转折点。

1. 顺证　溃后声音清朗，脓血稀而渐少，腥臭味转淡，饮食知味，身体不热，脉缓滑，则病情向愈。

2. 逆证　溃后音哑无力，脓血如败卤，腥臭异常，气喘，鼻扇，胸痛，身热不退，为肺叶腐败之恶候。

第六单元　心悸

一、概念

心悸，是患者自觉心中悸动、惊惕不安，甚则不能自主的一种病证；轻者为惊悸，重者为怔忡。

二、病因病机

1. 病因　体虚劳倦、七情所伤、感受外邪、药食不当。

2. 病位　在心，与肝、脾、肺、肾密切相关。

3. 病机　虚证，为气血阴阳亏耗，心失所养；实证，为心脉痹阻，心神不安。病理因素为气滞、血瘀、痰浊和水饮。

三、辨证论治

1. 辨证要点　首辨虚实，虚者系指脏腑气血阴阳亏虚，实者多指痰饮、瘀血、火邪上扰；再辨病位。

2. 治疗原则　虚证，补气、养血、滋阴、温阳；实证，祛痰、化饮、清火、行瘀。

3. 分证论治

证型	治法	症候特点	代表方（加减）
心虚胆怯	镇惊定志，养心安神	心悸不宁，善惊易恐，坐卧不安，易惊醒	安神定志丸

证型	治法	症候特点	代表方（加减）
心血不足	补血养心，益气安神	心悸气短，头晕目眩，面色无华	归脾汤
心阳不振	温补心阳，安神定悸	心悸不安，胸闷气短，动则尤甚，形寒肢冷	桂枝甘草龙骨牡蛎汤合参附汤
水饮凌心	振奋心阳，化气行水，宁心安神	心悸眩晕，面浮肢肿，咳喘不得卧	苓桂术甘汤
阴虚火旺	滋阴清火，养心安神	心悸易惊，心烦失眠，五心烦热	天王补心丹合朱砂安神丸
瘀阻心脉	活血化瘀，理气通络	心痛时作，痛如针刺，舌有瘀斑	桃仁红花煎
痰火扰心	清热化痰，宁心安神	心悸胸闷烦躁，口干苦，大便秘结，苔黄腻	黄连温胆汤

四、转归预后

反复发作者，预后较差，甚至出现喘促、水肿、胸痹心痛、厥证、脱证等变证和坏病。

第七单元　胸痹

一、概念

胸痹，是以胸部闷痛，甚则胸痛彻背，喘息不得卧为主症的一种病证，轻者仅感胸闷如窒、呼吸欠畅，重者心痛彻背、背痛彻心（逐渐加重）。

二、病因病机

1. 病因　寒邪内侵、饮食不当、情志波动、劳倦过度、年老体虚等。

2. 病位　在心，涉及肝、肺、脾、肾。

3. 病机　心脉痹阻（阳微阴弦）；病理性质为本虚标实，虚实夹杂（本虚有气虚、气阴两虚及阳气虚衰；标实有血瘀、寒凝、痰浊、气滞，且可相兼为病）。

三、鉴别诊断

1. 胸痹与胃痛　胸痹之不典型者，其疼痛可在胃脘部，极易混淆；胸痹以闷痛为主，为时极短，虽与饮食有关，但休息、服药后常可缓解；胃痛与饮食相关，以胀痛为主，局部压痛，持续时间较长，常伴胃部症状。

2. 胸痹与真心痛　真心痛乃胸痹的进一步发展，为危重急症，详见下表。

鉴别	胸痹（心绞痛）	真心痛（心肌梗死）
胸痛程度	不甚剧烈，紧压感、窒息样感	剧烈，濒死感
疼痛时间	少于一刻钟	几小时至几天

续表

鉴别	胸痹（心绞痛）	真心痛（心肌梗死）
伴随症状	心悸，气短，自汗，喘息	汗出、肢冷、面色苍白，唇甲青紫脉微欲绝
病机关键	心脉痹阻	心脉闭塞
病情轻重	轻，慢性病	重，常合并心衰、厥脱
芳香温通药物	可缓解	不能缓解
预后	反复发作	旦发夕死

四、辨证论治

1. 辨证要点 首辨病情轻重，次辨标本虚实。胸痹总属本虚标实之证，故需辨别虚实，分清标本。

2. 治疗原则 先祛邪治标，后扶正治本。

（1）标实当泻：重视活血通脉；气滞宜疏理气机，血瘀需活血化瘀，寒凝当辛温通阳，痰浊则泄浊豁痰。

（2）本虚宜补：纠正脏腑之偏衰，重视补益心气之不足。

3. 分证论治

证型	治法	症候特点	代表方（加减）
心血瘀阻	活血化瘀，通脉止痛	心胸疼痛，如刺如绞，痛有定处，入夜为甚	血府逐瘀汤
气滞心胸	疏肝理气，活血通络	时欲太息，遇情志不遂时容易诱发或加重	柴胡疏肝散
痰浊闭阻	通阳泄浊，豁痰宣痹	咳吐痰涎，舌体胖大，苔浊腻或白滑，脉滑	瓜蒌薤白半夏汤合涤痰汤
寒凝心脉	辛温散寒，宣通心阳	猝然心痛如绞，伴形寒，甚则手足不温	枳实薤白桂枝汤合当归四逆汤
气阴两虚	益气养阴，活血通脉	心胸隐痛，倦怠乏力，心悸气短，动则益甚	生脉散合人参养荣汤
心肾阴虚	滋阴清火，养心和络	心痛憋闷，心悸盗汗，腰酸膝软，头晕耳鸣	天王补心丹合炙甘草汤
心肾阳虚	温补阳气，振奋心阳	神倦怯寒，四肢欠温或肿胀	参附汤合右归饮
	若肾阳虚衰，不能制水，水饮上凌心肺，则症见水肿、喘促、心悸，用真武汤治以温阳利水		

五、转归预后

本病病情进一步发展，可见心胸猝然大痛，出现真心痛证候，甚则可"旦发夕死，夕发旦死"。

第八单元　不寐

一、概念

不寐，是以经常不能获得正常睡眠为特征的一类病证（连续3周以上，重者彻夜难眠）。

二、病因病机

1. 病因　饮食不节，情志失常，劳倦、思虑过度，以及病后、年迈体虚等。

2. 病位　主要在心，与肝、脾、肾密切相关。

3. 病机　实证，为肝郁化火，痰热内扰，阳盛不得入于阴所致；虚证，为心脾两虚，心虚胆怯，心肾不交，水火不济，心神失养，阴虚不能纳阳而发。病理变化为阳盛阴衰，阴阳失交。

三、辨证论治

1. 辨证要点　首辨虚实，虚证多属阴血不足、心失所养，临床特点为体质瘦弱，面色无华，神疲懒言，心悸健忘，实证为邪热扰心，临床特点为心烦易怒，口苦咽干，便秘溲赤；次辨病位。

2. 治疗原则　补虚泻实，调整阴阳，安神定志。

3. 分证论治

证型	治法	症候特点	代表方（加减）
肝火扰心	疏肝泻火，镇心安神	不寐，甚则彻夜不眠，急躁易怒，目赤耳鸣	龙胆泻肝汤
痰热扰心	清化痰热，和中安神	心烦不寐，胸闷脘痞，头晕目眩，脉滑数	黄连温胆汤
心脾两虚	补益心脾，养血安神	四肢倦怠，腹胀便溏，面色少华	归脾汤
心肾不交	滋阴降火，交通心肾	心悸不寐，多梦，伴头晕耳鸣、腰膝酸软	六味地黄丸合交泰丸
心胆气虚	益气镇惊，安神定志	触事易惊，终日惕惕，胆怯心悸	安神定志丸合酸枣仁汤

第九单元　癫狂

一、概念

癫狂为精神失常疾病。癫病，以精神抑郁，表情淡漠，沉默痴呆，语无伦次，静而多喜为特征。狂证，以精神亢奋，狂躁不安，喧扰不宁，骂詈毁物，动而多怒为特征。

二、病因病机

1. 病因　七情内伤，饮食失节，禀赋不足。

2. 病位　在心、脑、肝，涉及脾胃，久而伤肾。

3. 病机　癫，为痰气郁结，蒙蔽神机；狂，为痰火上扰，神明失主。病理因素以气、痰、火、瘀为主，以气郁为先。

三、鉴别诊断

鉴别要点	癫病	狂病
虚实	多属阴证、虚证	多属阳证、热证、实证
病机	主于气、痰；痰气郁结，气虚痰结，心脾两虚	主于痰、火、瘀血；痰火扰心，阴虚火旺，气血凝滞
治法	解郁化痰，宁心安神，补气养血	降火下痰，化其瘀血；后期滋养心肝阴液，兼清虚火
转化	痰浊壅盛，郁久化热→狂病	郁火得泄，痰气留滞；气血凝滞、气虚血瘀→癫病

四、辨证论治

1. 辨证要点 首辨癫证与狂证之不同；次辨病性虚实。

2. 治疗原则 初期，理气解郁，畅达神机，降火豁痰，化瘀通窍；后期，补益心脾，育阴养血，调整阴阳。

3. 分证论治

	证型	治法	症候特点	代表方（加减）
癫证	痰气郁结	理气解郁，化痰醒神	喃喃自语，多疑多虑，喜怒无常，秽洁不分	逍遥散合顺气导痰汤
	心脾两虚	健脾益气，养心安神	心悸易惊，善悲欲哭，肢体困乏	养心汤合越鞠丸
狂证	痰火扰神	清心泻火，涤痰醒神	突发狂乱无知，骂詈号叫，苔黄燥，面垢	生铁落饮（痰火）
	痰热瘀结	豁痰化瘀，调畅气血	癫狂日久不愈，面色晦滞而秽	癫狂梦醒汤（痰瘀）
	火盛阴伤	育阴潜阳，交通心肾	癫狂久延，时作时止，势已较缓	二阴煎合琥珀养心丹

第十单元　痫病

一、概念

痫病（又名"癫痫"或"羊痫风"）是一种发作性神志异常的病证，临床以突然意识丧失，甚则仆倒，不省人事，强直抽搐，口吐涎沫，口中怪叫，移时苏醒，醒如常人为特征。

二、病因病机

1. 病因 先天遗传、七情失调，惊恐，饮食失调，脑部外伤，或患他病后脑窍损伤。

2. 病位 在脑，涉及肝、脾、心、肾诸脏；其中肝、脾、肾的损伤是主要病理基础。

3. 病机 脏腑失调，痰浊阻滞，气机逆乱，风痰内动，蒙蔽清窍。病理因素为风、火、痰、瘀，又以痰为重要。病理性质为本虚标实，本虚为脏腑受损，标实为风、火、痰、瘀。

三、鉴别诊断

痫证与厥证　厥证除了突然昏仆、昏不知人等症状，还有面色苍白之症，而无痫证之口吐白沫、两目上视、四肢抽搐、口中怪叫等症状。

四、辨证论治

1. 辨证要点　首辨病情轻重；次辨证候虚实；最后定病理因素，即风、痰、火、瘀。

2. 治疗原则

（1）频繁发作，治标为主：清泻肝火，豁痰息风，开窍定痫。

（2）平时病缓，补虚治本：益气养血，健脾化痰，滋补肝肾，宁心安神。

3. 分证论治　辛热开破法——针对痫痰难化这一特点而制订的治法。

证型	治法	症候特点	代表方（加减）
风痰闭阻	涤痰息风，开窍定痫	发作呈多样性，舌红苔白腻，脉多弦滑有力	定痫丸
痰火扰神	清热泻火，化痰开窍	彻夜难眠，便秘溲黄，苔黄腻，脉弦滑而数	龙胆泻肝汤合涤痰汤
瘀阻脑络	活血化瘀，息风通络	痛有定处，舌暗红或有瘀斑	通窍活血汤
心脾两虚	补益气血，健脾宁心	神疲乏力，心悸气短，失眠多梦	六君子汤合归脾汤
心肾亏虚	补益心肾，潜阳安神	痫病频发，健忘失眠，耳轮焦枯不泽，腰酸	左归丸合天王补心丹

第十一单元　胃痛

一、概念

胃痛，又称胃脘痛，是指以上腹胃脘部近心窝处疼痛为主症的病证。

二、病因病机

1. 病因　外邪犯胃、饮食伤胃，情志不畅，脾胃素虚。

2. 病位　在胃，与肝、脾的关系极为密切。

3. 病机　胃气阻滞，胃失和降，不通则痛；或脾胃虚弱，不荣则痛。病理因素为气滞、寒凝、热郁、湿阻、血瘀。

三、鉴别诊断

胃痛与真心痛　胃痛，位置在近心窝处胃脘部，表现为胃部疼痛，伴食少、恶心、呕吐、泛酸、嘈杂等，多为隐痛、胀痛；真心痛，位置在心，痛常及心下，表现为当胸而痛，其痛多为刺痛、剧痛，且痛引肩背，常有气短、汗出。

四、辨证论治

1. 辨证要点 辨虚实寒热，在气在血。

2. 治疗原则 理气和胃止痛；总以开其郁滞、调其升降为目的，"胃以通为补"。

3. 分证论治

证型		治法	症候特点	代表方（加减）
实证	寒邪客胃	温胃散寒，行气止痛	胃痛暴作，得温痛减，遇寒加重	香苏散合良附丸
	饮食伤胃	消食导滞，和胃止痛	嗳腐吞酸，或呕吐不消化食物	保和丸
	肝气犯胃	疏肝解郁，理气止痛	胃脘胀痛，痛连两胁，遇烦恼则痛作	柴胡疏肝散
	湿热中阻	清化湿热，理气和胃	纳呆恶心，苔黄腻，脉滑数	清中汤
	瘀血停胃	化瘀通络，理气和胃	胃脘疼痛如针刺，痛有定处	失笑散合丹参饮
虚证	胃阴亏虚	养阴益胃，和中止痛	胃脘隐隐灼痛，似饥而不欲食	益胃汤
	脾胃虚寒	温中健脾，和胃止痛	胃痛隐隐，绵绵不休	黄芪建中汤

五、转归预后

便血、呕血、厥脱危证、呕吐、反胃、噎膈。

第十二单元　呕吐

一、概念

呕吐，是因胃失和降，气逆于上，迫使胃中之物从口中吐出的一种病证；一般以有物有声谓之呕，有物无声谓之吐，无物有声谓之干呕。呕与吐同时发生的，合称为呕吐。

二、病因病机

1. 病因 外感六淫，内伤饮食，情志不调，病后体虚。

2. 病位 在胃，与肝、脾有密切的关系。

3. 病机 胃失和降，气机上逆。

（1）实证：外邪、食滞、痰饮、肝气等邪气犯胃，以致胃气痞塞，升降失调，气逆作呕。

（2）虚证：脾胃气阴亏虚，运化失常，不能和降。其中又有阳虚、阴虚之别。

三、鉴别诊断

呃逆与呕吐 呃逆指胃气上逆动膈，以气逆上冲，喉间呃呃连声，声短而频，难以自制为主要表现的病证；呕吐指胃失和降，气逆于上，迫使胃中之物从口中吐出的一种病证。

四、辨证论治

1. 辨证要点　首辨虚实，再辨呕吐物。

（1）呕吐物酸腐量多：食积内腐。

（2）呕吐苦水、黄水：胆热犯胃。

（3）呕吐酸水、绿水：肝热犯胃。

（4）呕吐浊痰涎：痰饮中阻。

（5）呕吐清水：脾胃虚寒。

（6）泛吐少量黏沫：胃阴不足。

2. 治疗原则　和胃降逆止呕。

3. 分证论治

辨证	证型	治法	症候特点	代表方（加减）
实证	外邪犯胃	疏邪解表，化浊和中	突然呕吐＋发热恶寒	藿香正气散
	食滞内停	消食化滞，和胃降逆	呕吐酸腐，脘腹胀满，嗳气厌食	保和丸
	痰饮中阻	温中化饮，和胃降逆	呕吐清水痰涎，头眩心悸	小半夏汤合苓桂术甘汤
	肝气犯胃	疏肝理气，和胃降逆	呕吐吞酸，嗳气频繁，胸胁胀痛	四七汤
虚证	脾胃气虚	健脾益气，和胃降逆	食欲不振，食入难化，胸脘痞闷	香砂六君子汤
	脾胃阳虚	温中健脾，和胃降逆	喜暖恶寒，四肢不温，大便溏薄	理中汤
	胃阴不足	滋养胃阴，降逆止呕	似饥而不欲食，舌红少津	麦门冬汤

第十三单元　腹痛

一、概念

腹痛，是以胃脘以下、耻骨毛际以上部位发生疼痛为主症的病证。

二、病因病机

1. 病因　外感时邪，饮食不节，情志失调，阳气素虚。

2. 病机　脏腑气机阻滞，"不通则痛"；或脏腑经脉失养，"不荣则痛"。病理因素为寒凝、火郁、食积、气滞、血瘀。病理性质为寒、热、虚、实四端。

三、鉴别诊断

腹痛与胃痛　腹痛常伴有胃痛的症状，胃痛亦时有腹痛的表现，常需鉴别。胃痛部位在心下胃脘之处，常伴有恶心、嗳气等胃病见症；腹痛部位在胃脘以下，上述症状在腹痛中较少见。

四、辨证论治

1. 辨证要点　首辨腹痛之缓急，次辨腹痛性质，再辨腹痛部位。

2. 治疗原则　以"通"字立法。

（1）实证祛邪疏导，"痛随利减"；虚证温中补虚，益气养血，不可滥施攻下。

（2）久痛入络，绵绵不愈——辛润活血通络。

3. 分证论治

辨证	证型	治法	症候特点	代表方（加减）
实证	寒邪内阻	散寒温里，理气止痛	腹痛拘急，遇寒痛甚，得温痛减	良附丸合正气天香散
	湿热壅滞	泄热通腑，行气导滞	腹痛拒按，大便秘结，或溏滞不爽	大承气汤
	饮食积滞	消食导滞，理气止痛	嗳腐吞酸，厌食呕恶，痛而欲泻	枳实导滞丸
	肝郁气滞	疏肝解郁，理气止痛	腹痛胀闷，痛无定处，痛引少腹	柴胡疏肝汤
	瘀血内停	活血化瘀，和络止痛	腹痛较剧，痛如针刺，痛处固定	少腹逐瘀汤
虚证	中虚脏寒	温中补虚，缓急止痛	腹痛绵绵，时作时止，喜温喜按	小建中汤

第十四单元　泄泻

一、概念

泄泻，是以排便次数增多，粪质稀溏或完谷不化，甚至泻出如水样为主症的病证。古时将大便溏薄而势缓者称为泄，大便清稀如水而势急者称为泻，现临床一般统称泄泻。

二、病因病机

1. 病因　感受外邪，饮食所伤，情志失调，禀赋不足，久病体虚；内因则以脾虚最为关键。

2. 病位　在肠，与肝、肾密切相关。

3. 病机　脾虚湿盛，肠道功能失司。病理因素主要为湿。

三、鉴别诊断

1. 泄泻与痢疾　两者均为排便次数增多、粪质稀薄的病证。外感时邪、内伤饮食均可引发，两证之间可以相互转化。

鉴别要点	泄泻	痢疾
大便	便无脓血；大便溏薄，或如水样，或完谷不化	便下赤白黏液脓血，量少
伴随症状	腹痛肠鸣，少有里急后重	腹痛，里急后重明显

续表

鉴别要点	泄泻	痢疾
便后症状	泻后痛减	便后痛不减
病机	脾虚湿盛	气血邪毒凝滞于肠道脂膜，化为脓血

2. 泄泻与霍乱　霍乱是一种呕吐与泄泻并作的病证，发病特点是来势急骤，变化迅速，病情凶险，起病时先突然腹痛，继则吐泻交作，或吐下如米泔水。而泄泻以大便稀溏、次数增多为特征，一般预后良好。

四、辨证论治

1. 辨证要点　首辨暴泻与久泻，次辨泻下之物，再辨脏腑定位。

（1）外感泄泻：多兼表证。

（2）食滞泄泻：以腹痛肠鸣、粪便臭如败卵、泻后痛减为特点。

（3）肝气乘脾之泄泻：每因情志郁怒而诱发，伴胸胁胀闷、嗳气食少。

（4）脾虚泄泻：大便时溏时泻，伴神疲肢倦。

（5）肾阳虚衰之泄泻：多发于五更，大便稀溏，完谷不化，伴形寒肢冷。

2. 治疗原则　运脾化湿。急性泄泻重在化湿，佐以分利；久泻当重健脾。

（1）泄泻为病，湿盛脾虚为其关键，尚可应用祛风药物，如防风、羌活、升麻、柴胡之属。一则有助于化湿，所谓"风胜则燥"；二则风药可升举下陷之清阳。

（2）《医宗必读》中的治泻九法，即淡渗、升提、清凉、疏利、甘缓、酸收、燥脾、温肾、固涩。

（3）暴泻不可骤用补涩，以免关门留寇；久泻不可分利太过，以防劫其阴液。

3. 分证论治

证型		治法	症候特点	代表方（加减）
暴泻	寒湿内盛	芳香化湿，解表散寒	泄泻清稀，甚则如水样，兼外感风寒	藿香正气散
	湿热伤中	清热利湿，分利止泻	泻下急迫，粪色黄褐，气味臭秽，肛门灼热	葛根芩连汤
	食滞肠胃	消食导滞，和中止泻	泻下粪便臭如败卵，不思饮食，舌苔垢浊	保和丸
久泻	肝气乘脾	抑肝扶脾	腹痛而泻，泻后痛减，腹中雷鸣，攻窜作痛	痛泻要方
	脾胃虚弱	健脾益气，化湿止泻	大便时溏时泻，迁延反复，食少，食后脘闷不舒	参苓白术散
	肾阳虚衰	温肾健脾，固涩止泻	黎明前脐腹作痛，肠鸣即泻，完谷不化，腹部喜暖	四神丸

第十五单元　痢疾

一、概念

痢疾以大便次数增多、腹痛、里急后重、痢下赤白黏冻为主症，是夏秋季节常见的肠道传染病。

二、病因病机

1. 病因 外感时邪（疫毒之邪、湿热之邪、夏暑感寒伤湿）；饮食不节（洁）；脾胃虚弱。

2. 病位 在肠，与脾胃相关，可涉及肾。

3. 病机 邪滞于肠，气血壅滞，肠道传化失司，脂络受伤，腐败化为脓血而为痢。病理因素以湿热疫毒（气滞血瘀）为主。

三、鉴别诊断

痢疾与泄泻 两者多发于夏秋季节，病位在胃肠，皆由外感时邪、内伤饮食而发病，症状均有大便增多；然而两病在病位、病机和临床表现等方面都有区别（详见本章第十四单元泄泻）。

四、辨证论治

1. 辨证要点 首辨久暴，察虚实主次；次识寒热偏重；再辨伤气、伤血。下痢白多赤少者，湿邪伤及气分；下痢赤多白少，或以血为主者，热邪伤及血分。

2. 治疗原则 热痢清之，寒痢温之，初痢宜通，久痢宜涩（补），寒热交错者清温并用，虚实夹杂者攻补兼施。

（1）调气和血。刘和间云："调气则后重自除，行血则便脓自愈。"赤多者重用血药，白多者重用气药。

（2）顾护胃气贯穿始终，"人以胃气为本，而治痢尤要"。

（3）治痢三忌：忌过早补涩，忌峻下攻伐，忌分利小便。

3. 分证论治

证型		治法	症候特点	代表方（加减）
实证	湿热痢	清肠化湿，调气和血	痢下赤白脓血，肛门灼热，苔黄腻，脉滑数	芍药汤
	疫毒痢	清热解毒，凉血除积	壮热口渴，头痛烦躁，甚者神昏惊厥	白头翁汤
	寒湿痢	温中燥湿，调气和血	痢下赤白黏冻，白多赤少，或为纯白冻	不换金正气散
虚证	阴虚痢	养阴和营，清肠化湿	脐下灼痛，虚坐努责，食少，心烦口干	驻车丸
	虚寒痢	温补脾肾，收涩固脱	痢下赤白清稀，喜按喜温，形寒畏冷	桃花汤合真人养脏汤
	休息痢	温中清肠，调气化滞	下痢时发时止，迁延不愈，常因劳累而发	连理汤

补充：

（1）久痢兼见肾阳虚衰，关门不固者，宜加四神丸，以温肾暖脾，固肠止痢。

（2）下痢时作，心中烦热，饥不欲食，四肢不温，证属寒热错杂者，可用乌梅丸。

第十六单元　便秘

一、概念

便秘是指粪便在肠内滞留过久，秘结不通，排便周期延长，或周期不长，但粪质干结，排出艰难，或粪质不硬，虽有便意，但便而不畅的一种病证。

二、病因病机

1. **病因**　饮食不节，情志失调，年老体虚，感受外邪。
2. **病位**　在大肠，与肺、脾、胃、肝、肾功能失调有关。
3. **病机**　大肠传导失常，气机不畅，糟粕内停。

三、鉴别诊断

便秘与肠结　两者皆为大便秘结不通。但肠结多为急病，为肠梗阻，表现为腹部疼痛拒按，大便完全不通；便秘多为慢性久病，因大肠传导失常所致，表现为腹部胀满，大便干结艰行，可有矢气和肠鸣音。

四、辨证论治

1. **辨证要点**　首先审察病因，其次辨别粪质及排便情况。
2. **治疗原则**　以通下为主，但不可单纯用泻下药，应针对不同的病因采取相应的治法。

（1）实秘：由邪滞肠胃、壅塞不通所致，故以祛邪为主，给予泄热、温散、通导之法，使邪去便通。

（2）虚秘：由肠失润养、推动无力而致，故以扶正为先，给予益气温阳、滋阴养血之法，使正盛便通。

3. **分证论治**

证型		治法	症候特点	代表方（加减）
实秘	热秘	泄热导滞，润肠通便	大便干结，腹胀腹痛，口干口臭	麻子仁丸
	气秘	顺气导滞	欲便不得出，便而不爽，肠鸣矢气，腹中胀痛	六磨汤
	冷秘	温里散寒，通便止痛	大便艰涩，手足不温，舌苔白腻，脉弦紧	温脾汤
虚秘	气虚秘	益气润肠	排便困难，用力努挣则汗出短气	黄芪汤
	血虚秘	养血润燥	大便干结，心悸气短，口唇色淡	润肠丸
	阴虚秘	滋阴通便	大便干结，如羊屎状，舌红少苔，脉细数	增液汤
	阳虚秘	温阳通便	大便排出困难，四肢不温，腹中冷痛	济川煎

第十七单元 胁痛

一、概念

胁痛，是以一侧或两侧胁肋部疼痛为主的病证。胁指胁肋部，位于胸壁两侧，由腋部以下至第十二肋骨之间。

二、病因病机

1. 病因 情志不遂，跌仆损伤，饮食所伤，外感湿热，劳欲久病。

2. 病位 在肝、胆，与脾、胃及肾有关。

3. 病机 肝络失和。病理变化为不通则痛、不荣则痛。病理因素为气滞、血瘀、湿热。

三、辨证论治

1. 辨证要点 首辨在气在血，次辨属虚属实。

（1）在气：胀痛多属气郁，且疼痛游走不定，时轻时重，症状轻重与情绪变化有关。

（2）在血：刺痛多属血瘀，且痛处固定不移，疼痛持续不已，局部拒按，入夜尤甚。

2. 治疗原则 疏肝和络止痛。

3. 分证论治

证型	治法	症候特点	代表方（加减）
肝郁气滞	疏肝理气	胁肋胀痛，走窜不定，因情志变化而增减	柴胡疏肝散
肝胆湿热	清热利湿	胁肋重着或灼热疼痛，舌红苔黄腻，脉弦滑数	龙胆泻肝汤
瘀血阻络	祛瘀通络	胁肋刺痛，痛有定处，痛处拒按，胁肋或见癥块	血府逐瘀汤或复元活血汤
肝络失养	养阴柔肝	胁肋隐痛，悠悠不休，遇劳加重	一贯煎

第十八单元 黄疸

一、概念

黄疸，是以目黄、身黄、小便黄为主症的一种病证，其中目睛黄染尤为本病的重要特征。

二、病因病机

1. 病因 外感湿热疫毒，内伤饮食，劳倦，病后续发。

2. 病位　在脾、胃、肝、胆。

3. 病机　湿邪困遏，脾胃运化失健，肝胆疏泄失常，胆汁泛溢肌肤。湿热病理表现为阳黄；寒湿病理表现为阴黄。病理因素为湿邪、热邪、寒邪、疫毒、气滞、瘀血；黄疸的形成关键是湿邪。

三、诊断与鉴别

1. 阳黄、阴黄、急黄

（1）阳黄：黄色鲜明，发病急，病程短，常伴身热、口干苦，舌苔黄腻，脉弦数。

（2）阴黄：黄色晦暗，病程长，病势缓，常伴纳少、乏力，舌淡，脉沉迟或细缓。

（3）急黄：为阳黄之重症，病情急骤，疸色如金，兼见神昏、发斑、出血等危象。

2. 黄疸与萎黄　黄疸与萎黄均可出现身黄。黄疸主症为身黄、目黄、小便黄；萎黄为脾胃虚弱、气血不足、肌肤失养所致，主症为肌肤萎黄不泽，目睛及小便不黄，常伴头昏倦怠、心悸少寐、纳少便溏等。

四、辨证论治

1. 辨证要点　以阴阳为纲（要点），首辨阳黄、阴黄；次辨阳黄湿热之轻重、胆腑郁热及疫毒炽盛。

鉴别要点	热重于湿	湿重于热
色泽	身目俱黄，色泽鲜明	身目俱黄，色泽不如热甚者鲜明
表现	发热口渴，大便燥结	头身困重，胸满脘痞
舌脉	舌苔黄腻，脉弦数	舌苔白腻微黄，脉弦滑
治法	清热利湿，佐以泻下	利湿化浊，佐以清热

2. 治疗原则　化湿邪，利小便。

3. 分证论治

证型		治法	症候特点	代表方（加减）
阳黄	热重于湿	清热通腑，利湿退黄	发热口渴，口干而苦，苔黄腻，脉弦数	茵陈蒿汤
	湿重于热	利湿化浊运脾，佐以清热	黄色不及前者鲜明，头重身困，胸脘痞满，舌苔厚腻微黄，脉濡数或濡缓	茵陈五苓散合甘露消毒丹
	胆腑郁热	疏肝泄热，利胆退黄	右胁胀闷疼痛，牵引肩背，身热不退	大柴胡汤
	疫毒炽盛（急黄）	清热解毒，凉血开窍	发病急骤，黄疸迅速加深，其色如金，皮肤瘙痒，高热口渴	《千金》犀角散加味
阴黄	寒湿阻遏	温中化湿，健脾和胃	面色晦暗，或如烟熏，神疲畏寒	茵陈术附汤
	脾虚湿滞	健脾养血，利湿退黄	面色晦暗不泽，肢软乏力，大便溏薄	黄芪建中汤
黄疸消退后	湿热留恋	清热利湿	脘腹腹胀，苔腻，脉濡数	茵陈四苓散
	肝脾不调	调和肝脾，理气助运	脘腹痞闷，肢倦乏力，胁肋隐痛不适	柴胡疏肝散或归芍六君子汤
	气滞血瘀	疏肝理气，活血化瘀	胁下结块，胁肋隐痛、刺痛	逍遥散合鳖甲煎丸

第十九单元 臌胀

一、概念

臌胀,指腹部胀大如鼓的一类病证,临床以腹大胀满、绷急如鼓、皮色苍黄、脉络显露为特征。臌胀病名最早见于《黄帝内经》。中医认为,风、痨、臌、膈为四大难症。

二、病因病机

1. 病因 酒食不节,情志刺激,虫毒感染,病后续发。

2. 病位 在肝、脾,久则及肾。

3. 病机 肝、脾、肾三脏功能受损,气滞、血瘀、水停腹中。病理因素为气滞、血瘀、水湿。喻嘉言曾言"胀病亦不外水裹、气结、血瘀"。

三、鉴别诊断

鉴别要点	水肿	臌胀
病机	肺失通调,脾失健运,肾失开阖,三焦气化不利	肝、脾、肾受损,气、血、水互结于腹中
病变脏腑	肺、脾、肾	肝、脾、肾
临床表现	浮肿多从眼睑部开始,继则延及头面部及肢体,或下肢先肿,后及全身	初期腹部胀大如鼓,四肢肿不甚明显,晚期方伴肢体浮肿

四、辨证论治

1. 辨证要点 首辨虚实;次辨气、血、水三者之轻重;再辨寒热偏盛。

辨证要点	具体表现	病机
气臌	腹部膨隆,嗳气或矢气则舒,腹部按之空空然,叩之如鼓	肝郁气滞
水臌	腹部胀满膨大,或状如蛙腹,按之如囊裹水,常伴下肢浮肿	血瘀水停,水湿偏重
血臌	脘腹坚满,青筋显露,腹内积块痛如针刺,面颈部赤丝血缕	血瘀水停,血瘀偏重

2. 治疗原则 据气、血、水的偏盛,分别用行气、活血、祛湿利水或暂用攻逐之法,攻补兼施,补虚不忘实,泻实不忘虚。

3. 分证论治

证型	治法	症候特点	代表方(加减)
气滞湿阻	疏肝理气,运脾利湿	腹胀按之不坚,胁下胀满或疼痛	柴胡疏肝散合胃苓汤
水湿困脾	温中健脾,行气利水	腹大胀满,按之如囊裹水	实脾饮
水热蕴结	清热利湿,攻下逐水	腹大坚满,脘腹胀急,烦热口苦,渴不欲饮	中满分消丸合茵陈蒿汤
瘀结水留	活血化瘀,行气利水	青筋显露,胁下瘤结痛如针刺	调营饮

续表

证型		治法	症候特点	代表方（加减）
阳虚水盛		温补脾肾，化气利水	腹大胀满，形似蛙腹，朝宽暮急，神倦怯寒	附子理苓汤或济生肾气丸
阴虚水停		滋肾柔肝，养阴利水	青筋暴露，唇紫，口干，心烦，失眠	六味地黄丸合一贯煎
变证	大出血	清热凉血，活血止血	骤然大量呕血，血色鲜红，大便下血	犀角地黄汤加味
	大出血后	扶正固脱，益气摄血	汗出如油，四肢厥冷，呼吸低弱，脉细微欲绝	独参汤加山萸肉
	昏迷	清热豁痰，开窍息风	神志昏迷，烦躁不安	安宫牛黄丸合龙胆泻肝汤
		化痰泄浊开窍	静卧嗜睡，语无伦次，神情淡漠，舌苔厚腻	苏合香丸合菖蒲郁金汤

五、转归预后

本病因气、血、水互结，邪盛正衰，预后一般较差。

第二十单元　头痛

一、概念

头痛，亦称头风，是以自觉头部疼痛为主症的疾病。

二、病因病机

1. 病因　感受外邪，情志失调，先天不足或房事不节，饮食劳倦及体虚久病，头部外伤或久病入络。

2. 病位　在头、脑，多与肝、脾、肾密切相关。

3. 病机　不通则痛，不荣则痛。外邪上扰清空，壅滞经络，络脉不通（外感）；肝阳上扰，或瘀血阻络，或头目失荣而发头痛（内伤）。病理因素为痰湿、风火、血瘀。

三、鉴别诊断

1. 头痛与眩晕　头痛与眩晕可单独出现，也可同时出现。二者对比，头痛之病因有外感与内伤两方面，眩晕则以内伤为主。临床表现方面，头痛以疼痛为主，实证较多；而眩晕则以昏眩为主，虚证较多。

2. 真头痛与一般头痛　真头痛为头痛之特殊重症，起病急骤，多表现为突发的剧烈头痛，疼痛持续不解、阵发加重，手足逆冷至肘膝，甚至呕吐如喷、肢厥、抽搐，提示病情凶险；而一般头痛较轻，伴头晕、目眩、恶心，以呕吐为主。

四、头痛部位的鉴别诊断及其引经药

头痛	疼痛部位	引经药
太阳头痛	头后部，下连于项	羌活、蔓荆子、川芎
阳明头痛	前额部及眉棱骨	葛根、白芷、知母
少阳头痛	头两侧，连及耳部	柴胡、黄芩、川芎
厥阴头痛	颠顶部，或连于目系	吴茱萸、藁本等

五、辨证论治

1. 辨证要点　首辨外感内伤；次辨相关经络脏腑；再辨影响因素。

（1）外感头痛：多属实证，以风邪为主，故治疗主以疏风，兼以散寒、清热、祛湿。

（2）内伤头痛：多属虚证或虚实夹杂证，虚证以滋阴养血、益肾填精为主。

2. 治疗原则　外感头痛主以疏风，兼以散寒、清热、祛湿；内伤头痛，虚证者以补养气血、益肾填精为主，实证当平肝、化痰、行瘀。

3. 分证论治

证型		治法	症候特点	代表方（加减）
外感头痛	风寒头痛	疏散风寒止痛	伴恶风畏寒，遇风尤剧＋风寒表证	川芎茶调散
	风热头痛	疏风清热和络	头痛而胀，甚则头胀如裂＋风热表证	芎芷石膏汤
	风湿头痛	祛风胜湿通窍	头痛如裹，肢体困重，胸闷纳呆	羌活胜湿汤
内伤头痛	肝阳头痛	平肝潜阳息风	头昏胀痛，两侧为重，心烦易怒	天麻钩藤饮
	血虚头痛	养血滋阴，和络止痛	头痛隐隐，时时昏晕，面色少华	加味四物汤
	痰浊头痛	健脾燥湿，化痰降逆	头痛昏蒙，胸脘满闷，纳呆呕恶	半夏白术天麻汤
	肾虚头痛	养阴补肾，填精生髓	头痛且空，眩晕耳鸣，腰膝酸软	大补元煎
	瘀血头痛	活血化瘀，通窍止痛	头痛经久不愈，痛处固定不移	通窍活血汤
	气虚头痛	健脾益气升清	头痛隐隐，伴神疲乏力，气短懒言	益气聪明汤

六、转归预后

外感头痛起病急，病程短，以实证为主，经治疗后邪去则病除；内伤头痛一般病程长，易反复发作。若头痛伴眩晕、肢体麻痹者，当预防发生中风。

第二十一单元　眩晕

一、概念

眩晕是以头晕、目眩为主症的疾病。目眩指眼花或眼前发黑，头晕指头晕甚或感觉自身或外界景物旋转；二者常同时并见，故统称为"眩晕"。

二、病因病机

1. 病因　情志不遂，年高肾亏，病后体虚，饮食不节，跌仆损伤。

2. 病位　在头窍，与肝、脾、肾三脏相关。

3. 病机　脑髓空虚，清窍失养，或痰火上逆，扰动清窍。《素问·至真要大论》云："诸风掉眩，皆属于肝。"《丹溪心法·头眩》强调"无痰则不作眩"；《景岳全书·眩运》强调指出"无虚不能作眩"。病理因素为风、火、痰、瘀。

三、鉴别诊断

1. 眩晕与中风　中风以猝然昏仆，不省人事，口舌喎斜，半身不遂，或仅以喎僻不遂为特征；中风昏仆与眩晕之甚者相似，眩晕之甚者亦可仆倒，但无半身不遂及不省人事、口舌喎斜诸症。

2. 眩晕与厥证　厥证以突然昏仆、不省人事、四肢厥冷为特征，发作后可在短时间内苏醒，严重者可一厥不复而死亡；眩晕严重者也有欲仆或晕旋仆倒的表现，但眩晕患者无昏迷的表现。

四、辨证论治

1. 辨证要点　首辨相关脏腑；次辨标本虚实。

2. 基本原则　补虚泻实，调整阴阳。

（1）虚证：滋养肝肾，补益气血，填精生髓。

（2）实证：平肝潜阳，清肝泻火，化痰行瘀。

3. 分证论治

证型	治法	症候特点	代表方（加减）
肝阳上亢	平肝潜阳，清火息风	眩晕，遇烦劳郁怒而加重，急躁易怒	天麻钩藤饮
气血亏虚	补益气血，调养心脾	眩晕，动则加剧，劳累即发，面色淡白	归脾汤
肾精不足	滋养肝肾，益精填髓	眩晕日久不愈，精神萎靡，腰酸膝软	左归丸
痰浊上蒙	化痰祛湿，健脾和胃	头重昏蒙，胸闷恶心，舌苔白腻，脉濡滑	半夏白术天麻汤
瘀血阻窍	活血化瘀，通窍活络	眩晕时作，头痛如刺，面唇紫暗，舌暗有瘀斑	通窍活血汤

第二十二单元　中风

一、概念

中风，是以猝然昏仆、不省人事、半身不遂、口眼喎斜、语言不利为主症的一种病证。

二、病因病机

1. 病因 内伤积损，劳欲过度，饮食不节，情志所伤，气虚邪中。

2. 病位 在脑，与心、肝、脾、肾密切相关。

3. 病机 阴阳失调，气血逆乱，上犯于脑。

（1）病机六端：虚（阴虚、气虚）、火（肝火、心火）、风（肝风、外风）、痰（风痰、湿痰）、气（气逆）、血（血瘀）。

（2）病理因素：风、火、痰、瘀。

（3）病理性质：多属本虚（肝肾阴虚，气血衰少）标实（风火相扇，痰湿壅盛，气血逆乱），上盛下虚。

三、鉴别诊断

病证	主要证候特征	基本病机
中风	突然昏仆，半身不遂，言语謇涩，口舌喎斜，偏瘫	气血逆乱，直冲犯脑，脑脉痹阻或血溢脑脉之外
痫证	发作性神昏、肢体抽搐	脏腑失调，肝风内动
厥证	突然神昏，四肢逆冷，移时苏醒，醒后无半身不遂	气机逆乱，阴阳失调
痉证	四肢抽搐，项背强直，角弓反张	邪壅经络，伤津耗液，筋脉挛急

四、辨证论治

1. 辨证要点

辨证要点	具体
辨中经络和中脏腑	中经络——病位浅，病情轻，不伴意识障碍；中脏腑——病位深，病情重，伴有意识障碍
辨中脏腑之闭证与脱证	闭证属实，由邪气内闭清窍所致，见神志昏迷、牙关紧闭、口噤不开、两手握固、肢体强痉等
	脱证属虚，乃为五脏真阳散脱，阴阳即将离决之候，临床可见神志昏愦无知、目合口开、四肢松懈瘫软、手撒肢冷汗多、二便自遗、鼻息低微等
辨阳闭与阴闭	阳闭——躁扰不宁，有瘀热痰火之象；阴闭——静卧不烦，有寒湿痰浊之征
辨病情阶段	急性期：发病后2周以内，中脏腑可至1个
	恢复期：发病2周后或1个月至半年内
	后遗症期：发病半年以上

2. 治疗原则

（1）中经络：以平肝息风、化痰祛瘀通络为主。

（2）中脏腑：①闭证，息风清火、豁痰开窍、通腑泄热；②脱证，救阴回阳固脱。

3. 分证论治

证型			治法	症候特点	代表方（加减）
中经络	风痰瘀阻		息风化痰，活血通络	手足麻木，突发口眼㖞斜	半夏白术天麻汤合桃仁红花煎
	风阳上扰		平肝潜阳，活血通络	平素头晕头痛，突发口㖞语謇	天麻钩藤饮
	阴虚风动		滋阴潜阳，息风通络	平素头晕耳鸣，腰酸，脉弦细数	镇肝息风汤
中腑脏	闭证	阳闭证	清肝息风，豁痰开窍	面赤身热，气粗口臭，躁扰不宁	羚角钩藤汤合安宫牛黄丸
		阴闭证	豁痰息风，辛温开窍	静卧不烦，四肢不温	涤痰汤合苏合香丸
	脱证	阴竭阳亡	回阳救阴，益气固脱	目合口张，手撒肢冷，汗多	参附汤合生脉散加味
恢复期	风痰瘀阻		搜风化痰，行瘀通络	舌强语謇或失语，半身不遂	解语丹
	气虚络瘀		益气养血，化瘀通络	肢体偏枯不用，肢软无力	补阳还五汤
	肝肾亏虚		滋养肝肾	患肢僵硬变形，或肢体肌肉萎缩	左归丸合地黄饮子

第二十三单元　水肿

一、概念

水肿，是以体内水液潴留，泛滥肌肤，表现以头面、眼睑、四肢、腹背浮肿，甚至全身浮肿为特征的一种病证。

二、病因病机

1. **病因**　风邪袭表，疮毒内犯，外感水湿，饮食不节，禀赋不足，久病劳倦。
2. **病机**　肺失通调，脾失转输，肾失开阖，三焦气化不利，水液泛滥肌肤。
3. **病位**　在肺、脾、肾，关键在肾。病理因素为风邪、水湿、疮毒、瘀血。

三、辨证论治

1. **辨证要点**　首辨阳水、阴水；次辨病变之脏腑。
（1）阳水：发病较急，每成于数日之间，肿多由面目开始，自上而下，继及全身，肿处皮肤绷急光亮，按之凹陷即起，一般病程较短。
（2）阴水：发病缓慢，肿多由足踝开始，自下而上，继及全身，肿处皮肤松弛，按之凹陷不易恢复，甚则按之如泥，多属里、属虚或虚实夹杂，病程较长。
2. **治疗原则**　发汗、利小便、泻下逐水（治水三法）。《黄帝内经》云"开鬼门""洁净府""去菀陈莝"。

3. 分证论治

证型		治法	症候特点	代表方（加减）
阳水	风水相搏	疏风清热，宣肺行水	眼睑浮肿，继则全身皆肿，有恶寒，舌苔薄白，脉浮滑或浮紧	越婢加术汤
	水湿浸渍	运脾化湿，通阳利水	下肢水肿明显，按之没指，胸闷，纳呆，泛恶	五皮饮合胃苓汤
	湿热壅盛	分利湿热	皮肤绷急光亮，胸脘痞闷，烦热口渴	疏凿饮子
	湿毒浸淫	宣肺解毒，利湿消肿	身发疮痍，甚则溃烂，恶风发热，舌红苔薄黄，脉浮数或滑数	麻黄连翘赤小豆汤合五味消毒饮
阴水	脾阳虚衰	健脾温阳利水	身肿日久，腰以下为甚，纳减便溏	实脾饮
	肾阳衰微	温肾助阳，化气行水	腰酸冷痛，四肢厥冷，怯寒神疲	济生肾气丸合真武汤
	瘀水互结	活血祛瘀，化气行水	水肿延久不退，皮肤有瘀斑，腰部刺痛	桃红四物汤合五苓散

第二十四单元　淋证

一、概念

淋证，指以小便频数短涩、淋沥刺痛、小腹拘急或痛引腰腹为主症的病证。

二、病因病机

1. 病因　外感湿热，饮食不节，情志失调，禀赋不足或劳伤久病。

2. 病位　在膀胱与肾。

3. 病机　湿热蕴结下焦，肾与膀胱气化不利。病理因素为湿热之邪。

三、辨证论治

1. 辨证要点　首辨六淋的类别，次辨证候之虚实，最后辨各淋证的转化与兼夹。

2. 基本治则　实则清利，虚则补益。

3. 分证论治

证型	治法	症候特点	代表方（加减）
热淋	清热利湿通淋	起病多急，或伴发热，小便赤热，尿时灼痛	八正散
石淋	清热利湿，排石通淋	排尿时突然中断，尿道窘迫疼痛，腰腹绞痛	石韦散
血淋	清热通淋，凉血止血	尿色鲜红或淡红或夹血块而痛（溺血而痛）	小蓟饮子
气淋	理气疏导，通淋利尿	郁怒后，小便涩滞疼痛，淋沥不宣	沉香散
膏淋	清热利湿，分清泄浊	尿液混浊滑腻，如脂膏或米泔水	程氏萆薢分清饮
劳淋	补脾益肾	遇劳倦、房事即加重或诱发	无比山药丸

第二十五单元　郁证

一、概念

由于情志不舒、气机郁滞所致，以心情抑郁、情绪不宁、胸部满闷、胁肋胀痛，或易怒喜哭，或咽中如有异物梗塞等症为主要临床表现的一种病证。《金匮要略》认为"脏躁""梅核气"等病证属于本病范畴；《丹溪心法》提出"六郁"之说（越鞠丸）。

二、病因病机

1. 病因　七情所伤，思虑劳倦，脏气素虚，体质偏颇。

2. 病位　在肝，涉及心、脾。

3. 病机　气机失常，脏腑阴阳气血失调。六郁（朱丹溪）中总以气郁为先，而后有湿、痰、热、血、食诸郁，且六郁相因，互为兼夹。

三、辨证论治

1. 辨证要点　首辨受病脏腑侧重，如气郁、血郁、火郁主要关系于肝，食郁、湿郁、痰郁主要关系于脾。

2. 基本原则　理气开郁、调畅气机、怡情易性。

3. 分证论治

证型	治法	症候特点	代表方（加减）
肝气郁结	疏肝解郁，理气畅中	精神抑郁，情绪不宁，胁肋胀痛，月经不调	柴胡疏肝散
气郁化火	疏肝解郁，清肝泻火	情绪不宁，急躁易怒，胸胁胀满，目赤	丹栀逍遥散
痰气郁结（梅核气）	行气开郁，化痰散结	咽中如有物梗塞，吞之不下，咳之不出	半夏厚朴汤
心神失养（脏躁）	甘润缓急，养心安神	心神不宁，悲忧善哭，喜怒无常	甘麦大枣汤
心脾两虚	健脾养心，补益气血	多思善疑，心悸胆怯，失眠健忘，纳差	归脾汤
心肾阴虚	滋养心肾	五心烦热，盗汗，口咽干燥	天王补心丹合六味地黄丸

第二十六单元　血证

一、概念

血证是指血液不循常道，或上溢于口鼻诸窍，或下泄于前后二阴，或渗出于肌肤，所形成的出血性疾患。

二、病因病机

1. 病因　感受外邪、情志过极、饮食不节、劳欲体虚、久病或热病等。

2. 病机　火热熏灼、迫血妄行；气虚不摄、血溢脉外；瘀血阻络、血不循经。

三、辨证论治

病证	证型	代表方（加减）
鼻衄	热邪犯肺	桑菊饮
	胃热炽盛	玉女煎
	肝火上炎	龙胆泻肝汤
	气血两虚	归脾汤
齿衄	胃热炽盛	加味清胃散合泻心汤
	阴虚火旺	六味地黄丸合茜根散
咳血	燥热伤肺	桑杏汤
	肝火犯肺	泻白散合黛蛤散
	阴虚肺热	百合固金汤
吐血	胃热壅盛	泻心汤合十灰散
	肝火犯胃	龙胆泻肝汤
	气虚血溢	归脾汤
便血	肠道湿热	地榆散合槐角丸
	热灼胃络	泻心汤合十灰散
	气虚不摄	归脾汤
	脾胃虚寒	黄土汤
尿血	下焦湿热	小蓟饮子
	肾虚火旺	知柏地黄丸
	脾不统血	归脾汤
	肾气不固	无比山药丸
紫斑	血热妄行	犀角地黄汤合十灰散
	阴虚火旺	茜根散
	气不摄血	归脾汤

第二十七单元 消渴

一、概念

消渴，是以多饮、多食、多尿、乏力、消瘦为主要临床表现的一种病证。

二、病因病机

1. **病因** 禀赋不足，饮食失节，情志失调，劳欲过度等。
2. **病位** 在肺、胃、肾，尤以肾为关键。
3. **病机** 阴津亏损，燥热偏胜（阴虚为本，燥热为标）。病理因素为虚火、浊瘀。

三、辨证论治

1. **辨证要点** 首分三消的脏腑定位，多饮为上消（肺燥津伤），多食为中消（胃热炽盛），多尿为下消（肾虚为主）。
2. **治疗原则** 清热润燥、养阴生津。
3. **分证论治** 《医学心悟·三消》云"治上消者，宜润其肺，兼消其胃""治中消者，宜清其胃，兼滋其肾""治下消者，宜滋其肾，兼补其肺"。

证型		治法	症候特点	代表方（加减）
上消（多饮）	肺热津伤	清热润肺，生津止渴	口渴多饮，口舌干燥，尿频量多	消渴方
中消（多食）	胃热炽盛	清胃泻火，养阴增液	多食易饥，口渴，尿多	玉女煎
	气阴亏虚	益气健脾，生津止渴	口渴引饮，能食与便溏并见	七味白术散
下消（多尿）	肾阴亏虚	滋阴固肾	尿频量多，混浊如脂膏	六味地黄丸
	阴阳两虚	滋阴温阳，补肾固涩	饮一溲一，面容憔悴，耳轮干枯	金匮肾气丸

四、转归预后

消渴病若早期发现，坚持治疗，保持健康的生活作息及饮食，预后较好。若失治、误治，病变累及多个脏腑，或未及时医治，或病情严重者，预后较差。

第二十八单元 痹证

一、概念

由于风、寒、湿、热等邪气闭阻经络，影响气血运行，导致肢体筋骨、关节、肌肉等处发生疼痛、重着、酸楚、麻木，或关节屈伸不利、僵硬、肿大、变形等症状的一种病证。

论"痹"首见于《黄帝内经》，《素问·痹论》中云"风寒湿三气杂至，合而为痹""所谓痹者，各以其时，重感于风寒湿之气也""其风气胜者为行痹""寒气胜者为痛痹""湿气胜者为着痹也"。

二、病因病机

1. 病因 正气不足、卫外不固；风寒湿邪，外邪侵入。

2. 病机 邪气痹阻经脉，即风、寒、湿、热、痰、瘀等邪气滞留不通，不通则痛。

三、鉴别诊断

痹证与痿证

（1）痛与不痛：痹证以关节疼痛为主；痿证为肢体力弱，无疼痛症状。

（2）肢体活动障碍：痿证是无力运动；痹证是因痛而影响活动。

（3）部分痿证初期有肌肉萎缩，而痹证则是由于疼痛甚或关节僵直不能活动，日久废而不用，导致肌肉萎缩。

四、辨证论治

1. 辨证要点 首辨病邪，次辨虚实，最后辨体质。

病邪	特点	治疗原则
风邪	疼痛游走不定（行痹）	治行痹者，结合"治风先治血，血行风自灭"的原则
寒邪	疼痛较剧，遇寒则甚，得热则缓（痛痹）	治痛痹者，结合温养补火，"阳气并则阴凝散"
湿邪	酸痛，重着，漫肿（着痹）	治着痹者，燥湿结合健脾，"脾旺能胜湿，气足无顽麻"的原则
热邪	红肿热痛（热痹）	"有火者宜从清凉"，治以清热通络
痰	疼痛日久，肿胀局限，或见皮下结节	通络，兼顾化痰
瘀	关节肿胀，僵硬，疼痛不移，肌肤紫暗或有瘀斑	通络，兼顾化瘀

2. 治疗原则 祛邪通络，兼顾"宣痹通络。"《医宗必读》云："治风先治血，血行风自灭。"痹证久病入络，肢体拘挛者，多用虫类搜风止痛药物。

3. 分证论治

证型		治法	症候特点	代表方（加减）
风寒湿痹	行痹	祛风通络，散寒除湿	肢体关节、肌肉疼痛酸楚，疼痛呈游走性	防风汤
	痛痹	散寒通络，祛风除湿	部位固定，遇寒则痛甚，得热则痛缓	乌头汤
	着痹	除湿通络，祛风散寒	肢体关节、肌肉酸楚、重着、疼痛	薏苡仁汤
风湿热痹		清热通络，祛风除湿	局部灼热红肿，痛不可触	白虎加桂枝汤或宣痹汤
痰瘀痹阻		化痰行瘀，蠲痹通络	肌肉关节刺痛，固定不移，或关节肌肤紫暗、肿胀	双合汤
肝肾亏虚		培补肝肾，舒筋止痛	痹证日久不愈，肌肉瘦削，腰膝酸软	独活寄生汤

第七章

中医外科学

第一单元 中医外科疾病的病因病机

一、致病因素

外感六淫（热毒、火毒最多见）；情志内伤；饮食不节；外来伤害（水火烫伤、跌仆损伤等）；劳伤虚损；感受特殊之毒，如虫蛇毒、狂犬病、药毒、食物毒、疫毒、漆疮等；痰饮瘀血（为病理产物，又可继发他症）。

二、发病机理

阴阳平衡失调是疾病发生与发展的根本原因。

发病机理	特点
邪正盛衰	"邪气盛则实""精气夺则虚"，直接影响疾病的预后与转归
气血凝滞	疼痛、肿胀、结节、出血、紫斑等；气血凝滞，郁而化热，热胜肉腐，则血肉腐败成脓
经络阻塞	局部经络阻塞是外科疾病总的发病机理之一
脏腑失和	外科疾病的发生与脏腑功能失调有关，"诸痛痒疮，皆属于心"

第二单元 中医外科疾病辨证

一、辨病

辨病，就是认识和熟悉疾病的现象、本质及其变化规律（应试时，辨病尤其重要）。

二、阴阳辨证

1. 以局部症状辨阴阳

（1）阳证：急性发作，病程短，肿块高肿突起、根盘收束，易消、易溃、易敛，多顺。

（2）阴证：慢性发作，病程长，肿块平塌下陷、根盘散漫，难消、难溃、难敛，多逆。

2. 阴阳辨证注意的问题 局部和全身相结合，辨别证之真假，疾病的消长与转化。

三、部位辨证

部位	病因	原理	临床表现
上部	风温、风热	风性轻扬、火性炎上	多发于头面上肢；来势迅猛，实证、阳证居多
中部	气郁、火郁	肝气郁结于中焦	多发于胸腹、胁肋、腰背；发病前常情志不畅，呕恶上逆，胸胁胀痛，腹胀痞满，腹痛肠鸣，小便短赤，舌红，脉弦数
下部	寒湿、湿热	湿性趋下，湿性黏腻	多发于臀、前后阴、腿、足；起病缓慢而缠绵，患部沉重不爽，二便不利；疮疡或肿胀如绵，或红肿流滋，或疮面腐肉不脱

四、经络辨证

1. 十二经脉气血多少与外科疾病的关系

气血多少	经脉	治疗方向
多气多血	手、足阳明经	病多易溃、易散，实证居多，治疗时注意行气活血
多血少气	手、足太阳，手、足厥阴经	多血则易凝滞，治疗时注意破血；气少则外发不足，治疗时注意补托
多气少血	手、足少阳，手、足少阴，手、足太阴经	气多则易郁结，治疗时注意行气；血少则收敛较难，治疗时注意滋养

※举例：乳痈所患部位属足阳明胃经，治宜行气通乳；瘰疬属足少阳胆经，治宜行滞滋养。

2. 引经药

手太阳经：黄柏、藁本。

手阳明经：升麻、石膏、葛根。

手少阳经：柴胡、连翘、地骨皮（上焦）、青皮（中焦）、附子（下焦）。

手太阴经：升麻、桂枝、白芷、葱白。

手厥阴经：柴胡、牡丹皮。

手少阴经：黄连、细辛。

足太阳经：羌活。

足阳明经：升麻、石膏、白芷。

足少阳经：柴胡、青皮。

足太阴经：升麻、苍术、白芍。

足厥阴经：柴胡、青皮、川芎、吴茱萸。

足少阴经：独活、知母、细辛。

五、局部辨证

1. 辨肿　肿是由各种致病因素引起经络阻塞，气血凝滞而成的体表症状。

辨肿	特点	举例
热肿	肿而色红，皮薄光泽，灼热疼痛，肿势急剧	阳证疮疡
寒肿	肿而不硬，皮色不泽，苍白或紫暗，皮肤清冷，常伴有酸痛，得暖则舒	冻疮、脱疽、流痰
风肿	发病急骤，漫肿宣浮，或游走不定，不红微热，或轻微疼痛	痄腮、大头瘟
湿肿	皮肉重垂胀急，深按凹陷，如烂绵不起，浅则水亮如水疱，破流黄水，浸淫皮肤	股肿、湿疮
痰肿	肿势软如棉，或硬如馒，形态各异，无处不生，不红不热，皮色不变	瘰疬、脂瘤
气肿	皮紧内软，按之凹陷，复手即起，似皮下藏气，不红不热，常随喜怒消长	气瘿、乳癖
瘀血肿	肿而胀急，病程较快，色初暗褐，后转青紫，逐渐变黄消退	皮下血肿
脓肿	肿势高突，皮肤光亮，焮红灼热，剧烈跳痛，按之应指	外痈、肛痈
实肿	肿势高突，根盘收束	正盛邪实之疮疡
虚肿	肿势平坦，根盘散漫	正虚不能托毒之疮疡

2. 辨肿块、结节

（1）肿块：指体内比较大的或体表显而易见的肿物，如腹腔内肿物或体表较大的肿瘤等。

（2）结节：指较小的、触之可及的肿物，主要见于皮肤或皮下组织。

3. 辨痛　疼痛是气血凝滞、阻滞不通的反应。

辨痛	特点	举例
热痛	皮色焮红，灼热疼痛，遇冷则痛减	阳证疮疡
寒痛	皮色不红，不热，酸痛，得温则痛缓	脱疽、寒痹
风痛	痛无定处，忽彼忽此，走注甚速，遇风则剧	行痹
气痛	疼痛无常，时感抽掣，喜缓怒甚	乳癖
湿痛	痛而酸胀，肢体沉重，按之出现凹陷性水肿，或见糜烂流滋	臁疮、股肿
痰痛	疼痛轻微，或隐隐作痛，皮色不变，压之酸痛	脂瘤、肉瘤
化脓痛	痛势急胀，痛无止时，如同鸡啄，按之中软应指	疮疡成脓期
瘀血痛	初起隐痛，胀痛，皮色不变或皮色暗褐，或见皮色青紫、有瘀斑	创伤或创伤性皮下出血

4. 辨痒　"热微则痒"，痒是因风、湿、热、虫之邪客于皮肤肌表，引起皮肉间气血不和，郁而生热；或血虚风燥，阻于皮肤，肤失濡养，内生虚热而发。

辨痒	特点	举例
风胜	走窜无定，遍体作痒，抓破血溢，随破随收，不致化腐，多为干性	牛皮癣、瘾疹、白疕
湿胜	浸淫四窜，黄水淋漓，易沿表皮蚀烂，越腐越痒，或有传染性	急性湿疮、脓疱疮
热胜	皮肤瘾疹，焮红灼热作痒，甚则糜烂，滋水淋漓，结痂成片，常不传染	接触性皮炎
虫淫	浸淫蔓延，黄水频流，状如虫行皮中，其痒尤甚，最易传染	手足癣、疥疮
血虚	皮肤增厚、干燥、脱屑、作痒，很少糜烂流水	牛皮癣等
肿疡作痒	头疽、疔疮初起，脓尤未化之时，病变发展之痒；治疗后余块未消之时，病变消散之痒	—
溃疡作痒	脓区不洁，致感染；皮肤过敏而发；毒邪渐化，气血渐充，助养新肉，将要收口之象	—

5. 辨脓

（1）成脓标志：雀啄痛、反跳痛、应指感、波动感。

（2）确认是否成脓的方法

方法	临床意义
按触法	应指明显者为有脓，适用于浅表脓肿
透光法	又称"手电筒"法，适于指、趾部甲下的辨脓
点压法	又称"大头针尾或火柴头"法，适于指、趾部少量脓液
穿刺法	适用于脓液不多，且位于组织深部的情况
B超	可比较准确判断脓肿部位及大小，协助引导穿刺或切开排脓

（3）辨脓疡之深浅

①浅部脓疡：如阳证脓疡，其临床表现为高突坚硬，中有软陷，皮薄焮红灼热，轻按则痛且应指。

②深部脓疡：肿块散漫坚硬，按之隐隐软陷，皮肤不热或微热，不红或微红，重按方痛。

6. 辨溃疡

辨溃疡		症候特点
色泽	阳证溃疡	色泽红活鲜润，疮面脓液稠厚黄白，腐肉易脱，新肉易生，疮口易敛，知觉正常
	阴证溃疡	疮面色泽灰暗，脓液清稀，腐肉不脱，新肉不生，疮口难敛，不知痛痒
	疔疮走黄	疮顶突然陷黑无脓，四周皮肤暗红，肿势扩散
	虚陷	疮面腐肉已尽，但脓水灰薄，新肉不生，状如镜面，光白板亮
形态	化脓性溃疡	疮面边沿整齐，周围皮肤微红肿，一般口大底小，内有少量脓性分泌物
	压迫性溃疡	缺血性溃疡，初期皮肤暗紫，很快变黑、坏死，滋水、液化、腐烂，可深达骨膜
	疮痨性溃疡	疮口有空腔或伴漏管，疮面肉色不鲜，脓水清稀，并夹有败絮状物
	岩性溃疡	疮面翻花如岩穴，溃疡底部见珍珠样结节，内有紫黑坏死组织，渗流血水伴腥臭味
	梅毒性溃疡	多呈半月形，边缘整齐，坚硬削直如凿，存有稀薄臭秽分泌物

7. 辨出血

（1）便血：上消化道出血一般呈柏油样黑便，为远血；直肠、肛门的便血，血色鲜红，为近血。

（2）尿血：一般以无痛者为"尿血"，有痛者称"血淋"；肾、输尿管结石者，一般为全程血尿。

第三单元　中医外科疾病治法

一、内治法

1. 外科疾病内治消、托、补三大法的应用与内涵（对应初起、成脓、溃后三个阶段)。

内治法		含义与适应证
消法	含义	使初起的肿疡得到消散,不使邪毒结聚成脓,是一切肿疡初起的治法治则
	适应证	尚未成脓的初期肿疡和非化脓性肿块性疾病以及各种皮肤疾病;如疮疡已成,不可用内消法
托法	含义	用补益气血和透脓的药物,扶助正气、托毒外出,以免毒邪扩散和内陷的治疗法则
	适应证	①补托法:正虚毒盛;不能托毒外达,疮形平塌,根脚散漫不收,难溃难腐的虚证
		②透托法:毒气虽盛而正气未衰者,可用透脓药促其早日脓出毒泄,以免脓毒旁窜深溃
补法	含义	用补养的药物,恢复其正气,助养其新生,使疮口早日愈合的治疗法则
	适应证	适用于溃疡后期,是治疗虚证的法则;毒邪未尽时,切勿遽用补法,以免助邪益盛

2. 清热法、温通法、祛痰法、和营法、内托法的代表方剂及应用(略)。

二、外治法

1. 膏药、油膏

(1)膏药:古代称薄贴,现称硬膏;适用于一切外科病证初起、成脓、溃后各个阶段。

(2)油膏:现称软膏(用油调剂出来);适用于肿疡、溃疡,皮肤病糜烂结痂、渗液不多者,以及肛门病等。

种类		应用	
膏药	太乙膏、千捶膏	太乙膏性偏清凉,生肌,千捶膏性偏寒凉,提脓、去腐;阳证疮疡通用方	
	阳和解凝膏	温经和阳,祛风散寒,调气活血,化痰通络;用于疮形漫肿无头之阴证疮疡未溃者	
	咬头膏	具有腐蚀性,功能蚀破疮头;适用于肿疡脓成,不能自破者	
油膏	金黄膏、玉露膏	肿疡期	金黄膏长于化痰,玉露膏偏于清热;适用于疮疡阳证
	冲和膏		适用于半阴半阳证
	回阳玉龙膏		适用于疮疡阴证
	生肌玉红膏、红油膏、生肌白玉膏	生肌玉红膏偏祛腐,红油膏、生肌白玉膏偏生肌;适用于溃疡期	
	其他	牛皮癣等皮肤病用疯油膏,痔疮可用消痔膏、黄连膏	

2. 箍围药 适用于外疡初起、成脓及溃后,肿势散漫不聚而无集中之硬块者;跟油膏比,一个是膏,一个是散。

(1)用法:阳证疮疡,用金黄散、玉露散;半阴半阳证,用冲和散;阴证者,用回阳玉龙散。

(2)箍围药的调制:以醋调者,散瘀解毒;以酒调者,助行药力;以葱、姜、韭、蒜捣汁调者,辛香散邪;以菊花汁、丝瓜叶汁、银花露调者,清凉解毒;丝瓜叶汁调制的玉露散可治暑疖佳;以鸡子清调者,可缓和刺激;以油类调者,可润泽肌肤。

3. 掺药 古称散剂,现称粉剂;将药物研成粉末,配伍成方,用时掺布于膏药或油膏上,或直接掺布于病变部位。

掺药分类	临床应用
消散药	适用于肿疡初起，而肿势局限尚未成脓者；"阳证阳毒内消散、阴证阴毒内消散"
提脓祛腐药	主药为升丹（注意升丹与石膏之比例，如九一丹）；若对升丹过敏，则用不含升丹的药，如黑虎丹
腐蚀药与平胬药	白降丹（疮口小）；枯痔散（痔疮）；三品一条枪（腐蚀瘘管）；平胬丹（胬肉突出）
祛腐生肌药	回阳玉龙散（溃疡阴证）；月白珍珠散（溃疡阳证）；拔毒生肌散（溃疡虚证）
生肌收口药	解毒、收敛、促进新肉生长，适用于溃疡腐肉已脱、脓水将尽者，如生肌散、八宝丹等
止血药	适用于溃疡或创伤出血者；桃花散用于溃疡出血，圣金刀散用于创伤性出血，云南白药用于各种出血
清热收涩药	适用于一切皮肤病，如急性或亚急性皮炎而渗液不多者，如青黛散、三石散

4. 砭镰法、挑治法、挂线法、结扎法及其他治法的适应证及用法

（1）砭镰法：俗称飞针，现多用三棱针浅刺患处，放血，从而使热毒外泄；适用于急性阳证疮疡，如红丝疔、下肢丹毒。

（2）挑治法：用三棱针挑破皮肤、皮下组织，挑断部分皮内纤维，通过刺激皮肤经络从而是脏腑得到调理；适用于内痔出血、肛裂、脱肛、肛门瘙痒等。

（3）挂线法：利用挂线的紧箍作用，促使气血阻绝，肌肉坏死，最终达到切开的目的（挂线有引流的作用）；适用于瘘管、窦道。

（4）结扎法：又名缠扎法，是指用扎绳的方法，使病变组织分离出去；适用于头大蒂小的赘疣、痔核及瘤、脱疽。

（5）引流法：脓肿切开或溃破后，运用药线、导管或扩创等使脓液畅流的方法；适用于脓肿较大者。

（6）垫棉法：借由加压的力量而使溃疡的脓液不致下坠而潴留，或使大的空腔皮肤与新肉愈合；适用于乳痈等。

（7）其他：针刺适用于乳癖、湿疮、瘾疹、蛇串疮等；灸法适用于阴寒毒邪凝滞筋骨而正气虚弱或溃疡久不愈合、脓水稀薄者；熏法适用于肿疡、溃疡；熨法适用于风寒湿痰凝滞筋骨肌肉者，以及乳痈初起或需回乳者；冷冻疗法适用于瘤、赘疣、痣、痔核、早期皮肤癌等；激光疗法，适用于瘤、赘疣、痣，部分皮肤良、恶性疾病等。

5. 酊剂 适用于疮疡未溃及皮肤病等。红灵酒活血、消肿、止痛，用于冻疮、脱疽未溃之时。

6. 洗剂 一般用于急性、过敏性皮肤病，如酒齇鼻和粉刺等。

第四单元　疮疡

一、疖

1. 概念 疖指发生在肌肤浅表部位、范围较小的急性化脓性疾病，可分有头疖、无头疖、蝼蛄疖和疖病等。

※特点：肿势局限，范围多在直径 3cm 左右；突起根浅，色红、灼热、疼痛，易脓、易溃、易敛。

2. 病因病机　内郁湿火、外感风邪搏结，或夏秋季节感受暑毒而生，或暑湿热蕴蒸肌肤而成；疖后处理不当，致脓毒旁窜，在头皮薄处易蔓延成蝼蛄疖；体质虚弱，或伴消渴等慢性病阴虚内热者，或脾虚便溏者，易染毒而成疖病。

3. 临床表现

疖	临床表现
有头疖	患处可见红色结块，直径范围约 3cm，灼热疼痛，突起根浅，中心有一脓头，出脓即愈
无头疖	直径范围约 3cm，无脓头，表面灼热，触之疼痛，2～3 日化脓，溃后多迅速愈合
蝼蛄疖	多发于儿童头部，如蝼蛄串穴之状；治疗宜"＋"字形切开；病久可损及颅骨
疖病	好发于项后发际、背部、臀部；几个到几十个，反复发作，缠绵不愈；消渴病、习惯性便秘者易患本病

4. 辨证论治

（1）内治：以清热解毒为主，暑疖需兼清暑化湿。

证型	治法	症候特点	代表方（加减）
热毒蕴结	清热解毒	常见于气实火盛患者，苔黄，脉数	五味消毒饮、黄连解毒汤
暑热浸淫	清暑化湿解毒	暑疖，好发于夏秋季节，苔薄腻，脉滑数	清暑汤
正虚毒恋，阴虚内热	养阴清热解毒	疖肿此愈彼起，脉细数	仙方活命饮合增液汤
体虚毒恋，脾胃虚弱	健脾和胃，清化湿热	疖肿泛发全身，神疲乏力，纳少便溏	五神汤合参苓白术散

（2）外治

①初起：小者用千捶膏盖贴或三黄洗剂外搽；大者用金黄散或玉露散外敷。

②脓成：宜切开排脓，掺九一丹、太乙膏盖贴；深者可用药线引流；脓尽用生肌散掺白玉膏收口。

③蝼蛄疖：多见于儿童头部，可采用"＋"字形切开法治疗。

二、疔

1. 概念　疔是发病迅速、易于变化而危险性较大的急性化脓性疾病，多发于颜面和手足等处，如处理不当，易走黄而有生命危险。

（1）特点：疮形虽小，但根脚坚硬，状如钉丁，病情变化迅速，易毒邪走散。

（2）分类：根据发病部位和性质不同，疔分颜面部疔疮、手足部疔疮、红丝疔、烂疔和疫疔等。

2. 颜面部疔疮的特点（颜面部疔、痈）

（1）生于眉心——眉心疔或印堂疔；生于两眉棱——眉棱疔；生于眼胞——眼胞病。

（2）生于颧部——颧疔；生于人中——人中疔；生于人中两旁——虎须疔。

（3）生于口角——锁口疔；生于两唇内里——反唇疔；生于颏部——承浆疔。

3. 颜面部疔疮的病机　火热之毒蕴结于头面。

4. 颜面部疔疮的临床表现及与疖的鉴别

（1）临床表现：肿势直径范围 3~6cm，但根深坚硬，状如钉丁，重者有恶寒、发热等症状，如处理不当可引起走黄。

（2）与疖的鉴别：疖好发于颜面部，但红肿直径范围不超过 3cm，无明显根脚，一般无全身症状。

5. 颜面部疔疮的治疗

（1）内治法：以清热解毒为大法。

①热毒蕴结（偏轻）：清热解毒，可用五味消毒饮、黄连解毒汤。

②火毒炽盛（偏重）：凉血清热解毒，可用犀角地黄汤、黄连解毒汤、五味消毒饮。

（2）外治法：初起箍毒消肿，用金黄散、玉器散以金银花露或水调敷，或千捶膏盖贴；脓成则提脓祛腐；溃后宜提脓祛腐，生肌收口，疮口掺九一丹，外敷金黄膏；脓尽改用生肌散、太乙膏或红油膏盖贴。

6. 手足部疔疮的临床表现及切开引流要求（易损筋伤骨）

手足疔	特点	切开引流要求
蛇眼疔	初起时多局限于指甲一侧边缘的近端处	沿甲旁 0.2cm 挑开引流
蛇头疔	手指末节呈蛇头状肿胀，可用透光法验脓	在指掌面一侧做纵形切口，必要时可对口引流
蛇肚疔	发于指腹，形似小红萝卜，指微屈而难伸	在手指侧面做纵形切口，切口长度不得超过上下指关节面
托盘疔	发于掌心，初起整个手掌肿胀高突	依掌横纹切开，切口应足够大，保持引流通畅
足底疔	初起足底部疼痛，不能着地，按之坚硬	—

7. 红丝疔的定义、特点及治疗（急性淋巴管炎）

（1）定义：红丝疔发于四肢，皮肤呈红丝显露，迅速向上走窜的急性感染性疾病。

（2）特点：症见患处红肿热痛，继则起红丝一条或多条，迅速朝躯干方向走窜，易走黄。

（3）内治：①火毒入络（偏轻）：清热解毒，可用五味消毒饮。②火毒入营（偏重）：凉血清营、解毒散结，可用犀角地黄汤、黄连解毒汤、五味消毒饮。

（4）外治：宜用挑刺疗法（砭镰法），也可用于下肢丹毒，用三棱针沿红丝寸寸挑断，令微微出血，挑破处盖贴太乙膏掺红灵丹。

三、痈（外痈）

1. 概念　痈是发生于体表皮肉之间的急性化脓性疾病；相当于西医的皮肤浅表脓肿、急性化脓性淋巴结炎。

※特点：结块直径范围多在 6~9cm；发病迅速，易肿、易脓、易溃、易敛（7 日成

脓）。

2. 病因病机　营卫不和，气血凝滞，经络壅遏，化火成毒，而成痈肿。

3. 辨证论治方法

（1）痈：内治分初起、成脓、溃后，治以清热解毒，和营消肿；外治初起用金黄膏或金黄散；成脓宜切开排脓，以得脓为度；溃后先用药线蘸八二丹插入疮口引流；脓尽用生肌散、白玉膏。

证型	治法	症候特点	代表方（加减）
火毒凝结（初起）	清热解毒，行瘀活血	突发肿胀，灼热疼痛	仙方活命饮
热盛肉腐（成脓）	和营清热，透脓托毒	红热明显，肿势高突，痛如鸡啄	仙方活命饮合五味消毒饮
气血两虚（溃后）	益气养血，托毒生肌	脓水稀薄，疮面新肉不生，伴神疲乏力，纳少	托里消毒散

（2）颈痈：颈部两侧的急性化脓性疾病，俗名痰毒，又称时毒。相当于西医的颈部急性化脓性淋巴结炎；多见于儿童，冬春易发，初起局部肿胀、灼热、疼痛而皮色不变，结块边界清楚，有明显的风温外感症状。

①内治：疏风清热，化痰消肿，用牛蒡解肌汤或银翘散。

②外治：初起用金黄膏外敷；脓成应切开排脓；溃后用九一丹或八二丹药线引流；脓尽用生肌散、白玉膏。

四、有头疽（西医的痈）

1. 概念　有头疽发生于肌肤之间的急性化脓性疾病，相当于西医的痈。初起有粟粒样脓头，红肿疼痛肿胀，迅速向深部及周围扩散；脓头增多，溃烂后状如莲蓬、蜂窝，直径范围常超过 10cm，大者可在 30cm 以上；好发于项后、背部等皮肤厚韧之处，多见于中老年人及消渴患者，并容易发生内陷。颜面疔易走黄，有头疽易内陷。

2. 病因病机　外感风温、湿热，内有脏腑蕴毒，互相搏结，凝聚肌肤，致营卫不和，气血凝滞，经络阻隔而成。

3. 临床表现　《疡科心得集》云："对疽、发背必以候数为期，七日成形，二候成脓，三候脱腐，四候生肌。"

（1）初期：（一候）局部红肿结块，肿块上有粟粒样脓头，作痒作痛。

（2）溃脓期：（二、三候）疮面腐烂，形似蜂窝，直径范围常超过 10cm，甚至大逾盈尺，形成"火山口"。

（3）收口期：（四候）脓腐渐尽，新肉生长，肉色红活，逐渐收口而愈。

4. 辨证论治

（1）内治法

证型	治法	症候特点	代表方（加减）
火毒凝结	清热泻火，和营托毒	多见于壮年正实邪盛者，局部红肿高突，灼热疼痛，根脚收束	黄连解毒汤合仙方活命饮
湿热壅滞	清热化湿，和营托毒	局部症状与火毒凝结相同，伴全身壮热，胸闷呕恶	仙方活命饮
阴虚火炽	滋阴生津，清热托毒	多见于消渴患者，肿势平塌，根脚散漫，皮色紫滞	竹叶黄芪汤
气虚毒滞	扶正托毒	多见于年迈体虚、气血不足患者肿势平塌，根脚散漫，皮色灰暗不泽	八珍汤合仙方活命饮

（2）外治法

①初起未溃：金黄膏或千捶膏外敷；阴虚火炽证或气虚毒滞证者，用冲和膏外敷。

②酿脓期：疮肿有明显波动感，可采用手术扩创排毒，做"＋"或"＋＋"字形切开，务求脓泄畅达。

③收口期：疮面脓腐已净，新肉渐生，以生肌散掺疮口，外敷白玉膏。

五、丹毒

1. 概念　丹毒是患部皮肤突然发红成片、色如涂丹的急性感染性疾病，西医也称丹毒。临床上丹毒起病突然，恶寒发热，局部皮肤忽然变赤，色如丹涂脂染，焮热肿胀，数日可愈，但易复发。

2. 分类及病因

丹毒分类	部位	病因
内发丹毒	生于躯干部	多夹肝脾郁火
抱头火丹	发于头面部	多夹风热：风性轻扬，易侵袭上位
流火	发于小腿足部	多夹湿热：湿性重浊黏腻，易侵袭下位
赤游丹毒	新生儿多生于臀部	多由胎热火毒所致

3. 病机　血热火毒。

4. 治疗原则　清热凉血解毒。

5. 辨证论治

（1）内治法

证型	治法	症候特点	代表方（加减）
风热毒蕴	疏风清热解毒	发于头面部	普济消毒饮
肝脾湿火	清肝泻火利湿	发于胸腹腰胯者	柴胡清肝汤、龙胆泻肝汤或化斑解毒汤
湿热毒蕴	利湿清热解毒	发于下肢	五神汤合萆薢渗湿汤
胎火蕴毒	凉血清热解毒	新生儿多见臀部	犀角地黄汤合黄连解毒汤

（2）外治法

①外敷法：用玉露散或金黄散，以冷开水或鲜丝瓜叶捣汁或金银花露调敷。

②砭镰法：适用于下肢复发性丹毒，禁用于赤游丹毒、抱头火丹患者（红丝疔也用砭镰法）。

③若流火结毒成脓者，可在坏死部分做小切口引流，掺九一丹，外敷红油膏。

六、瘰疬

1. 概念　瘰疬是发生于颈部的慢性化脓性疾病，多见于体弱儿童或青年，好发于颈部两侧，病程进展缓慢。初起时结核如豆，不红不痛，缓缓增大，窜生多个，相互融合成串；成脓时皮色转为暗红，溃后脓水清稀，夹有败絮状物，经久难敛，易成窦道，愈合后形成凹陷性瘢痕。

2. 病因病机　忧思恚怒，肝气郁结，气郁伤脾，脾失健运，痰湿内生，结于颈项而成；也可因素体肺肾阴亏，以致阴虚火旺，灼津为痰，痰火凝结而成。

3. 治疗原则　以扶正祛邪为总则。

4. 临床表现

（1）初期：颈部一侧或双侧结块肿大如豆粒，一个或数个不等，皮色不变，按之坚实，推之能动，不热不痛。多无全身症状。

（2）中期：结核增大，皮核粘连，有时相邻的结核可互相融合成块，推之不动，渐感疼痛。如皮色渐转暗红，按之微有波动感，为内脓已成。可伴轻微发热、食欲不振、全身乏力等。

（3）后期：切开或自溃后，脓水清稀，夹有败絮样物，疮口呈潜行性空腔，疮面肉色灰白，四周皮肤紫暗，可形成窦道。

5. 辨证论治

（1）内治法

证型	代表方（加减）
气滞痰凝	开郁散加减
阴虚火旺	六味地黄丸合清骨散加减
气血两虚	香贝养营汤加减

（2）外治法

①初期：外敷冲和膏或用阳和解凝膏掺黑退消。

②中期：外敷冲和膏，如脓成未熟用千捶膏；脓熟做"＋"字形切口排脓引流。

③后期：已溃者先用五五丹或七三丹，次用八二丹药线引流，或用药棉嵌入疮口，外敷红油膏或冲和膏；肉芽鲜红，腐脓已尽时，改用生肌散、白玉膏。

第五单元　乳房疾病

一、概述

1. 乳房与脏腑经络的关系　男子乳头属肝，乳房属肾；女子乳头属肝，乳房属胃。乳房与肝、胃、肾经及冲、任二脉有密切联系。

2. 乳房肿块检查法　检查乳房的时间最好是月经来潮的第 7～10 日；先望诊做比较，再触诊检查健侧乳房，后检查患侧。检查时，四指并拢，用指腹平放在乳上轻柔触摸，按内上→外上→外下→内下象限（西医操作为外上→外下→内上→内下象限）触摸。

二、乳痈（乳腺炎）

1. 病因　乳汁淤积（最常见的原因）、肝郁胃热（多食辛甘）、感受外邪（体虚多汗，露乳哺乳）。

2. 临床表现　多见于产后 3～4 周的哺乳期妇女；初起乳头皲裂，哺乳时乳头刺痛，成脓期表现为患乳肿块增大，雀啄样疼痛，皮色焮红，皮肤灼热。

3. 治疗原则　以消为贵，郁滞者以通为主，成脓者以彻底排脓为要。

4. 辨证论治

（1）内治法

辨证论治	治法	症候特点	代表方（加减）
气滞热壅（初起）	疏肝清胃，通乳消肿	乳汁淤积或结块，伴恶寒发热（表证）	瓜蒌牛蒡汤
热毒炽盛（成脓）	清热解毒，托里透脓	患乳肿块变软，有应指感，壮热	透脓散加味
正虚毒恋（溃后）	益气和营托毒	溃脓后脓汁清稀，疮口愈合缓慢，全身乏力	托里消毒散

（2）外治法：初起用金黄散或玉露散外敷。成脓时注意切口选择，应在波动感及压痛最明显处及时切开排脓。切口应按乳络方向，并与脓腔基底大小一致；切口位置应选择脓肿稍低的部位，使引流通畅而防止出现袋脓。溃后用八二丹或九一丹之药线引流，待脓排尽时用生肌散收口。

5. 预防与调护　①纠正乳头内陷，保持乳头清洁，哺乳后排空乳汁，忌食辛辣之品，保持心情舒畅。②高热时卧床休息，必要时物理降温。

三、乳漏

1. 病因病机　乳房部漏管，多因乳痈、乳发失治，脓出不畅或切开不当，损伤乳络，乳汁从疮口溢出，以致长期流脓、溢乳而形成；或因乳痨溃后，身体虚弱，日久不愈所致；或因乳头内缩凹陷感染毒邪，或因脂瘤染毒溃脓，疮口久不愈合而成。

2. 外治法

（1）腐蚀法：先用提脓去腐药，如八二丹或七三丹药捻，外敷红油膏。脓尽后改用生肌散、生肌玉红膏，使疮面从基底部长起。

（2）垫棉法：适用于疮口漏乳不止和乳房部乳漏脓腐脱尽后，以促进疮口愈合。

（3）切开疗法：适用于浅层漏管及腐蚀法失败者。乳晕部乳漏手术的关键是切开通向乳头孔的漏管或扩张的乳腺导管。切开后，疮面用药同腐蚀法。

（4）挂线疗法：适用于深层漏管，常配合切开疗法。

四、乳癖（乳腺增生病）

1. 概念　乳癖是乳腺组织的一种既非炎症也非肿瘤的良性增生性疾病，多发于 25 ~ 45 岁中青年妇女，是临床上最常见的乳房疾病。

※特点：肿块大多在乳房的外上象限，与月经周期及情志变化密切相关，质地中等，活动度好，多伴压痛。

2. 病因病机　冲任失调，气滞血瘀；或情志不遂，气机郁滞，不通则痛。

3. 治疗原则　止痛与消块是治疗本病之要点。

4. 辨证论治

（1）内治法

证型	治法	症候特点	代表方（加减）
肝郁痰凝	疏肝解郁，化痰散结	乳房肿块随喜怒消长	逍遥蒌贝散
冲任失调	调摄冲任	乳房肿块经前加重，经后缓减，伴有腰酸乏力	二仙汤合四物汤

（2）外治法：用阳和解凝膏掺黑退消或桂麝散盖贴，或以生白附子或鲜蟾蜍皮外敷，或用大黄粉以醋调敷。

五、乳岩（乳腺癌）

1. 临床表现　乳房内肿块无痛、无热、皮色不变、质地坚硬，推之不移，表面不光滑，皮肤呈酒窝征或橘皮样变，凹凸不平，或乳头溢血，晚期溃烂，凹如泛莲。乳岩是女性最常见的恶性肿瘤之一，多发于 40 ~ 60 岁。

2. 治疗原则　早期诊断是乳岩治疗的关键，原则上以手术治疗为主。

3. 鉴别诊断

（1）乳癖：好发于 25 ~ 45 岁女性，与月经期密切相关，月经期乳房疼痛、胀大。

（2）乳核：多见于 20 ~ 25 岁女性，无疼痛，与月经无关，肿块形如丸卵、坚实光滑、边界清楚，活动度好，可推移。

4. 辨证论治

证型	治法	症候特点	代表方（加减）
肝郁痰凝	疏肝解郁，化痰散结	抑郁或急躁，胸闷胁胀，或伴经前乳胀	神效瓜蒌散合开郁散
冲任失调	调摄冲任，理气散结	经事紊乱，素有经前乳胀，乳房肿块坚硬	二仙汤合开郁散
正虚毒炽	调补气血，清热解毒	乳房肿块扩大，溃后愈坚，渗流血水，不痛或剧痛	八珍汤
气血两亏	补益气血，宁心安神	多见于癌肿晚期或手术放、化疗后，腐肉色暗	人参养荣汤
脾虚胃弱	健脾和胃	手术后，食欲不振，恶心欲吐，肢肿倦怠	参苓白术散或理中汤

第六单元 瘿

一、气瘿（甲状腺弥漫性肿大）

1. 病因病机 一为忧恚、二为水土：内因为情志不畅，外因为食物中含碘不足。

2. 临床表现 女性发病率较高，多发于青春期，常见于入学年龄的儿童。甲状腺呈弥漫性肿大，腺体表面较平坦，质软不痛，皮色如常，腺体随吞咽动作而上下移动。若压迫喉返神经，可引起声带麻痹，导致患者发音嘶哑。

3. 内治法与预防

（1）内治法：气瘿多为肝郁气滞（随喜怒消长），治以疏肝解郁、化痰软坚，方用四海舒郁丸。

（2）预防调护：①食用碘化食盐；②用海带或其他海产植物佐餐；③保持心情舒畅。

二、肉瘿（甲状腺腺瘤或囊肿）

1. 概念 肉瘿是瘿病中较常见的一种，好发于青年女性及中年人，相当于西医的甲状腺腺瘤或囊肿，属甲状腺的良性肿瘤。

※特点：颈前喉结一侧或两侧结块，柔韧而圆，如肉之团，随吞咽动作而上下移动。

2. 病因病机 忧思郁怒，气滞、痰浊、瘀血随经络而行，留注于结喉，聚而成形，乃成肉瘿。

3. 辨证论治

（1）内治法

证型	治法	症候特点	代表方（加减）
气滞痰凝	理气解郁，化痰软坚	肿块不红不热，随吞咽上下移动	逍遥散合海藻玉壶汤
气阴两虚	益气养阴，软坚散结	常伴急躁易怒，心悸，失眠多梦	生脉散合海藻玉壶汤

（2）外治法：用阳和解凝膏掺黑退消或桂麝散外敷。

三、石瘿（甲状腺癌）

1. 概念　瘿病坚硬如石不可移动者，称为石瘿。

※特点：结喉两侧结块，坚硬如石，高低不平，推之不移。

2. 病因病机　情志内伤，肝脾气逆，痰湿内生，气滞则血瘀，瘀血与痰湿凝结，上逆于颈部而成。

3. 诊断

（1）临床表现：多见于 40 岁以上患者，女多于男，或既往有肉瘿病史。颈前多年存在的肿块，生长迅速，质地坚硬如石，表面凹凸不平，推之不移，并可出现吞咽时移动受限。

（2）辅助检查：甲状腺同位素 I^{131} 碘扫描，多显示为凉结节（或冷结节）。

4. 治疗原则　一旦确诊，宜早期手术切除。

5. 辨证论治

证型	治法	症候特点	代表方（加减）
痰瘀内结	解郁化痰，活血消坚	颈部结块迅速增大，坚硬如石	海藻玉壶汤合桃红四物汤
瘀热伤阴	和营养阴	石瘿晚期，或溃破流血水，形倦体瘦	通窍活血汤合养阴清肺汤

第七单元　瘤、岩

一、血瘤（血管瘤）

1. 概念　血瘤指体表血络扩张，纵横丛集而形成的肿瘤。

※特点：病变局部色泽鲜红或暗紫，或呈局限性柔软肿块，边界不清，触之如海绵状。

2. 诊断

（1）毛细血管瘤：多在出生后 1～2 个月内出现，多表现为皮肤上的红色丘疹或小红斑，边界清楚，压之可褪色，抬手复原。

（2）海绵状血管瘤：质地柔软似海绵，常呈局限性半球形、扁平状或高出皮面的隆起物，有很大的压缩性。

3. 辨证论治

（1）内治法

证型	治法	症候特点	代表方（加减）
心肾火毒	清心泻火，凉血解毒	多见于初生婴儿	芩连二母丸合凉血地黄汤
肝经火旺	清肝泻火，祛瘀解毒	因情志不遂或郁怒而发生胀痛	丹栀逍遥散合清肝芦荟丸
脾统失司	健脾益气，化湿解毒	伴肢软乏力，面色萎黄，纳食不佳	顺气归脾丸

（2）外治：对小面积毛细血管瘤及海绵状血管瘤可用五妙水仙膏外搽，另可行手术疗法（孤立病变可行手术切除）、注射疗法、冷冻疗法和放射疗法等。

二、肉瘤（脂肪瘤）

概念 肉瘤是发于皮里膜外、由脂肪组织过度增生而形成的良性肿瘤。

※特点：软似棉，肿似馒，皮色不变，不紧不宽，如肉之隆起；生长缓慢，触之柔软，呈扁平团块状或分叶状，推之可移动，基底较广阔，一般不痛。

三、失荣（恶性肿瘤、颈部淋巴结转移瘤）

1. 概念 失荣是发于颈部及耳之前后的岩肿，多见于 40 岁以上的男性，因晚期气血亏乏，面容憔悴，形体消瘦，状如树木枝叶发枯，失去荣华而命名。

2. 病因 因足少阳胆经循行耳之前后，肝与胆相表里，故失荣的发生与肝胆关系密切。

3. 临床表现 颈部淋巴结肿大，生长较快，质地坚硬；日久癌肿溃破，疮面渗流血水，高低不平，形似翻花状。

4. 辨证论治

（1）内治法

证型	治法	症候特点	代表方（加减）
气郁痰结	理气解郁，化痰散结	位置固定，轻度刺痛或胀痛	化坚二陈汤合开郁散
阴毒结聚	温阳散寒，化痰散结	伴畏寒肢冷，纳呆便溏	阳和汤
瘀毒化热	清热解毒，化痰散瘀	岩肿迁延日久，肿块迅速增大，中央变软，周围坚硬，溃破后渗出血水，状如翻花	五味消毒饮合化坚二陈丸
气血两亏	补益气血，解毒化瘀	长期渗流脓血，疮面苍白水肿，胬肉翻花	八珍汤合四妙勇安汤

（2）外治法

①气郁痰结：早期颈部硬肿为气郁痰结证者，可外贴太乙膏，或外敷天仙子膏。

②阴毒结聚：早期颈部硬肿为阴毒结聚证者，可外贴阳和解凝膏或冲和膏。

③岩肿溃破、胬肉翻花者，可用白降丹掺于疮面，其上外敷太乙膏。

四、肾岩

1. 概念 阴茎乃男子之外肾，岩肿生于阴茎，故名"肾岩"。若肾岩日久，疮面溃破，形如熟透之石榴，皮裂翻开，则又称"肾岩翻花"。

2. 病因病机

（1）湿毒瘀结：外感寒湿邪毒或肝经湿毒下注阴茎，结于前阴而发为本病。

（2）火毒炽盛：湿浊邪毒瘀久化热成毒，滞于阴茎，可发生肿块、结节，热盛肉腐，可致结节溃烂、翻花。

（3）阴虚火旺：病久火毒耗散阴津，或素体肝肾亏虚而致阴虚火旺，可出现低热、贫血、消瘦等症状。

3. 诊断

（1）初起：在包皮系带附近、阴茎头部、冠状沟部或尿道口处见丘疹、溃疡、红斑、结节、疣状增生物等，逐渐增大，刺痒，边缘硬而不齐，有分泌物或出血。

（2）晚期：破溃，翻花状如石榴子样，分泌物恶臭，疼痛加重；严重者阴茎溃烂脱落，并可侵及耻骨部及阴囊。

4. 治疗原则　本病以手术治疗为主，可配合中医辨证治疗或应用其他疗法。

第八单元　皮肤及性传播疾病

一、概述

1. 病因　包括风、寒、暑、湿、燥、火（符合六淫特点）、虫、毒、血瘀、血虚风燥、肝肾不足。

病因	临床表现
风	发无定处，骤起骤消，如瘾疹、游风；剧烈瘙痒，皮肤干燥脱屑，如风瘙痒；多发生于上部，如面游风、白屑风等
湿	皮损以水疱为主，或为多形性，或皮肤糜烂，或滋水淋漓，常患病于下部，病程缠绵，难以速愈
热	多发于上部，皮损以红斑、红肿、脓疱、糜烂为主，自觉瘙痒或疼痛
虫	皮肤瘙痒甚剧，有的表现为糜烂，有的能互相传染，有的可伴局部虫斑
毒	皮损有多种形态，或痒或痛，毒去后症状消失快，如药物毒、食物毒、漆毒、虫毒等
血瘀	多见于慢性皮肤病，其特点如皮损色暗、紫红、青紫，或出现肌肤甲错、色素沉着、有瘀斑、肥厚、结节、肿块、瘢痕、脱发、舌紫或有瘀点、脉弦涩等，如黧黑斑
血虚风燥	皮损特点以干燥、肥厚、粗糙、脱屑为主，很少糜烂、渗液，自觉瘙痒，病程较长，如银屑病、白疕、慢性湿疮、风瘙痒、鱼鳞病
肝肾不足	慢性病程，其皮损有干燥、肥厚、粗糙、脱屑，或伴毛发枯槁、脱发，色素沉着，或伴生疣目、血痣

2. 病机　主要为气血不和，脏腑失调，而生风、生湿、化燥、致虚、致瘀。

3. 治法　分为内治法、外治法。

二、热疮（单纯疱疹）

1. 概念　热疮是发热或高热过程中所发生的一种急性疱疹性皮肤病；好发于皮肤黏膜交界处的成群小疱。

2. 病因病机　外感风温热毒，阻于肺、胃二经，蕴蒸皮肤而生，或肝经湿热下注、热邪伤津所致。

3. 诊断　好发于皮肤黏膜交界处，如口角、唇缘、鼻孔周围和外生殖器等处；皮损初为红斑，继而在红斑基础上发生数个或数十个针尖大小的、簇集成群的小丘疱疹或水疱，内含透明浆液；数日后疱破糜烂，轻度渗出，逐渐干燥，结淡黄色或淡褐色痂；1～2周痂皮脱落而愈，但易复发。

4. 治疗原则　清热解毒养阴。

5. 辨证论治

（1）外治法

证型	治法	症候特点	代表方（加减）
肺胃热盛	疏风清热	多发于颜面部，以口唇、鼻侧多见	辛夷清肺饮合竹叶石膏汤
湿热下注	清热利湿	发于阴部，易破溃糜烂，疼痛明显	龙胆泻肝汤
阴虚内热	养阴清热	反复发作，伴口干唇燥，午后微热	增液汤

（2）外治法：初起用三棱针或注射针头浅刺，放出疱液；局部外用药以清热、解毒、燥湿、收敛为主。

三、蛇串疮（带状疱疹）

1. 概念　皮肤出现成簇水疱，多呈带状分布，好发于胸胁部，痛如火燎，是一种急性疱疹性皮肤病，又名缠腰火丹。

※特点：皮肤上出现红斑、水疱或丘疱疹，累累如串珠，排列成带状，沿一侧周围神经分布区出现，局部刺痛或伴瘰核肿大；多数患者愈后很少复发，极少数患者可多次发病。

2. 辨证论治

证型	治法	症候特点	代表方（加减）
肝经郁热	清泻肝火，解毒止痛	烦躁易怒，大便干或小便黄	龙胆泻肝汤加紫草、板蓝根、延胡索
脾虚湿蕴	健脾利湿，解毒止痛	疱壁松弛，疼痛略轻，伴食少腹胀	除湿胃苓汤
气滞血瘀	理气活血，通络止痛	皮疹消退后局部疼痛不止，舌暗	柴胡疏肝散合桃红四物汤

四、疣（良性赘生物）

1. 不同疣的特点与好发部位

疣的分类	特点与好发部位及治疗方法
疣目、瘊子	发于手背、手指、头皮等处者，称千日疮、疣目、枯筋箭或瘊子；推疣法、鸦胆子散敷贴法
扁瘊	发于颜面、手背、前臂等处者；洗涤法、涂法
鼠乳	发于胸背部有脐窝的赘疣者；挤尽白色乳酪样物，再用碘酒或浓石炭酸溶液点患处
跖疣	发于足跖部者；外敷法、手术疗法
丝状疣或线瘊	发于颈周围及眼睑部位，呈细软丝状突起者；推疣法

2. 寻常疣、扁平疣、传染性软疣的治疗

（1）内治法

分类	证型	治法	代表方（加减）
寻常疣 （疣目）	风热血燥	养血活血，清热解毒	治瘊方加板蓝根、夏枯草
	湿热血瘀	清化湿热，活血化瘀	马齿苋合剂加薏苡仁、冬瓜仁
扁平疣 （扁瘊）	风热蕴结	疏风清热，解毒散结	马齿苋合剂
	热瘀互结	活血化瘀，清热散结	桃红四物汤

（2）外治法：疣目、扁瘊皮损少者及鼠乳、跖疣、丝状疣均无须内服治疗；各种疣均可选用木贼草、板蓝根、马齿苋等煎汤，趁热洗涤患处，可使部分皮疹脱落。

五、癣

1. 概念　癣是发生在表皮、毛发、指（趾）甲的浅部真菌性皮肤病。

2. 临床特点

分类		好发人群	临床表现
头癣	白秃疮（白癣）	学龄儿童	皮损特征为在头皮有圆形或不规则的覆盖灰白鳞屑的斑片，病发根部有白色菌鞘包绕；秃发能再生，不遗留瘢痕
	肥疮（黄癣）	儿童，多见于农村儿童	黄癣痂堆积，癣痂呈蜡黄色，肥厚，富黏性，边缘翘起，质脆易粉碎，有特殊的鼠尿臭，久之可形成永久性脱发，留下萎缩性瘢痕
手足癣	鹅掌风（手癣）	成年人	掌心或指缝水疱，或掌部皮肤角化脱屑水疱，多透明，瘙痒难忍
	脚湿气（足癣）	成年人	以脚丫糜烂瘙痒，伴有特殊臭味而得名
体癣（圆癣、铜钱癣）		青壮年男性	皮损多呈钱币状、圆形，边界清楚，中心皮疹消退，外围扩张
花斑癣（汗斑、紫白癜风）		多汗体质青年	可在家庭中互相传染，无炎症性斑块，微痒

3. 治疗方法　以杀虫止痒为主要治法，须彻底治疗，可用抗真菌药物治疗；白秃疮、肥疮采用拔发疗法。

六、疥疮

1. 病因病机　由人型疥虫通过密切接触而传染。

2. 临床特点　夜间剧痒，皮损好发于皮肤薄嫩和褶皱处，呈灰白色或皮色的隧道内可找到疥虫；传染性很强。

3. 治疗与预防　外治以杀虫止痒为主；硫黄为治疥疮的特效药；亦可取花椒9g，地肤子30g煎汤外洗。

七、湿疮（湿疹）

1. 临床特点　皮损对称分布，多形损害，剧烈瘙痒，有渗出倾向，反复发作，易成慢性等。根据病程，可分为急性、亚急性、慢性三类。急性湿疮以丘疱疹为主，炎症明显，易渗出；慢性湿疮以苔藓样变为主，易反复发作根据皮损形态不同，名称各异，如浸淫全身，滋水较多者，称浸淫疮。

2. 病因病机 禀赋不耐，饮食失节，内外两邪相搏，风湿热邪浸淫肌肤。

3. 治疗原则 清热利湿止痒。急性者以清热利湿为主，慢性者以养血润肤为主。

4. 辨证论治

（1）内治法

证型	治法	症候特点	代表方（加减）
湿热蕴肤	清热利湿止痒	发病快，病程短，皮损有潮红、丘疱疹，抓破渗液，大便干，苔薄黄	龙胆泻肝汤合萆薢渗湿汤
脾虚湿蕴	健脾利湿止痒	发病时间短，可见鳞屑，伴纳少、腹胀、便溏	除湿胃苓汤或参苓白术散
血虚风燥	养血润肤，祛风止痒	发病较缓，病程久，反复发作，皮损色暗或色素沉着，遇热或肥皂水洗后瘙痒加重	当归饮子或四物消风饮
湿热浸淫	清热利湿，解毒止痒	发病快，皮损面积大，色红灼热，抓破脂水淋漓，便溏，苔黄腻	龙胆泻肝汤合五味消毒饮

（2）外治法

①急性湿疮：宜清热安抚，避免刺激，可选清热止痒的中药煎汤温洗，或用三黄洗剂、炉甘石洗剂外搽。

②亚急性湿疮：外治原则为消炎、止痒、燥湿、收敛，选用三黄洗剂、3% 黑豆馏油等外搽。

③慢性湿疮：可选用各种软膏剂、乳剂。

附：婴儿湿疮

（1）内治法

证型	治法	症候特点	代表方（加减）
胎火湿热	凉血清火，利湿止痒	水疱流滋，甚则黄水淋漓，苔黄腻，脉滑数	消风导赤汤
脾虚湿蕴	健脾利湿	初起皮肤暗淡，继而水疱成片，多消化不良	小儿化湿汤加土茯苓、鱼腥草

（2）外治法

①脂溢性湿疮和湿性湿疮：用生地榆、黄柏煎水或马齿苋合剂、2% 硼酸水外用冷湿敷。

②干性湿疮：用三黄洗剂、黄柏霜外搽。

八、接触性皮炎

1. 临床特点 有明显的接触某物的病史，第一次接触的潜伏期为 4~5 日以上。患者的体质因素为发病的主要因素。

（1）皮疹一般为红斑、肿胀、丘疹、水疱或大疱、糜烂、渗出等，一个时期内以某一种皮损为主。

（2）病因去除和恰当处理后，可在 1～2 周内痊愈。皮肤斑贴试验若显示阳性，则提示患者对测试物过敏。

2. 治疗原则　内治以清热祛湿止痒为主要治法；治疗时首先应避免接触过敏物质，否则治疗无效。

3. 辨证论治

证型	治法	症候特点	代表方（加减）
风热蕴肤	疏风清热止痒	起病较急，好发于头面部，皮损色红，肿胀轻	消风散
湿热毒蕴	清热祛湿，凉血解毒	起病急，色鲜红肿胀，上有水疱	龙胆泻肝汤合化斑解毒汤
血虚风燥	养血润燥，祛风止痒	反复发作，皮损肥厚鳞屑或苔藓样，瘙痒剧烈	当归饮子合消风散

九、药毒

1. 病因病机　禀赋不耐，药毒内侵；内有湿热或血热，外感风热之邪，发于皮肤，内攻脏腑。

2. 临床表现　发病前用药史，有一定的潜伏期；第一次发病潜伏期为 5～20 日，重复用药在 24 小时内，皮损形态多样性。

3. 治疗原则　停用一切可疑药物，以清热利湿解毒为主。

4. 辨证论治

证型	治法	症候特点	代表方（加减）
湿毒蕴肤	清热利湿，解毒止痒	皮疹为红斑，丘疹、风团、水疱	萆薢渗湿汤
热毒入营	清热凉血，解毒护阴	皮疹鲜红或紫红，伴高热，神志不清	清营汤
气阴两虚	益气养阴清热	严重药疹后期，大片脱屑，神疲乏力	增液汤合益胃汤

5. 西医治法　一般药疹者使用抗组胺药物、维生素 C 和钙剂治疗，重症者宜早期足量使用类固醇皮质激素。

十、粉刺

1. 病因病机　素体阳热偏盛，肺经蕴热，复受风邪，熏蒸面部而发。

2. 临床表现　好发于颜面、颈、胸背部或臀部，多发于青春期，皮疹易反复发生，常在饮食不节、月经前后加重；皮损初起为针头大小的毛囊性丘疹，成为白头或黑头粉刺，可挤出白色或淡黄色脂栓。

3. 辨证论治

（1）内治法

证型	代表方（加减）
肺经风热证	枇杷清肺饮加减
肠胃湿热证	茵陈蒿汤加减
痰湿瘀滞证	二陈汤合桃红四物汤加减

（2）外治法：皮疹较多，可用颠倒散以茶调涂患处，每日 2 次，或每晚涂 1 次，次晨洗去；脓肿、囊肿、结节较甚者，可外敷金黄膏，每日 2 次。

十一、瘾疹（荨麻疹）

1. 特点 瘙痒性风团，发无定处，骤起骤退，消退后不留任何痕迹。

2. 分类及临床表现

分类		临床表现
急性荨麻疹		皮疹为大小不等的风团，鲜红色或苍白色，数小时内风团减轻，变为红斑而消失
慢性荨麻疹		风团时多时少，反复发生，病程在 6 周以上
特殊类荨麻疹	皮肤划痕症	用手抓或钝器划皮肤，沿着划痕出现条状隆起，并瘙痒
	寒冷性荨麻疹	面部、手背等暴露部位，遇冷则出现红斑、风团，瘙痒程度为轻到中度
	胆碱能性荨麻疹	小丘疹状荨麻疹；热水浴、进食辛辣食物、情绪紧张、剧烈运动等后很快出现风团
	压迫性荨麻疹	身体受压力后 4~8 小时内，受压部位出现肿胀性斑块，多数有痒感

3. 辨证论治

（1）内治法

证型	治法	症候特点	代表方（加减）
风寒束表	疏风散寒止痒	风团色白，遇寒加重	麻黄桂枝各半汤
风热犯表	疏风清热止痒	风团鲜红，灼热剧痒，遇热加重	消风散
胃肠湿热	疏风解表，通腑泄热	风团色红，剧痒，恶心呕吐	防风通圣散
血虚风燥	养血祛风，润燥止痒	反复发作，午后或夜间加剧，伴手足心热	当归饮子

（2）外治法：中药熏洗适用于瘙痒明显、无胸闷气憋者；中药保留灌肠适用于因饮食不慎而诱发者。

4. 西医治疗 急性荨麻疹者可选用 1~2 种抗组胺药物。严重者可短期内应用类固醇皮质激素。

十二、白疕（银屑病）

1. 白疕（寻常型）皮损特点 红斑上覆盖银白色鳞屑，刮除鳞屑则露出发亮的半透明的薄膜，再刮除薄膜，出现多个筛状（露水样）出血点。

2. 治疗原则 清热解毒凉血。

3. 辨证论治

证型	治法	症候特点	代表方（加减）
血热内蕴	清热凉血，解毒消斑	皮疹发展迅速，颜色鲜红伴有口干喜饮、心烦易怒	犀角地黄汤
血虚风燥	养血滋阴，润肤息风	多见于静止期，病程较久，皮疹呈斑片状，色淡红、鳞屑少，干燥皲裂，自觉瘙痒，伴咽干口燥	当归饮子
气血瘀滞	活血化瘀，解毒通络	皮损反复不愈，呈斑块状，鳞屑厚，颜色暗红	桃红四物汤

续表

证型	治法	症候特点	代表方（加减）
湿毒蕴阻	清利湿热，解毒通络	皮损在腋窝、腹股沟褶皱处，红斑糜烂，痂屑黏厚，剧痒	萆薢渗湿汤
火毒炽盛	清热泻火，凉血解毒	全身潮红，肿胀，灼热痒痛，大量脱皮，伴壮热口渴	清瘟败毒饮

十三、尖锐湿疣

1. 病因病机　性滥交或房室不洁，感受秽浊之毒，毒邪蕴聚，酿生湿热，湿热下注皮肤黏膜而产生赘生物。

2. 诊断　多发于阴茎龟头、冠状沟、系带处，皮损为淡红色柔软的表皮赘生物。

（1）潜伏期一般为 1～12 个月，平均 3 个月（药毒 5～20 日；淋病 2～10 日；尖锐湿疣 1～12 个月；破伤风 4～14 日）。外生殖器及肛门周围皮肤黏膜湿润区为好发部位。

（2）醋酸白试验：用 3%～5% 的醋酸液涂擦或湿敷 3～10 分钟，阳性者局部变白，病灶稍隆起。

3. 治疗原则　清热解毒、燥湿除疣。

4. 辨证论治

证型	治法	症候特点	代表方（加减）
湿毒下注	利湿化浊，清热解毒	表面秽浊潮湿，触之易出血	萆薢化毒汤加黄柏、土茯苓、大青叶等
湿热毒蕴	清热解毒，化浊利湿	表面有大量秽浊分泌物，色淡黄，有恶臭，瘙痒，疼痛	黄连解毒汤加苦参、萆薢、土茯苓、大青叶、马齿苋等

十四、酒齄鼻

1. 临床表现

（1）红斑型：颜面中部，特别是鼻尖部出现红斑，时起时消，寒冷、饮酒、进食辛辣激性食物及精神兴奋时，红斑更为明显。

（2）丘疹脓疱型：病情发展时，在红斑基础上出现痤疮样丘疹或小脓疱，但无明显的黑头粉刺形成。毛细血管扩张更为明显，如红丝缠绕，纵横交错，皮色由鲜红变为紫褐，自觉轻度瘙痒。

（3）鼻赘型：多见于病期长久者。鼻部结缔组织增生，皮脂腺异常增大，致鼻尖部肥大，形成大小不等的结节状隆起。

2. 辨证论治

（1）内治法

证型	代表方（加减）
肺胃热盛证	枇杷清肺饮加减
热毒蕴肤证	黄连解毒汤合凉血四物汤加减

证型	代表方（加减）
气滞血瘀证	通窍活血汤加减

（2）外治法

①鼻部有红斑、丘疹者，可选用一扫光或颠倒散洗剂外搽，每日 3 次。

②鼻部有脓疱者，可选用四黄膏外涂，每日 2～3 次。

③鼻赘形成者，可先用三棱针刺破放血，然后用颠倒散外敷。

十五、红蝴蝶疮

红蝴蝶疮常见类型为盘状红蝴蝶疮和系统性红蝴蝶疮，据其临床表现可将其归属于西医学的红斑狼疮。

1. 病因病机 先天禀赋不足，肝肾亏虚而成。

2. 盘状红蝴蝶疮的皮损及临床表现

（1）多见于 20～40 岁的女性，男女之比约为 1：3。

（2）家族中可有相同患者，皮损好发于面部，尤以两颊、鼻部为著，其次为头项、两耳、眼睑、额角，亦可发于手背、指侧、唇红部、肩胛部等处。

3. 系统性红蝴蝶疮的皮损和全身症状

（1）多见于青年及中年女性，男女之比约为 1：10。

（2）早期表现多种多样，症状多不明显，初起可单个器官受累，或多个系统同时被侵犯。常表现为不规则发热，关节疼痛，食欲减退，伴体重减轻，皮肤红斑等皮肤、黏膜损害。

（3）全身症状：①发热；②关节、肌肉疼痛；③肾脏损害；④心血管系统病变；⑤呼吸系统病变；⑥消化系统病变；⑦神经系统病变；⑧其他病变等。

4. 辨证论治

证型	代表方（加减）
热毒炽盛	犀角地黄汤合黄连解毒汤。高热神昏者，加安宫牛黄丸，或紫雪丹、至宝丹
阴虚火旺	六味地黄丸合大补阴丸、清骨散
脾肾阳虚	附桂八味丸合真武汤
脾虚肝旺	四君子汤合丹栀逍遥散
气滞血瘀	逍遥散合血府逐瘀汤

十六、艾滋病

1. 病因病机 邪毒外袭和正气不足。邪盛与正虚共存、夹杂，导致正气衰竭，五脏受损，阴阳离决。

2. 诊断 艾滋病毒抗体检测是确定有无艾滋病毒感染的最简便方法；高危人群若检

测为阴性，应在 2 个月后复查。

3. 临床将艾滋病分为三个阶段 ①艾滋病毒感染；②艾滋病相关综合征；③艾滋病。

4. 辨证论治

证型	代表方（加减）
肺胃受邪	银翘散
肺肾阴虚	百合固金汤合瓜蒌贝母汤
脾胃虚弱	补中益气汤合参苓白术散
脾肾亏虚	肾气丸合四神丸
气虚血瘀	补阳还五汤、犀角地黄汤合消瘰丸
窍闭痰蒙	安宫牛黄丸，或紫雪丹，或至宝丹

第九单元　肛门直肠疾病

一、痔

1. 概念与分类　痔是直肠末端黏膜下和肛管皮下的静脉丛发生扩大曲张所形成的柔软静脉团。

痔的分类	临床特点
内痔	齿状线上，以便血、坠胀、肿块脱出为主要临床表现
外痔	齿状线下，以自觉坠胀、疼痛和有异物感为主要临床表现；肛缘常见的外痔有结缔组织性外痔、静脉曲张性外痔、血栓性外痔和炎性外痔
混合痔	直肠上、下静脉丛瘀血、扩张、屈曲、相互沟通吻合而形成的静脉团

2. 内痔的病因病机与临床表现

（1）病因病机：先天性静脉壁薄弱，兼因饮食不节、过食辛辣醇酒厚味，燥热内生，下迫大肠。

（2）临床表现：便血（最常见）、肿块脱出、肛周潮湿瘙痒、疼痛（由内痔嵌顿导致）、便秘。

3. 内痔分期（以痔核的脱出状态为标准）

分期	症状	突出特点
Ⅰ期	痔核较小，不脱出，以便血为主	便血，痔核不脱出
Ⅱ期	痔核较大，大便时可脱出肛外，便后自行回纳，便血或多或少	痔核脱出，但可自行还纳
Ⅲ期	痔核更大，大便时痔核脱出肛外，甚至行走、咳嗽、打喷嚏、站立时也会脱出，不能自行回纳，须用手推回，便血不多或不出血	痔核脱出，须手托复位
Ⅳ期	痔核脱出，不能及时回纳，肿痛、糜烂和坏死	痔核脱出，手托不能复位

4. 辨证论治　内痔以非手术治疗为主，症状严重、反复发作者需手术治疗。

（1）内治法（以治疗Ⅰ、Ⅱ期内痔为主）

证型	治法	症候特点	代表方（加减）
风热肠燥	清热凉血祛风	大便滴血或呈喷射状出血，血色鲜红，肛门瘙痒（风邪）	凉血地黄汤
湿热下注	清热利湿止血	可自行还纳（Ⅱ期），肛门灼热	脏连丸
气滞血瘀	清热利湿，祛风活血	肛缘有血栓，形成血肿，触之疼痛明显	止痛如神汤
脾虚气陷	补中益气	肛门坠胀，痔核脱出，需手托复位（Ⅲ期）	补中益气汤

（2）外治法及其他治法

治法		具体
外治	熏洗、外敷	适用于各期内痔及内痔脱出，或外痔肿胀明显或脱肛者；外敷并治外痔感染发炎及手术后换药
	塞药法	适用于Ⅰ、Ⅱ期内痔。常用九华栓等塞入肛门内，以清热消肿、止痛止血
	挑治法	适用于内痔出血
	枯痔法	适用于Ⅱ、Ⅲ期内痔
其他	注射疗法	消痔灵注射法是目前临床上广为采用的内痔治疗方法，外痔者禁用
	结扎疗法	单纯结扎法Ⅰ～Ⅱ期内痔：贯穿结扎法、胶圈套扎疗法适用于Ⅱ～Ⅲ期内痔，特别是纤维化内痔

二、息肉痔

1. 概念　息肉痔指直肠内黏膜上的赘生物，是一种常见的直肠良性肿瘤。

※特点：肿物蒂小质嫩，其色鲜红，便后出血（无痛性便血）。

2. 病因病机　湿热下迫大肠，以致肠道气机不利，经络阻滞，瘀血浊气凝聚而成。

三、肛隐窝炎

1. 概念　肛隐窝炎是肛隐窝、肛门瓣发生的急慢性炎症性疾病，又称肛窦炎，常并发肛乳头炎、肛乳头肥大。肛隐窝炎是肛周化脓性疾病的重要诱因，因此，对本病的早期诊断、治疗有积极的意义。

2. 临床表现　排便时肛门坠胀疼痛，肛门潮湿有分泌物，急性期常伴便秘（疼痛性便秘）。

四、肛痈

1. 概念　肛痈是肛管直肠周围间隙发生急慢性感染而形成的脓肿，多与肛门腺感染发炎有关。

※特点：浅部脓肿，肛周红、肿、热、痛；以青壮年男性多见；破溃后易形成肛漏。

2. 诊断　肛门周围疼痛、肿胀、有结块，伴有不同程度的发热。

3. 治疗原则　以手术治疗为主，注意预防肛漏。

4. 辨证论治

（1）内治法

证型	治法	症候特点	代表方（加减）
热毒蕴结	清热解毒	质硬（未成脓）	仙方活命饮、黄连解毒汤
火毒炽盛	清热解毒透脓	有波动感或穿刺有脓（脓已成）	透脓散
阴虚毒恋	养阴清热，祛湿解毒	溃后脓出稀薄，疮口难敛（正虚）	青蒿鳖甲汤合三妙丸

（2）外治法

①初起：实证用金黄膏、黄连膏外敷；虚证用冲和膏或阳和解凝膏外敷。

②成脓：宜早期切开引流，并根据脓肿部位深浅和病情缓急选择手术方法。

③溃后：用九一丹纱条引流，脓尽改用生肌散纱条；日久成漏者，按肛漏处理。

（3）手术疗法及注意事项

①脓肿一次切开法：适用于浅部脓肿（骨盆直肠间隙脓肿）。

②一次切开挂线法：适用于高位脓肿，如由肛隐窝感染而致坐骨直肠间隙脓肿、骨盆直肠间隙脓肿、直肠后间隙脓肿及马蹄形脓肿等；肛门旁皮下脓肿（浅部脓肿），可做放射状切口。

③分次手术：适用于体质虚弱或不愿住院治疗的深部脓肿患者。

※注意事项：①浅部脓肿做放射状切口，深部脓肿做弧形切口；②引流要彻底；③术中要切开原发性肛隐窝炎的内口，防止形成肛漏。

五、肛漏

1. 概念　肛漏指直肠或肛管与周围皮肤相通所形成的漏管，也称肛瘘。肛漏多是肛痈的后遗症。漏管由原发性内口、漏管和继发性外口三个部分组成，也有仅具内口或外口者。

※特点：以局部反复流脓、疼痛、瘙痒（脓痛痒）为主要症状，并可触及或探及漏管通到直肠。

2. 分类

分类	具体
单纯性肛漏	①完全漏：肛门旁皮肤仅有一个外口，直通入齿线上肛隐窝之内口者，又叫内外漏
	②单口外漏：只有外口下连漏管，无内口者
	③单口内漏：只有内口与漏管相通，无外口者，又叫内盲漏
复杂性肛漏	肛门内、外有三个以上的开口，或管道多而支管横生，或管道绕肛门而生；可分为低位单纯性肛漏、低位复杂性肛漏、高位单纯性肛漏、高位复杂性肛漏（外括约肌深部为限）

3. 肛漏的发展规律　将肛门两侧的坐骨结节画一条横线，当瘘管外口在横线之前，距肛缘4cm以内，内口与外口位置相对，其管道多为直行；如外口在距离肛缘4cm以外，或外口在横线之后，内口多在后正中齿线处，其漏管多弯曲或为马蹄形。

六、肛裂

1. 概念 肛管的皮肤全层纵行裂开并形成感染性溃疡，称为肛裂。

※特点：肛门周期性疼痛、出血、便秘，一般在肛门前后正中位（截石位6、12点），尤以后位多见。

2. 病因病机 阴虚津乏或热结肛燥而致大便秘结，排便努责，使肛门裂伤，然后染毒而逐渐形成慢性溃疡。

3. 诊断 肛门周期性疼痛（主要症状）、出血、便秘。

（1）早期肛裂：肛管皮肤见一个小的溃疡，创面浅而色鲜红，边缘整齐而有弹性。

（2）陈旧性肛裂：裂口边缘变硬变厚，周围组织发炎、充血、水肿及结缔组织增生，形成赘皮性外痔。

4. 辨证论治

证型	治法	症候特点	代表方（加减）
血热肠燥	清热润肠通便	大便出血，裂口色红	凉血地黄汤合脾约麻仁丸
阴虚津亏	养阴清热润肠	裂口深红，口干咽燥，五心烦热	润肠汤
气滞血瘀	理气活血，润肠通便	肛门刺痛明显，便时便后尤甚，裂口色紫暗	六磨汤

七、脱肛（直肠脱垂）

1. 概念 脱肛是直肠黏膜、肛管、直肠全层和部分乙状结肠向下移位而脱出肛门外的一种病证，老人、小儿与产妇易发

※特点：以直肠黏膜及直肠反复脱出肛门外，伴肛门松弛为主要特点。

2. 病因病机 气虚下陷，固摄失司，肛管直肠向外脱出。

3. 分度及特征

分度	脱出物	脱出长度	特征
Ⅰ度脱垂	直肠黏膜	3~5cm	脱出物淡红色，触之柔软，无弹性，不易出血，便后自行还纳
Ⅱ度脱垂	直肠全层	5~10cm	脱出物圆锥状，淡红色，表面为环状而有层次的黏膜皱襞，触之较厚，有弹性，便后有时需用手回复
Ⅲ度脱垂	直肠及部分乙状结肠	>10cm	脱出物呈圆柱形，触之很厚，肛门松弛无力

4. 内痔与Ⅰ度直肠脱垂的鉴别 ①脱出物不同（内痔脱出是痔核，脱肛脱出是直肠黏膜）；②内痔易出血。

5. 辨证论治

证型	治法	症候特点	代表方（加减）
脾虚气陷	补气升提，收敛固涩	大便带血，食欲不振	补中益气汤
湿热下注	清热利湿	肛门坠痛，肛内指检有灼热感	萆薢渗湿汤

八、锁肛痔（肛管直肠癌）

1. 概念　锁肛痔是发生在肛管直肠的恶性肿瘤，病至后期，肿瘤阻塞，肛门狭窄，排便困难，犹如锁住肛门。

※特点：便血（直肠癌最常见的早期症状）、排便习惯改变、大便变形、转移征象。

2. 治疗原则　诊断明确后，首推根治性手术治疗。

3. 辨证论治

证型	治法	症候特点	代表方（加减）
湿热蕴结	清热利湿	肛门坠胀，便次增多，苔黄腻，脉滑数	槐角地榆丸
气滞血瘀	行气活血	肛周肿物隆起，触之坚硬如石，疼痛拒按	桃红四物汤合失笑散
气阴两虚	益气养阴，清热解毒	便中带血，色泽紫暗，夜间盗汗，消瘦乏力	四君子汤合增液汤

第十单元　泌尿男性疾病

一、概论

《外科真诠》将男性前阴各部与脏腑的关系配属为玉茎（阴茎）属肝，马口（尿道）属小肠，阴囊属肝，肾子（附睾、睾丸）属肾，子系（精索）属肝。

二、子痈（急、慢性附睾炎或睾丸炎）

1. 概念　睾丸和附睾为肾子，子痈是指睾丸及附睾的化脓性疾病；以睾丸或附睾肿胀疼痛为特点。

2. 病因病机　湿热下注（急性子痈），气滞痰凝（慢性子痈）。

3. 诊断及治疗

证型	治法	症候特点	代表方（加减）
湿热下注	清热利湿，解毒消肿	急性子痈：附睾或睾丸肿痛，突然发作，疼痛程度不一，行动或站立时加重，伴恶寒发热	枸橘汤或龙胆泻肝汤
气滞痰凝	疏肝理气，化痰散结	慢性子痈：附睾结节，子系粗肿，轻微触痛，或牵引少腹不适，多无全身症状	橘核丸

三、尿石症

1. 病因病机　肾虚和下焦湿热，病位在肾、膀胱和溺窍，肾虚为本，湿热为标。

2. 诊断

（1）上尿路结石：突然发作的肾或输尿管绞痛和血尿。

（2）膀胱结石：排尿中断，并引起疼痛，经变换体位又可顺利排尿。

（3）尿道结石：排尿困难，排尿费力，呈点滴状，或出现尿流中断及急性尿潴留。

3. 治疗原则 初起宜宣通清利，日久则配合补肾活血、行气导滞之剂（结石横径＜6mm 者可采用中药排石）

4. 辨证论治

（1）内治法

证型	治法	症候特点	代表方（加减）
湿热蕴结	清热利湿，通淋排石	舌红，苔黄腻，脉弦数	三金排石汤
气血瘀滞	理气活血，通淋排石	发病急，舌暗红或有瘀斑，脉弦或弦数	金铃子散合石苇散
肾气不足	补肾益气，通淋排石	腰胀痛，时发时止，遇劳加重，乏力	济生肾气丸

（2）中西医结合总攻疗法：中药治疗配合利尿药；适用于结石横径＜1cm，结石表面光滑，且双肾功能基本正常，无明显尿路狭窄或畸形者。

（3）其他疗法：根据病情选择使用体外震波碎石手术或其他手术治疗。

四、男性不育症

1. 病因病机 肾气虚弱、肝郁气滞、湿热下注、气血两虚。

2. 诊断

（1）病史：详细了解患者的职业、既往史、个人生活史、婚姻史、性生活情况，过去精液检查结果及配偶健康状况等。

（2）体格检查：检查的重点是全身情况和外生殖器。

（3）实验室检查及其他检查：精液常规分析、精液生化测定、精子穿透宫颈黏液试验、精子凝集试验、睾丸活组织检查、输精管道的 X 线检查、生殖内分泌测定、遗传学检查等。

3. 辨证论治

证型	代表方（加减）
肾阳虚衰	金匮肾气丸合五子衍宗丸
肾阴不足	左归丸合五子衍宗丸
肝郁气滞	柴胡疏肝散合五子衍宗丸
湿热下注	程氏萆薢分清饮
气血两虚	十全大补汤

五、精浊（慢性前列腺炎）

1. 病因病机 急性者多因饮食不节或外感湿热之邪；慢性者多因相火妄动、房事不洁、病久伤阴、体质偏阳虚。

2. 诊断

（1）急性：寒战高热，尿频、尿急、尿痛，腰骶部及会阴部疼痛，急性者可在尿道口分泌物中检查到大量脓细胞。

（2）慢性：轻微尿频、尿急、尿痛，尿道灼热不适，或排尿不净感。有的自尿道滴出少量乳白色的分泌物。

3. 治疗原则 分清肾虚（本）、湿热（标）、瘀滞（变）三个基本病理环节，分清主次，权衡用药。

4. 辨证论治

（1）内治法

证型	治法	症候特点	代表方（加减）
湿热蕴结	清热利湿	尿道灼热感，苔黄腻，脉滑数	八正散或龙胆泻肝汤
气滞血瘀	活血祛瘀，行气止痛	舌暗或有瘀斑，苔白或薄黄，脉沉涩	前列腺汤
阴虚火旺	滋阴降火	尿道不适，遗精或血精，腰膝酸软，五心烦热	知柏地黄汤
肾阳虚损	补肾助阳	腰膝酸痛，阳痿早泄，畏寒肢冷	济生肾气丸

（2）外治法：温水坐浴，或野菊花栓或前列栓塞入肛门内 3~4cm，每次 1 枚，每日 2 次。

六、精癃（前列腺增生症）

1. 诊断 精癃多见于 55 岁以上老年男性，可出现进行性尿频，以夜间为明显，并伴排尿困难，尿线变细。

※直肠指检：前列腺有不同程度的增大，边缘清楚，表面光滑，中央沟变浅或消失（无明显压痛）。

2. 治疗原则 以通为用，温肾益气、活血利尿是其基本的治疗法则。

3. 辨证论治 除中药治疗，亦可采用手术疗法、西药治疗、物理疗法和针灸疗法等。

证型	治法	症候特点	代表方（加减）
湿热下注	清热利湿，消癃通闭	小便频数黄赤，尿道灼热或涩痛，苔黄腻，脉滑数	八正散
脾肾气虚	补脾益气，温肾利尿	神疲乏力，纳谷不香	补中益气汤
气滞血瘀	行气活血，通窍利尿	小腹满痛见血尿，舌暗或有瘀斑瘀点	沉香散
肾阴亏虚	滋补肾阴，通窍利尿	尿少色赤，腰膝酸软，五心烦热	知柏地黄丸
肾阳不足	温补肾阳，通窍利尿	尿闭不通，畏寒肢冷	济生肾气丸

第十一单元　周围血管疾病

一、周围血管疾病的常见症状及体征

1. 疼痛

（1）间歇性疼痛：主要有运动性疼痛，是指伴随运动所出现的不适症状，发生于下肢的运动性疼痛又称为间歇性跛行。

（2）持续性疼痛（静息痛）：是指肢体在静止状态下产生的疼痛，疼痛持续存在，尤以夜间为甚。

2. 皮肤温度异常 肤温变化主要取决于肢体的血流量。

3. 皮肤颜色异常 供血不足或血管舒缩失常而致的皮色改变，包括苍白、紫绀和潮红等。

4. 感觉异常 周围血管疾病所发生的感觉异常除疼痛外，还有潮热和寒冷、倦怠感、麻木、针刺或蚁行感等。

5. 结构异常 主要包括皮肤及其附件营养障碍、动脉搏动减弱或消失、浅静脉曲张等。

6. 溃疡和坏疽 缺血性溃疡是动脉病变引起，由于动脉闭塞病变影响皮肤血液循环，以致组织缺氧而形成溃疡。

二、股肿（下肢深静脉血栓）

1. 概念 股肿指血液在深静脉血管内发生异常凝固，而引起静脉阻塞、血液回流障碍的疾病。股肿最危险的并发症为肺栓塞和肺梗死。

※特点：四大症状为肢体肿胀、疼痛、局部皮肤温度升高和浅静脉怒张，好发于下肢髂股静脉和股腘静脉。

2. 病因病机 创伤或产后长期卧床，脉络滞塞不通，营血回流受阻，气滞血瘀。

3. 辨证论治

证型	治法	症候特点	代表方（加减）
湿热下注	清热利湿，活血化瘀	发病急，局部发热、发红、疼痛	四妙勇安汤
血脉瘀阻	活血化瘀，通络止痛	下肢肿胀，皮色紫暗，固定性压痛	活血通脉汤
气虚湿阻	益气健脾，祛湿通络	下肢肿胀日久，朝轻暮重，活动加重	参苓白术散

三、青蛇毒（血栓性浅静脉炎）

1. 病因病机 本病多由湿热蕴结、寒湿凝滞、痰浊瘀阻、脾虚失运、外伤血脉等因素致使气血运行不畅，留滞脉中而发病。

2. 临床表现 发病多见筋瘤后期，部位则以四肢多见（尤其多见于下肢），其次为胸腹壁等处。

（1）初期（急性期）：在浅层脉络径路上出现条索状柱，患处疼痛，皮肤发红，触之较硬，扪之发热，按压疼痛明显，肢体沉重。

（2）后期（慢性期）：患处遗有一条索状物，可有按压疼痛，或结节破溃形成臁疮。

3. 分类 肢体血栓性浅静脉炎（最常见）、胸腹壁浅静脉炎、游走性血栓性浅静脉炎。

4. 辨证论治

（1）内治法

证型	治法	症候特点	代表方（加减）
湿热瘀阻	清热利湿，解毒通络	患肢肤痛，喜冷恶热，苔黄腻或厚腻	二妙散合茵陈赤豆汤
血瘀湿阻	活血化瘀，行气散结	患肢皮色红紫，活动后尤甚，舌有瘀斑瘀点	活血通脉汤
肝郁蕴结	疏肝解郁，活血解毒	胸腹壁有条索状物，固定不移，刺痛	柴胡清肝汤或复元活血汤

（2）外治法：初期可用消炎软膏或金黄散软膏外敷，后期活血通络、疏风散结类中药熏洗。

四、筋瘤（下肢静脉曲张）

1. 概念 筋瘤是以筋脉色紫、盘曲突起状如蚯蚓状或形成团块为主要表现的浅表静脉病变，好发于下肢。

2. 病因病机 由于长期站立，劳倦伤气，或多次妊娠等，使筋脉结块成瘤。

3. 辨证论治

（1）内治法

证型	治法	症候特点	代表方（加减）
劳倦伤气	补中益气，活血舒筋	久站或劳累时瘤体增大，伴气短乏力，脘腹坠胀	补中益气汤
寒湿凝筋	暖肝散寒，益气通脉	下肢轻度肿胀，伴形寒肢冷	暖肝煎合当归四逆汤
外伤瘀滞	活血化瘀，和营消肿	青筋盘曲，状如蚯蚓，表面色青紫	活血散瘀汤

（2）其他疗法：①患肢穿医用弹力袜或用弹力绷带包扎，有助于使瘤体缩小或停止发展；②手术治疗；③硬化剂注射疗法，适用于程度较轻的单纯性下肢静脉曲张。

五、臁疮（下肢慢性溃烂）

1. 概念 臁疮是发生于小腿臁骨部的慢性皮肤溃疡。

2. 筋瘤、青蛇毒、臁疮三者之间的关系

筋瘤（下肢静脉曲张，由长期站立导致，不痛）→青蛇毒（血栓性浅静脉炎，以疼痛为主）→臁疮（慢性皮肤溃烂，老烂腿，由血栓性浅静脉炎进一步发展破溃导致）。

3. 辨证论治

（1）内治法

证型	治法	症候特点	代表方
湿热下注	清热利湿，和营解毒	疮面流水潮红，周围皮肤红肿痒痛	二妙丸合五神汤
气虚血瘀	益气活血，祛瘀生新	疮面苍白，周围皮色黑暗、板硬	补阳还五汤合四妙汤

（2）外治法

①初期：局部红肿、溃破，渗液量较多者，宜用洗药；局部红肿，渗液量少者，宜用金黄膏薄敷。

②后期：久不收口，疮口凹陷，疮面腐肉不脱，用八二丹调麻油后，摊贴于疮面上。腐肉已脱，露新肉者，用生肌散外盖生肌玉红膏。周围有湿疹者，用青黛散调麻油盖贴。

六、脱疽（脱骨疽）

1. 概念 脱疽指发于四肢末端，严重时趾（指）节坏疽脱落的一种慢性周围血管疾病。

※特点：以下肢多见，初起患肢末端发凉、怕冷、苍白、麻木，可伴间歇性跛行，继则疼痛剧烈，日久患趾（指）坏死变黑，甚至趾（指）节脱落；好发于青壮年男子、老年人或糖尿病患者。

2. 病因病机 与长期吸烟等因素有关；以脾肾亏虚为本，寒湿外伤为标，气血凝滞、经脉阻塞为主要病机。

3. 诊断 多发于20～40岁男性，足趾持续发冷，皮肤苍白或青紫，或有干性坏疽；患侧下肢疼痛，伴迁移性静脉炎或间歇性跛行，足背动脉搏动减弱或消失。

4. 分期及表现

分期	临床表现
一期（局部缺血期）	患肢发凉、麻木，间歇性跛行，患肢足背动脉搏动减弱
二期（营养障碍期）	静息痛，患肢足背动脉搏动消失
三期（坏死期或坏疽期）	足趾紫红肿胀、溃烂坏死，呈湿性坏疽；或足趾发黑，干瘪，呈干性坏疽

5. 鉴别诊断

（1）雷诺综合征（肢端动脉痉挛病）：多见于青年女性；上肢较下肢多见，好发于双手；每因寒冷和精神刺激，双手出现发凉、苍白，继而紫绀、潮红，最后恢复正常的三色变化（雷诺现象），一般不出现坏疽。

（2）脱疽相关疾病：血糖水平高者是糖尿病足；血糖水平不高的看年龄，较年轻者是血栓闭塞性脉管炎，较年老者是动脉硬化性闭塞症。

6. 辨证论治

（1）内治法

证型	治法	症候特点	代表方（加减）
寒湿阻络	温阳散寒，活血通络	舌淡，苔白腻，脉沉细	阳和汤
血脉瘀阻	活血化瘀，通络止痛	皮色暗红或紫暗，舌暗红或有瘀斑	桃红四物汤
湿热毒盛	清热利湿，解毒活血	患肢紫黑溃烂，舌红苔黄腻，脉数	四妙勇安汤
热毒伤阴	清热解毒，养阴活血	趾（指）呈干性坏疽，口干欲饮，便秘溲赤	顾步汤

续表

证型	治法	症候特点	代表方（加减）
气阴两虚	益气养阴	肉芽暗红或淡而不鲜，口渴不欲饮，面色无华，形体消瘦，五心烦热	黄芪鳖甲汤

（2）其他疗法：①外治法，未溃者可选用冲和膏、红灵丹油膏外敷；已溃者，溃疡面积较小，可外敷生肌玉红膏。②亦可选择坏死组织清除术、坏死组织切除缝合术、截肢术和植皮术。

第十二单元　其他外科疾病

一、烧伤

（一）烧伤面积的计算方法及烧伤深度的分类

1. 手掌法　伤者五指并拢时，一只手掌面积占体表面积的1%。

2. 中国九分法

将全身体表面积分为11个9等分，另加1%，构成100%的体表面积。即成人头、面、颈共9%，双上肢为$2 \times 9\% = 18\%$，躯干前后（包括外阴部）为$3 \times 9\% = 27\%$，双下肢（包括臀部）为$5 \times 9\% + 1\% = 46\%$。

3. 儿童烧伤面积计算法（儿童年龄小于12岁）

头颈面部面积百分比 = ［9 +（12 - 年龄）］%；双下肢及臀部面积百分比 = ［46 -（12 - 年龄）］%。

（二）烧伤深度的计算（三度四分法）

烧伤分度		临床表现	愈合过程
Ⅰ度（红斑）		达表皮角质层：红肿热痛，感觉过敏，表面干燥	2～3日后脱屑痊愈，无瘢痕
Ⅱ度（水疱）	浅Ⅱ度	达真皮浅层：剧痛，感觉过敏，有水疱	1～2周愈合，无瘢痕，有色素沉着
	深Ⅱ度	达真皮深层：痛觉消失，有水疱，潮湿	3～4周愈合，可有瘢痕
Ⅲ度（焦痂）		达皮肤全层：痛觉消失，无弹力，坚硬如皮革，蜡白焦黄或炭化，干燥，干后皮下静脉阻塞如树枝状	需植皮才能愈合

（三）治疗

1. 治疗原则　中小面积Ⅰ、Ⅱ度烧伤者可外涂京万红烫伤药膏、清凉膏、紫草膏等。重度烧伤须中西医结合治疗。内治以清热解毒、益气养阴为主。

2. 辨证分型　火毒伤津证、阴伤阳脱证、火毒内陷证、气血两虚证、脾虚阴伤证。

二、毒蛇咬伤

1. 我国常见毒蛇的种类

有毒蛇分类	举例
神经毒类	海蛇、银环蛇、金环蛇
血循毒类	蝰蛇、尖吻蝮蛇、竹叶青蛇、烙铁头蛇
混合毒类	眼镜蛇、眼镜王蛇、蝮蛇

2. 有毒蛇与无毒蛇的区别 被有毒蛇咬伤后，患部一般有粗大而深的毒牙痕，一般有2~4个毒牙痕；无毒蛇咬伤后，牙痕呈锯齿状或弧形，数目多，浅小，大小一致，间距密。

3. 病因 蛇毒系风、火二毒。

4. 毒蛇咬伤后处理

（1）局部处理：早期结扎、扩创排毒、烧灼、针刺、火罐排毒、封闭疗法和局部用药等。

（2）扩创排毒：沿牙痕行纵行切开，做"十"字形切开（伤口流血不止者不宜扩创，以免发生出血性休克）。

（3）抗蛇毒血清特异性较高，效果确切，应用越早，疗效越好。

三、肠痈（急性阑尾炎）

1. 病因病机 多由饮食不节，暴饮暴食，嗜食生冷、油腻，而致肠道传化失司，糟粕积滞，湿热内生，积结肠道，热胜肉腐而成痈肿。

2. 临床表现 转移性右下腹疼痛，局限性右下腹压痛、拒按。

3. 辨证论治 通腑泄热是治疗肠痈的关键，西医治疗急性阑尾炎的原则是早期行手术治疗。

证型	治法	症候特点	代表方（加减）
瘀滞	行气活血，通腑泄热	转移性右下腹痛，苔白腻	大黄牡丹汤合红藤煎剂
湿热	通腑泄热，解毒利湿透脓	右下腹或全腹可触及包块，壮热，苔黄腻	复方大柴胡汤
热毒	通腑排脓，养阴清热	全腹有压痛、反跳痛，苔黄厚干燥或黄燥	大黄牡丹汤合透脓散

第八章

中医儿科学

第一单元　儿科学基础

一、小儿年龄分期的标准及常见病

年龄分期	时间段	常见病
胎儿期	受孕至分娩断脐，共 40 周	母体妊娠损伤，易致早产
新生儿期	从出生脐带结扎，到出生后满 28 日	易致产伤、窒息、硬肿、脐风
婴儿期	出生 28 日后到 1 周岁（包括新生儿期）	易发肺、脾疾病及传染病
幼儿期	1 周岁到 3 周岁	易发生脾系病证，传染病发病率增高，易发生意外事故
学龄前期（幼童期）	3 周岁到入小学前（6～7 周岁）	易发生溺水、烫伤、坠床、错服药物以致中毒等
学龄期（儿童期）	7 周岁入小学到青春期来临（一般女孩 12 岁，男孩 13 岁）	易发生近视、龋齿、精神行为障碍
青春期	女孩自 11～12 岁到 17～18 岁，男孩自 13～14 岁到 18～20 岁	易发生近视、痤疮，以及青春期心理疾病

附：婴儿期是第一次生长发育高峰，青春期是第二次生长发育高峰。

二、小儿生长发育

1. 体重

衡量指标	标准数据	临床意义
体重	①出生时体重约为 3.25kg； ② 3～12 个月体重(kg) =（月龄 +9)/2； ③ 1～6 岁体重(kg) = 8 + 年龄×2； ④ 7～12 岁体重(kg) =（年龄×7 −5)/2	体重是衡量小儿体格生长和营养状况、计算临床用药量的指标之一； 体重过重提示肥胖症，体重过轻（较标准体重轻 15%）提示营养不良

2. 身（长）高

衡量指标	标准数据	临床意义
身（长）高	出生时身长约 50cm；出生后第一年 25cm；2～12 岁身高（长）估算公式：身高（cm）= 70 + 7×年龄	过矮（较标准身高矮 30%），提示侏儒症、克汀病、营养不良

3. 囟门

囟门有前、后之分。前囟应在小儿出生后的 12～18 个月内闭合；后囟在部分小儿出生时已闭合，未闭合者应在出生后 2~4 个月内闭合。

4. 牙齿

（1）乳牙20颗：出生后 4~10 个月乳牙开始萌出，2~2.5 岁出齐。2 岁内乳牙颗数推算公式：乳牙数 = 月龄 -4(或 6)。

（2）恒牙出齐28~32 颗：6 岁左右开始萌出第 1 颗恒牙；自 7~8 岁开始，乳牙按萌出先后逐个脱落，代之以恒牙；最后一颗恒牙（第三恒磨牙）一般在 18 岁时萌出，也有终生不出者。

5. 呼吸、脉搏、血压与年龄增长的关系

年龄愈小，呼吸愈快、脉搏越快、血压愈低。

（1）呼吸、脉搏

年龄	呼吸（次/分钟）	脉搏（次/分钟）	呼吸：脉搏
新生儿	45~40	140~120	1：3
≤1 岁	40~30	130~110	1：(3~4)
1⁺~3 岁	30~25	120~100	1：(3~4)

（2）血压：收缩压（mmHg）= 80 + 2×年龄，舒张压 = 收缩压×2/3。

6. 运动及语言发育要点

3 个月头与眼协调好、5 个月手与眼的动作协调。

【歌诀】

出生伸欠哭哇哇，二三抬头笑认妈。四五翻身笑出声，六七会坐学咿呀。

八九爬行叫妈爸，一岁开步说短话。发育个体差异大，综合衡量判断佳。

第二单元　小儿生理、病因及病理特点

1. 生理特点

（1）脏腑娇嫩、形气未充（稚阴稚阳）：以脾、肺、肾三脏不足为主。

（2）生机蓬勃，发育迅速（纯阳）：生机旺盛，发育迅速，而不是有阳无阴或阳亢阴亏。

2. 病因特点

（1）外感因素：稚阴稚阳，脏腑娇嫩，卫外功能弱。

（2）乳食因素：脾常不足，易为乳食所伤。

（3）先天因素：胎产因素，如遗传病因、妊娠期损伤。

（4）情志因素：最常见的是惊恐。

（5）意外因素：意外伤害。

（6）其他因素：如环境或食品污染、放射性物质损伤等。

3. 病理特点

（1）发病容易，传变迅速：肺常不足，肺系病证发病率最高；脾常不足；肾常虚，先

天禀赋不足导致疾病。

（2）脏气清灵，易趋康复：传变迅速，变化多端，主要表现为"易虚易实""易寒易热"。

第三单元　四诊概要

1. 儿科四诊应用特点　既主张四诊合参，又特别重视望诊。

2. 望诊要点及临床意义　望诊内容可分为总望诊（望神色、望形态）和分部望诊（审苗窍、辨斑疹、察二便、察指纹）。

（1）望神色

望神色	机制	主证
白色	气血不荣，络脉空虚所致	虚证、寒证
红色	血液充盈脉络、皮肤所致	热证
黄色	脾虚失运，水谷、水湿不化所致	虚证或湿证
青色	气血不畅，经脉阻滞所致	寒证、痛证、瘀证、惊痫
黑色	阳气虚衰，水湿不化，气血凝滞所致	寒证、痛证、瘀证、水饮证

（2）望形态

望形态	临床表现	临床意义
头颅	头方发稀，囟门宽大，当闭不闭	五迟证
	头大颌缩，前囟宽大，头缝开解，目珠下垂	解颅
	前囟及眼窝凹陷，皮肤干燥	泄泻后阴伤液脱
躯体	胸廓高耸，形如鸡胸	佝偻病、哮喘
	肌肉松弛，皮色萎黄	厌食、偏食、反复感冒
四肢	腹部膨大，肢体瘦弱，发稀，额上有青筋显现	疳积
面容	耳下腮部肿胀	邪毒窜络之痄腮或发颐
	颌下肿胀热痛	多为热毒壅结之臖核肿大
	五官不正，眼距缩小，鼻梁扁平，口张舌伸	先天禀赋异常之痴呆
	小儿面部表情异常，或眨眼、搐鼻、咧嘴、龇牙、多咽	抽动障碍

（3）审苗窍

察舌	临床表现及意义
舌体	新生儿舌红无苔和哺乳儿乳白苔均为正常舌象。 ①舌体胖嫩，舌边齿痕显著：脾肾阳虚，或有水饮痰湿内停； ②舌体肿大，色泽青紫：气血瘀滞； ③舌体强硬：热盛伤津； ④急性热病中出现舌体短缩，舌干绛：热甚津伤，经脉失养而挛缩

续表

察舌	临床表现及意义
舌质	①舌质绛红，舌面红刺：温热病邪入营入血； ②舌质红少苔，甚则无苔而干：阴虚火旺； ③舌质紫暗或紫红：气滞血瘀； ④舌起粗大红刺，状如草莓：丹痧、皮肤黏膜淋巴结综合征
舌苔	①舌苔白腻：寒湿内滞，或寒痰与积食； ②舌苔黄腻：湿热内蕴，或乳食积滞化热； ③热性病后而见剥苔：阴伤津亏； ④舌苔花剥，状如地图时隐时现，经久不愈：胃之气阴不足； ⑤舌苔厚腻垢浊：宿食内滞的表现，常见于积滞、便秘等疾病

（4）辨斑疹

辨斑疹	临床表现
麻疹	疹细小，状如麻粒，潮热3～4日出疹，同时见麻疹黏膜斑
风疹	低热出疹，分布稀疏，色泽淡红，出没较快
奶疹	发热3～4日后热退疹出，疹细稠密，如玫瑰红色
丹痧或皮肤黏膜淋巴结综合征	壮热，肤红如棉，稠布疹点，舌绛如草莓
瘾疹	斑丘疹大小不一，如云出没，瘙痒难忍
水痘	丘疹、疱疹、结痂并见，疱疹内有清色水液
脓疱疮	疱疹相对较大，疱液浑浊，疱壁薄而易破，流血脓水

（5）望大便

望大便	临床表现
胎粪	新生儿生后3～4日内，大便呈黏稠糊状，褐色，无臭气，日行2～3次
单纯母乳喂养	婴儿大便呈卵黄色，稠而不成形，稍有酸臭气，日行3次左右
牛羊乳喂养	大便色淡黄白色，质地较干硬，有臭气，日行1～2次
肠套叠	婴幼儿大便呈果酱色，伴阵发性哭闹
内伤乳食	大便稀薄，夹有白色凝块
湿热积滞	大便赤白黏冻，常见于痢疾
胆道阻滞	大便色泽灰白不黄

（6）察指纹

察指纹	要点
正常小儿指纹	淡紫隐隐不显于风关以上
辨证纲要	浮沉分表里，红紫辨寒热，淡滞定虚实，三关测轻重；当指纹与病证不符时，当"舍纹从证"
指纹之三关	指纹分三关，自虎口向指端，依次为风关、气关、命关；纹达指尖，为透关射甲；纹在风关，为病邪初入，病情轻浅；纹进命关，为病邪深入，病情加重；纹达气关，为病邪入里，病情较重

3. 闻诊要点及临床意义

（1）听声音

听声音	临床表现及意义
啼哭声	①哭声多尖锐、阵作，伴呕吐及果酱样大便：肠套叠； ②啼哭声嘶，呼吸不利：急喉风； ③夜卧啼哭，睡眠不安，白天如常：夜啼或积滞
咳嗽声	①咳嗽频频，痰稠难咳，喉中痰鸣：肺蕴痰热，或肺气闭塞； ②咳声嘶哑如犬吠：白喉、急喉风； ③以夜咳为主，咳而呕吐，伴鸡鸣样回声：顿咳（百日咳）

（2）嗅气味

嗅气味	临床表现及意义
口中气味	①口气秽臭：肺胃积热，伤食积滞，浊气上蒸； ②口气腐臭，兼脓痰带血：肺痈
大小便气味	①大便酸腐，多因伤食； ②臭气不著，完谷不化，多为脾肾虚寒； ③小便气味臊臭，多因湿热下注； ④小便清长如水，多属脾肾阳虚
呕吐物气味	①吐物酸腐：食滞化热； ②吐物臭秽如粪：肠结气阻，秽粪上逆

4. 问诊要点及临床意义

（1）问年龄：2岁以内问婴儿的实足月龄。

（2）问病情：一问寒热二问汗，三问头身四问便，五问饮食六睡眠。

问病情	临床表现及意义
问寒热	①夏季高热，持续不退，伴有无汗，口渴，多尿，秋凉后自平：夏季热； ②夜间发热，腹壁、手足心热，胸满不食：内伤乳食
问出汗	头汗：表虚、里热
问头身	①头痛呕吐，高热抽搐：邪热入营，属急惊风； ②肢体瘫痪不用，强直屈伸不利（硬瘫）：风痰入络，血瘀气滞； ③痿软，屈伸不能（软瘫）：肝肾两虚，筋骨失养
问二便	①大便酸臭，或如败卵，完谷不化，或腹痛则泻，泻后痛减：内伤乳食； ②大便溏薄不化，或先干后溏，次数较多，或食后欲便：脾虚运化失职
问饮食	①腹部胀满，纳呆恶食：乳食内积； ②能食而消瘦，或嗜食异物：疳证，虫证
问睡眠	①睡中龂齿：或因虫积，或因胃气失和； ②夜寐不宁，肛门瘙痒：多为蛲虫； ③睡中露睛：久病脾虚； ④睡中磨牙：胃气不和，肝火内盛

（3）问个人史：胎产史、喂养史、生长发育史、预防接种史等。

5. 切诊要点及临床意义

切诊	临床表现及意义
儿科脉诊	浮主表证，沉主里证；迟脉主寒，数脉主热；有力为实，无力为虚；次数以成人一息六七至为常，五至以下为迟，七至以上为数
按头囟	①囟填：囟门隆凸，按之紧张，多为风火痰热上攻，肝火上亢，热盛生风； ②囟陷：囟门凹陷，常因阴津大伤，若兼头颅骨软者，为气阴虚弱，精亏骨弱； ③解颅：颅骨开解、头缝增宽，囟门宽大，多属先天肾气不足或后天髓热壅遏
按颈腋	①正常小儿在颈项、腋下部位可触及少数绿豆大小之瘰核，活动自如，不痛不为病态； ②耳下腮部肿胀疼痛，咀嚼障碍，为痄腮；仅见增大，按之不痛，质坚成串，为瘰疬； ③触及质地较硬之圆形肿块，推之可移，头面口咽有炎症感染，为痰热壅结之瘰核肿痛
按胸腹	①左侧前胸心尖搏动处，古称"虚里"，是宗气汇聚之所；若搏动太强，节律不匀，为宗气内虚外泄；若搏动过速，伴喘促，为宗气不继； ②胸廓高耸，按之不痛，为"鸡胸"；脊背高突，弯曲隆起，按之不痛，为"龟背"
按四肢	①高热时四肢厥冷：热深厥亦深； ②手足心热：阴虚内热或内伤乳食
按皮肤	①肤热无汗：热闭于内； ②皮肤干燥，失去弹性：吐泻阴伤

第四单元　儿科治法概要

1. 内治法

（1）用药原则：治疗及时准确、方药精简灵巧、重视先证而治、注意顾护脾胃、掌握用药剂量。

（2）中药用量：新生儿用药为成人量的1/6，乳婴儿用成人量的1/3，幼儿用成人量的1/2，学龄儿童用成人量的2/3或接近成人用量。

（3）常用内治法：疏风解表、止咳平喘、清热解毒、消食导滞、利水消肿、驱虫安蛔、镇惊息风、补脾益气、调脾助运、培元补肾（治疗胎禀不足，肾气虚弱及肾不纳气之证，如解颅、五迟、五软、遗尿、哮喘等）、凉血止血、活血化瘀、回阳救逆法等。

2. 外治法

外治法	常用药物与适应证	功效
熏洗法	生麻黄、浮萍、芫荽子、西河柳，适用于麻疹发疹初期	发表透疹
涂敷法	马齿苋，适用于痄腮	解毒消肿
罨包法	皮硝，适用于食积；五倍子粉加食醋，适用于盗汗	—
热熨法	食盐，适用于中寒腹痛	温脏祛寒
敷贴法	丁香、肉桂，适用于泄泻	温脾止泻
擦拭法	银花甘草液、冰硼散，适用于口疮	清火解毒
药袋疗法	苍术、白芷、砂仁、丁香、肉桂、甘松、沉香、豆蔻、檀香	辟秽解毒、增进食欲、防病治病

3. 其他疗法　如推拿疗法，通过捏脊疗法对督脉和膀胱经进行按摩，可以调和阴阳、

疏理经络、行气活血、恢复脏腑功能，以防治疾病；再如刺四缝疗法，主要适应证为小儿厌食症、痿证等，作用是解热除烦、通畅百脉、调和脏腑。

第五单元　喂养与保健

一、新生儿保健

新生儿保健，主要包括拭口洁眼、断脐护脐、祛除胎毒、洗浴衣着、生后开乳。

※胎毒为胎中禀受之毒，主要指热毒；临床常用的祛胎毒法，为银花甘草法、豆豉法、黄连法、大黄法。

二、婴儿期保健

1. 喂养方式　分为母乳喂养、人工喂养和混合喂养三种。应大力提倡母乳喂养，出生后 6 个月之内以母乳为主，以按需喂哺为主。

2. 母乳喂养

（1）方法：正常足月新生儿出生半小时内就可开奶，满月前坚持按需喂哺，随着月龄增长，逐渐定时喂养。

（2）优点：易于消化和吸收、增强婴儿抗感染能力、简便经济、增进母子感情、促进母体子宫收缩复原。

（3）断奶：10~12 个月时最适合断乳。

3. 添加辅食的原则　小儿自 4~6 个月起应逐渐添加辅食，原则为由少到多，由稀到稠，由细到粗，由一种到多种，在婴儿健康、消化功能正常时逐步添加。

第六单元　胎怯

1. 概念　胎怯指新生儿体重低下，身材矮小，脏腑形气均未充实的一种病证，又称"胎弱"；临床以出生低体重为特点，以出生体重低于 2500g 为客观指标，包括早产儿和小于胎龄儿。

2. 病因病机　先天禀赋不足，肾脾两虚，五脏失养。

3. 治疗原则　补肾健脾。

4. 辨证论治　以脏腑辨证为纲，重在辨五脏禀受不足之轻重。

证型	治法	证候特点	代表方（加减）
肾精薄弱	益精充髓，补肾温阳	体短形瘦，头大囟张，头发稀黄，耳壳软	补肾地黄丸
脾肾两虚	健脾益肾，温运脾阳	肌肉瘠薄，四肢不温，呛乳溢乳，腹胀腹泻	保元汤

第七单元　胎黄

1. 概念　胎黄是婴儿出生后以皮肤面目出现黄疸为特征的一种病证，又称"胎黄"，相当于西医学的新生儿黄疸。

2. 病位　在肝胆、脾胃。

3. 病因　主要为胎禀湿蕴，如湿热郁蒸、寒湿阻滞，久则气滞血瘀等。

4. 病机　脾胃湿热或寒湿内蕴，肝失疏泄，胆汁外溢而致发黄，病久则气滞血瘀而黄疸日深难退。

5. 鉴别诊断

（1）生理性黄疸和病理性黄疸

鉴别	生理性黄疸	病理性黄疸
出现	出生后第 2～3 日	出生后 24 小时以内
发展	4～6 日达到高峰	发展快
消退	足月儿 7～10 日，早产儿 3～4 周	足月儿 >2 周，早产儿 >4 周，或退而复现
程度	轻	重
伴随症状	除偶有轻微食欲不振外，无其他症状	伴随各种临床症状

（2）溶血性黄疸：出生后 24 小时内出现黄疸并迅速加重，可有贫血及肝脾肿大，重者可见水肿及心力衰竭。

（3）新生儿感染性黄疸：表现为黄疸持续不退，或 2～3 周后又出现。

（4）阻塞性黄疸：表现以结合胆红素水平升高为主；大便颜色渐变浅黄或白陶土色。

（5）母乳性黄疸：纯母乳喂养，试停母乳喂养 48～72 小时，胆红素水平下降 30%～50%。

6. 治疗原则　生理性黄疸能自行消退，一般无须治疗；病理性黄疸以利湿退黄为基本原则。

7. 辨证论治

	证型	治法	症候特点	代表方（加减）
常证	湿热郁蒸	清热利湿退黄	发黄，色泽鲜明如橘，或有发热，苔黄腻	茵陈蒿汤
	寒湿阻滞	温中化湿退黄	发黄，色泽晦暗，四肢欠温，苔白腻	茵陈理中汤
	气滞血瘀	行气化瘀消积	右胁下痞块质硬，肚腹膨胀，青筋显露	血府逐瘀汤
变证	胎黄动风	平肝息风，利湿退黄	黄疸迅速加重，嗜睡，神昏，抽搐，舌红苔黄腻	羚角钩藤汤
	胎黄虚脱	大补元气，温阳固脱	黄疸迅速加重，气促神昏，四肢厥冷，胸腹欠温	参附汤合生脉散

第八单元　感冒

1. 概念　感冒是感受外邪引起的肺系疾病，以发热、鼻塞流涕、打喷嚏、咳嗽为特征；冬、春两季为多。

※特点：小儿具有肺脏娇嫩、脾常不足、肝火易亢的生理特点，易出现夹痰、夹滞、夹惊的兼夹证。

2. 病位　在肺，可累及肝、脾。

3. 病机　肺卫失宣。

4. 病因　感受外邪，侵袭肌表。

（1）夹痰：小儿肺脏娇嫩——咳嗽加剧，喉间痰鸣。

（2）夹滞：小儿脾常不足——脘腹胀满，不思饮食，呕吐酸腐，大便失调。

（3）夹惊：小儿神气怯弱，心神不宁，热扰肝经——睡卧不宁，惊惕抽搐。

5. 鉴别诊断　冬春季多为风寒、风热感冒；夏季多为暑邪感冒；冬春之季，发病呈流行性者，多为时邪感冒。

6. 治疗原则　疏风解表。

7. 辨证论治

证型		治法	症候特点	代表方（加减）
主证	风寒感冒	辛温解表，疏风散寒	恶寒重，发热轻，无汗	荆防败毒散
	风热感冒	辛凉解表，疏风清热	发热重，有汗	银翘散
	暑邪感冒	清暑解表，化湿和中	发热较高，身重困倦，舌苔黄腻	新加香薷饮
	时邪感冒	清瘟解毒	起病急，全身症状重，高热，恶寒	银翘散合普济消毒饮
兼证	夹痰（肺）	辛温解表，宣肺化痰	感冒兼见咳嗽，痰多，喉间痰鸣	风寒夹痰＋三拗汤、二陈汤
		辛凉解表，清肺化痰		风热夹痰＋桑菊饮、黛蛤散
	夹滞（脾）	解表兼以消食导滞	感冒兼见脘腹胀满，大便酸臭	疏风解表＋保和丸
	夹惊（肝）	解表兼以清热镇惊	感冒兼见惊惕哭闹，睡卧不宁	疏风解表＋镇惊丸

第九单元　咳嗽

1. 概念　有声无痰为咳，有痰无声为嗽，有声有痰谓之咳嗽；小儿外感咳嗽多于内伤咳嗽；多发于冬、春季。

2. 病位　在肺，常涉及脾。

3. 病机　肺失宣肃。

4. 病因　外因为感受风邪，内因为肺脾虚弱。

5. 治疗原则　宣通肺气。

6. 辨证论治

①辨外感内伤：外感咳嗽起病急，病程短，咳声高扬，多伴表证；内伤咳嗽起病缓，病程较长，咳声低沉，多兼有不同程度的里证。

②辨寒热虚实：咳嗽、痰稀、色白、易咳者，多属寒证；咳嗽、痰黄、质黏、咳之不爽者，多属热证；外感咳嗽属实，内伤咳嗽多虚或虚中夹实；咳声高亢有力为实；咳声低微，气短无力为虚。

	证型	治法	症候特点	代表方（加减）
外感	风寒咳嗽	疏风散寒，宣肺止咳	咽痒，痰白清稀	杏苏散或金沸草散
	风热咳嗽	疏风解热，宣肺止咳	痰黄黏稠，鼻流浊涕，伴有发热恶风	桑菊饮
	风燥咳嗽	疏风清肺，润燥止咳	干咳无痰，鼻燥咽干，或伴发热、鼻塞	清燥救肺汤或桑杏汤
内伤	痰热咳嗽	清热化痰，宣肺止咳	咳嗽痰多，色黄黏稠，难以咳出	清金化痰汤或清气化痰汤
	痰湿咳嗽	燥湿化痰，宣肺止咳	咳声重浊，痰多壅盛，色白清稀	二陈汤
	气虚咳嗽	健脾补肺，益气化痰	咳嗽反复不已，气短懒言，语声低微	六君子汤
	阴虚燥咳	滋阴润燥，养阴清肺	干咳无痰，喉痒，声音嘶哑，潮热盗汗	沙参麦冬汤

第十单元　肺炎喘嗽

1. 概念　肺炎喘嗽临床以发热、咳嗽、痰鸣、气喘为主症，肺部可闻及中细湿啰音，X线胸片可见炎性阴影，重者可见张口抬肩、面色苍白、口唇青紫、呼吸困难等症；本病冬、春季多见，婴幼儿多见。

2. 病因　外因为感受外邪，郁闭肺络；内因为小儿肺脏娇嫩，卫外不固。

3. 病机　外邪→口鼻、皮毛→肺卫，肺失宣降→肺气闭郁，化热炼液成痰，阻于气道→咳嗽、痰鸣、气喘、鼻扇、发热→肺炎喘嗽。痰热是其病理产物。

4. 治疗原则　宣肺开闭、化痰平喘。

5. 辨证论治　初期辨风寒风热，中期辨痰重热重，后期辨气虚阴伤，重症辨常证与变证。

	证型	治法	症候特点	代表方（加减）
常证	风寒闭肺	辛温宣肺，化痰止咳	恶寒发热，无汗，呛咳频作，呼吸气急	华盖散
	风热闭肺	辛凉宣肺，化痰止咳	发热恶风，头痛有汗，气促，咳吐黄痰	麻杏石甘汤
	痰热闭肺	清热涤痰，开肺定喘	气急鼻扇，咳痰黄稠，或喉间痰鸣	麻杏石甘汤合葶苈大枣泻肺汤
	毒热闭肺	清热解毒，泻肺开闭	壮热不退，咳嗽剧烈，甚至神昏谵语	黄连解毒汤合麻杏石甘汤
	阴虚肺热	养阴清肺，润肺止咳	咳喘持久，低热盗汗，手足心热	沙参麦冬汤
	肺脾气虚	补肺益气，健脾化痰	久咳、咳痰无力，纳呆便溏	人参五味子汤
变证	心阳虚衰	温补心阳，救逆固脱	心动过速，虚烦不安，指纹紫滞达命关	参附龙牡救逆汤
	邪陷厥阴	清心开窍，平肝息风	壮热不退，烦躁不安，神昏谵语	羚角钩藤汤合牛黄清心丸

第十一单元　哮喘

1. 概念　哮指声响言，喘指气息言，哮必兼喘，故通称哮喘；临床以反复发作，发作时喘促气急、喉间哮鸣、呼吸困难、张口抬肩、摇身撷肚为主要特征；春、秋多见，多发于婴幼儿及学龄前期儿童。

2. 病因

（1）内因：责之于肺、脾、肾三脏功能不足，导致痰饮内伏，成为哮喘之夙根。

（2）外因：责之于感受外邪，接触异物、异味以及嗜食咸酸等（诱因）。

3. 病机　外因引动伏痰，痰气相合。

4. 诊断　发作时有发作性喉间哮鸣气促，呼吸延长，严重者不能平卧；诱发因素为气候突变，接触过敏原。

（1）咳嗽变异性哮喘：①咳嗽持续>4周，常在夜间和（或）清晨及运动后发作或加重，以干咳为主。②临床上无感染征象，或经较长时间的抗生素治疗无效。③抗哮喘药物诊断性治疗有效。④排除其他原因。

（2）支气管肺炎（肺炎喘嗽）：以发热、咳嗽、痰壅、气急、鼻扇为主症。肺部听诊可闻及细湿啰音，以脊柱两旁及肺底部为多；胸部 X 线片可见斑点状或片状阴影。

5. 辨证论治

（1）发作期：以邪实为主，重点辨寒热——攻邪以治其标，并分辨寒热，随证论治。

（2）缓解期：以正虚为主，重点辨脏腑，次辨气阴阳——扶正以治其本，调节脏腑功能。

	证型	治法	症候特点	代表方（加减）
发作期	寒性哮喘	温肺散寒，涤痰定喘	喉间哮鸣，痰稀色白、有泡沫，打喷嚏、鼻塞	小青龙汤合三子养亲汤
	热性哮喘	清肺涤痰，止咳平喘	喉间哮鸣，咳嗽痰壅，痰黏色黄难咳	麻杏石甘汤合苏葶丸
	外寒内热	解表清里，止咳定喘	鼻塞、流清涕，恶寒发热，小便黄赤，大便干	大青龙汤
	肺实肾虚	泻肺平喘，补肾纳气	喘促胸满，动则喘甚，形寒肢冷，面色苍白或晦滞少华，神疲倦怠	偏肺实：苏子降气汤
				偏肾虚：都气丸合射干麻黄汤
缓解期	肺脾气虚	补肺固表，健脾益气	咳嗽无力，形体消瘦，神疲懒言，面白少华	人参五味子汤合玉屏风散
	脾肾阳虚	温补脾肾，固摄纳气	形寒肢冷，腰膝酸软，面白少华，腹胀	金匮肾气丸
	肺肾阴虚	养阴清热，敛肺补肾	咳嗽无力，盗汗，形体消瘦，腰膝酸软	麦味地黄丸

第十二单元　鹅口疮

1. 概念　鹅口疮是以口腔、舌上蔓生白屑为主要临床特征的一种口腔疾病。因其状如鹅口，故称"鹅口疮"；因其色白如雪片，故又名"雪口"；多见于初生儿，以及久病体虚的婴幼儿。

2. 病因　胎热内蕴，口腔不洁，感受秽毒之邪（白念珠菌）。

3. 病位　在心、脾、肾。

4. 辨证论治　本病属邪火上炎，治当清火。

证型	治法	症候特点	代表方（加减）
心脾积热	清心泻脾	病程短，口腔白屑堆积，周围红，疼痛哭闹，尿赤便秘	清热泻脾散
虚火上浮	滋阴降火	病程长，口腔白屑较少，周围不红，疼痛不著，大便稀溏	知柏地黄丸

第十三单元　口疮

1. 概念　小儿口疮，以齿龈、舌体、两颊、上颚等处出现黄白色溃疡，疼痛流涎，或伴发热为特征；若溃疡面积较大，上覆糜腐，称为"口糜"；溃疡只发生在口唇两侧，称为"燕口疮"；2～4岁小儿多见；"口疮"之名最早见于《黄帝内经》。

2. 治疗原则　实证治以清热解毒、泻心脾积热；虚证治以滋阴降火、引火归原。

3. 辨证论治

证型	治法	症候特点	代表方（加减）
风热乘脾	疏风散火，清热解毒	口臭涎多，小便短赤，大便秘结，或伴发热	银翘散
心火上炎	清心凉血，泻火解毒	舌上、舌边溃疡，色赤疼痛，心烦不安	泻心导赤散
虚火上浮	滋阴降火，引火归原	溃疡不红或微红，疼痛不甚，神疲颧红，口干不渴	知柏地黄丸

第十四单元　泄泻

1. 概念　泄泻是以大便次数增多，粪质稀薄或如水样为特征的小儿常见病；夏、秋季节发病率较高；2岁以下小儿发病率高，因婴幼儿脾常不足，均可导致脾病湿盛而发生泄泻。

2. 病位　在脾、胃。

3. 病因　感受外邪，伤于饮食，脾胃虚弱，脾肾阳虚。

4. 诊断　有乳食不节、饮食不洁，或冒风受寒、感受时邪的病史；大便次数明显增多，重症10次以上；重症泄泻者，可见小便短少、高热烦渴、神疲萎软、皮肤干瘪、囟门凹陷、目眶下陷、啼哭无泪等脱水征，以及口唇呈樱红色、呼吸深长、腹胀等酸碱平衡失调和电解质紊乱的表现。

5. 治疗原则　运脾化湿。

6. 辨证论治　常证重在辨寒热虚实，变证重在辨阴阳。

证型		治法	症候特点	代表方（加减）
常证	湿热泻	清肠解热，化湿止泻	泻下急迫，量多次频，气味秽臭，苔黄腻	葛根黄芩黄连汤
	风寒泻	疏风散寒，化湿和中	大便夹有泡沫，臭气不甚，或伴恶寒发热	藿香正气散
	伤食泻	运脾和胃，消食化滞	大便稀溏，夹有乳凝块或食物残渣，气味酸臭	保和丸
	脾虚泻	健脾益气，助运止泻	大便稀溏，食后作泻，形体消瘦，神疲倦怠	参苓白术散
	脾肾阳虚	温补脾肾，固涩止泻	澄澈清冷，完谷不化，或见脱肛，形寒肢冷	附子理中汤合四神丸
变证	气阴两伤	益气养阴	目眶及囟门凹陷，皮肤干燥或枯瘪，啼哭无泪	人参乌梅汤
	阴竭阳脱	回阳固脱	泻下不止，精神萎靡，四肢厥冷，脉沉细欲绝	生脉散合参附龙牡救逆汤

第十五单元　厌食

1. 概念　厌食临床以较长时间的厌恶进食、食量减少为特征；以 1~6 岁小儿多见。

2. 病位　在脾、胃。

3. 病因　脾胃失和，纳化失职。

4. 治疗原则　运脾开胃。

5. 辨证论治

证型	治法	症候特点	代表方（加减）
脾失健运	调和脾胃，运脾开胃	厌恶进食，食而乏味，脉尚有力	不换金正气散
脾胃气虚	健脾益气，佐以助运	不思进食，食而不化，脉缓无力	异功散
脾胃阴虚	滋脾养胃，佐以助运	食少饮多，皮肤失润，甚或烦躁少寐，手足心热	养胃增液汤

第十六单元　积滞

1. 概念　积滞是指小儿内伤乳食，停聚中焦，积而不化，气滞不行所形成的一种胃肠疾病，重者可发展为疳证。

※特点：不思乳食，食而不化，脘腹胀满，嗳气酸腐，大便溏薄或秘结酸臭。

2. 病位　在脾、胃。

3. 病因病机

（1）病因：喂养不当，伤及脾胃，或脾胃虚损，复伤乳食。

（2）病机：脾胃受损，纳化失和→乳食停聚，积而不化→积滞积久不消→损伤脾胃，气血生化乏源→疳证。

4. 治疗原则 消食化积、理气行滞。

5. 辨证论治

证型	治法	症候特点	代表方（加减）
乳食内积	消乳化食，和中导滞	不思乳食，嗳腐酸馊或呕吐食物、乳片，脘腹胀满疼痛，大便酸臭，苔白厚或黄厚腻	乳积者，用消乳丸
			食积者，用保和丸
脾虚夹积	健脾助运，消食化滞	面色萎黄，形体消瘦，神疲肢倦，不思乳食	健脾丸

第十七单元　疳证

1. 概念 疳证是由于喂养不当或多种疾病影响，导致脾胃受损、气液耗伤而形成的一种慢性病证；临床表现为形体消瘦、面色无华、毛发干枯、精神萎靡或烦躁，饮食异常；多见于 5 岁以下小儿。

2. 病位 在脾、胃。

3. 病因 饮食不节、喂养不当、营养失调、疾病影响、药物过伤及先天禀赋不足。

4. 病机 脾胃受损、气血津液耗伤→脏腑、肌肉、筋骨、皮毛无以濡养→疳证。

5. 诊断 有喂养不当或病后饮食失调及长期消瘦史。体重比正常同龄儿童的平均值低 15% 以上，饮食异常，大便干稀不调，或脘腹膨胀，或贫血，血红蛋白浓度及红细胞计数减少。

6. 鉴别诊断

（1）厌食：本病由喂养不当，脾胃运化功能失调所致，以长期食欲不振、食量减少、厌恶进食为主症，无明显消瘦，精神尚好，病在脾胃，不涉及他脏，一般预后良好。

（2）积滞：本病以不思乳食、食而不化、脘腹胀满、大便酸臭为特征，与疳证以形体消瘦为特征有明显区别。但两者也有密切联系，若积久不消，影响水谷精微化生，致形体日渐消瘦，可转化为疳证。

7. 治疗原则 健运脾胃。

8. 辨证论治

证型		治法	症候特点	代表方（加减）
常证	疳气	调脾健运	疳证之初期，毛发稀疏，不思饮食，性急易怒	资生健脾丸
	疳积	消积理脾	症状重，面色萎黄，肚腹膨胀，甚则青筋暴露	肥儿丸
	干疳	补益气血	疳证后期，皮肤干瘪起皱，大肉已脱，皮包骨头	八珍汤
兼证	眼疳	养血柔肝，滋阴明目	兼见两目干涩，畏光羞明，眼角赤烂	石斛夜光丸
	口疳	清心泻火，滋阴生津	兼见口舌生疮，甚者糜烂，秽臭难闻	泻心导赤散
	疳肿胀	健脾温阳，利水消肿	兼见足踝浮肿及全身浮肿，四肢欠温	防己黄芪汤合五苓散

第十八单元　汗证

1. 概念　汗证是指小儿在安静状态下，正常环境中，出汗过多，甚则大汗淋漓的一种病证，5 岁以内小儿多发。

2. 病因　多由体虚所致；主要病因为禀赋不足，调护失宜。

3. 诊断　寐则汗出，醒时汗止者，为盗汗；不分寤寐，汗出过多者，为自汗。

4. 治疗原则　从虚实论治，虚则补之，实则泻之。

5. 辨证论治

证型	治法	症候特点	代表方（加减）
表虚不固	益气固表	自汗动则益甚，易患伤风感冒，舌淡苔白脉虚	玉屏风散合牡蛎散
营卫不和	调和营卫	自汗为主，或伴盗汗或遍身微汗、微恶风，舌淡苔白脉缓	黄芪桂枝五物汤
气阴亏虚	益气养阴	盗汗为主，或伴自汗、汗湿衣物，舌淡苔少脉细	生脉散
脾胃积热	清心泻脾利湿	头部、四肢汗出为主，汗液黏稠，口臭、口疮，渴不欲饮，小便黄，舌红苔腻脉滑数，指纹紫	导赤散合泻黄散

第十九单元　惊风

惊风是小儿时期常见的急重病证，临床以抽搐、神昏为主要症状；一般以 1～5 岁的儿童发病率最高。

※特点：临床抽搐时的主要症状可归纳为惊风八候，即搐、搦、掣、颤、反、引、窜、视。

（一）急惊风

1. 发病特点　急惊风，痰、热、惊、风四证俱备，临床以高热、抽风、神昏为主要表现。

2. 病位　在心、肝。

3. 病因　外感时邪、内蕴湿热和暴受惊恐。

4. 病机　邪陷厥阴，蒙蔽心窍，引动肝风。

5. 诊断　多见于 3 岁以下婴幼儿，以四肢抽搐、颈项强直、角弓反张、神志昏迷为主要临床表现。

6. 治疗原则　清热、豁痰、息风、镇惊。

7. 辨证论治

证型	治法	症候特点	代表方（加减）
风热动风	疏风清热，息风定惊	发热头痛，鼻塞流涕，随即出现烦躁、神昏、惊风	银翘散

续表

证型	治法	症候特点	代表方（加减）
气营两燔	清气凉营，息风开窍	盛夏，严重者高热不退，反复抽搐，神志昏迷	清瘟败毒饮
邪陷心肝	清心开窍，平肝息风	高热不退，烦躁谵语，神志昏迷，反复抽搐	羚角钩藤汤
湿热疫毒	清热化湿，解毒息风	频繁抽搐，神志昏迷，谵语，大便黏腻或夹脓血	黄连解毒汤合白头翁汤
惊恐惊风	镇惊安神，平肝息风	暴受惊恐后，惊惕不安，夜间惊啼，甚或惊厥抽风	琥珀抱龙丸

（二）慢惊风

1. 发病特点　来势缓慢，抽痉无力，时作时止，反复难愈，常伴昏迷、瘫痪等症。

2. 病位　在肝、脾、肾。

3. 病因　脾胃虚弱，脾肾阳衰，阴虚风动。

4. 诊断　多起病缓慢，病程较长，症见面色苍白，嗜睡无神，抽搐无力，时作时止，或两手颤动，筋惕肉瞤，脉细无力。

5. 治疗原则　以补虚治本为主；注意区分虚寒和虚热。

6. 辨证论治

证型	治法	症候特点	代表方（加减）
脾虚肝亢	温中健脾，缓肝理脾	精神萎靡，嗜睡露睛，面色萎黄，不欲饮食	缓肝理脾汤
脾肾阳衰	温补脾肾，回阳救逆	精神委顿，昏睡露睛，四肢厥冷，溲清便溏	固真汤合逐寒荡惊汤
阴虚风动	育阴潜阳，滋肾养肝	精神疲惫，虚烦低热，手足心热，易出汗	大定风珠

第二十单元　水肿

1. 概念　水肿为多种病证导致的体内水液潴留，泛滥肌肤，引起面目、四肢，甚则全身浮肿及小便短少，严重的可伴有胸水、腹水；肾脏疾病引发者多见，好发于 2~7 岁小儿。

2. 病因　肺的通调、脾的转输、肾的开阖及三焦、膀胱的气化异常，不能输布水津有关。

3. 治疗原则　利水消肿。

4. 辨证论治

证型		治法	症候特点	代表方（加减）
常证	风水相搏	疏风宣肺，利水消肿	发展迅速，颜面为甚，皮肤光亮，伴发热恶风	麻黄连翘赤小豆汤合五苓散
	湿热内侵	清热解毒，凉血止血	小便黄赤或见尿血，伴脓疱疮、疔肿丹毒	五味消毒饮合小蓟饮子
	肺脾气虚	益气健脾，利水消肿	浮肿不著，面色少华，倦怠乏力，纳少便溏	参苓白术散合玉屏风散
	脾肾阳虚	温肾健脾，利水消肿	以腰腹、下肢为甚，按之深陷难起，畏寒肢冷	真武汤
	气阴两虚	益气养阴，利水消肿	面色无华，腰膝酸软，咽干口燥，舌红苔少	六味地黄丸加黄芪

	证型	治法	症候特点	代表方（加减）
变证	水凌心肺	泻肺逐水，温阳扶正	尿少或尿闭，咳嗽气急，心悸胸闷	己椒苈黄丸合参附汤
	邪陷心肝	平肝息风，泻火利水	头痛眩晕，视物模糊，烦躁，甚则抽搐昏迷	龙胆泻肝汤合羚角钩藤汤
	水毒内闭	辛开苦降，解毒利尿	恶心呕吐，口中臭秽，腹胀，甚或昏迷	温胆汤合附子泻心汤

第二十一单元　尿频

1. 概念　尿频是以小便频数为特征的疾病，多发于学龄前儿童，以婴幼儿发病率最高，女孩多于男孩。

2. 病因　膀胱气化功能失常。

3. 辨证论治　关键在于辨虚实。

（1）实证：病程短，起病急，小便频数、短赤，尿道灼热疼痛，为湿热下注所致。

（2）虚证：病程长，起病缓，小便频数，淋沥不尽，但无尿热、尿痛之感。

证型	治法	症候特点	代表方（加减）
湿热下注	清热利湿，通利膀胱	小便频数、短赤，尿道灼热疼痛，苔薄腻微黄或黄腻	八正散
脾肾气虚	温补脾肾，升提固摄	病程日久，小便滴沥不尽，食欲不振，甚则畏寒怕冷	缩泉丸
阴虚内热	滋阴补肾，清热降火	病程日久，小便频数，低热盗汗，颧红，五心烦热	知柏地黄丸

第二十二单元　遗尿

1. 概念　遗尿又称尿床，是指5岁以上的小儿睡中小便自遗，醒后方觉的一种病证。

2. 病因　多与膀胱和肾的功能失调有关，其中以肾气不足、膀胱虚寒多见。

3. 治疗原则　温补下元、固摄膀胱。

4. 辨证论治

证型	治法	症候特点	代表方（加减）
肺脾气虚	补肺益脾，固涩膀胱	经常感冒，面色少华，食欲不振，大便溏薄	补中益气汤合缩泉丸
肾气不足	温补肾阳，固涩膀胱	寐中多遗，可达数次，智力稍差，肢冷畏寒	菟丝子散
心肾失交	清心滋肾，安神固脬	梦中遗尿，寐不安宁，烦躁叫扰，或五心烦热	导赤散合交泰丸
肝经湿热	清热利湿，泻肝止遗	小便量少色黄，性情急躁，夜梦纷纭，目睛红赤	龙胆泻肝汤

第二十三单元　五迟、五软

1. 概念　五迟、五软是小儿生长发育障碍的病证。

（1）五迟：立迟、行迟、齿迟、发迟、语迟。①立迟、行迟：小儿2～3岁还不能站立、行走。②发迟：初生无发或少发，随年龄增长，仍稀疏难长。③齿迟：12个月时尚未出牙以及此后牙齿萌出过慢。④语迟：1～2岁还不会说话。

（2）五软：头项软、口软、手软、足软、肌肉软。①头项软：小儿周岁前后颈项仍软弱下垂。②口软：咀嚼无力，时流清涎。③手软：手臂不能握举。④足软：2～3岁尚不能站立、行走。⑤肌肉软：皮肤肌肉松软无力。

2. 病位　在脾、胃。

3. 病因　先天禀赋不足、后天患病或调养不当。

4. 病机　脾胃亏损、气血虚弱、精髓不充，或痰瘀阻滞心经、脑络，神明失主，导致生长发育障碍。

5. 治疗原则　多属虚证，以补为治疗大法。

6. 辨证论治　辨脏腑，辨病因，辨轻重。

证型	治法	症候特点	代表方（加减）
肝肾亏损	补肾填髓，养肝强筋	坐起、站立、行走、生齿等明显迟于正常同龄小儿	六味地黄丸
心脾两虚	健脾养心，补益气血	智力低下，头发生长迟缓，发稀萎黄，四肢痿软	调元散
痰瘀阻滞	涤痰开窍，活血通络	口流痰涎，喉间痰鸣，舌体胖，有瘀斑、瘀点，苔腻	通窍活血汤合二陈汤

第二十四单元　麻疹

1. 概念　麻疹是感受麻疹时邪（麻疹病毒）引起的急性出疹性传染病，临床以发热恶寒、咳嗽咽痛、鼻塞流涕、泪水汪汪、畏光羞明、口腔两颊黏膜可见麻疹黏膜斑，皮疹消退时皮肤有糠麸样脱屑和色素沉着斑为特征；冬、春季多见，6个月至5岁小儿发病率较高，容易并发肺炎。

2. 病位　在肺、脾。

3. 病因　感受麻疹时邪。

4. 病机　邪犯肺脾，肺脾热炽，外发肌肤。

5. 诊断　易感儿流行季节，有麻疹接触史；初期见发热、流涕、咳嗽、两目畏光多泪，口腔两颊黏膜可见麻疹黏膜斑；典型皮疹自耳后发际及颈部开始，自上而下，蔓延全身，最后达于手足心。皮疹为玫瑰色斑丘疹，可散在分布，或有不同程度的融合。疹退后皮肤有糠麸样脱屑和棕褐色色素沉着斑。

6. 治疗原则　以"麻不厌透""麻喜清凉"为指导原则，以透为顺，以清为要。初热期以透表为主，见形期以清解为主，收没期以养阴为主。

7. 辨证论治　重点判断证候顺逆。

	证型	治法	症候特点	代表方（加减）
顺证	邪犯肺卫	辛凉透表，清宣肺卫	初热期：伴发热咳嗽，微恶风寒，脉浮数	宣毒发表汤
	邪入肺胃	清凉解毒，透疹达邪	出疹期：壮热持续，疹点由细小、稀少而逐渐稠密	清解透表汤
	阴津耗伤	养阴益气，清解余邪	收没期：麻疹出齐，发热渐退，咳嗽减轻	沙参麦冬汤
逆证	邪毒闭肺	宣肺开闭，清热解毒	高热烦躁，咳嗽气促，鼻翼扇动，疹点紫暗或隐没	麻杏石甘汤
	热毒攻喉	清热解毒，利咽消肿	咽喉肿痛，声音嘶哑，咳声重浊，声如犬吠，喉间痰鸣	清咽下痰汤
	邪陷心肝	平肝息风，清心开窍	高热不退，烦躁谵妄，疹点密集成片，甚则神昏、抽搐	羚角钩藤汤

8. 预防与调护　隔离至出疹后 5 日；合并肺炎者延长隔离至出疹后 10 日；密切接触易感儿者隔离观察 14 日。

第二十五单元　风疹

1. 概念　风疹是因感受风疹时邪（风疹病毒），表现以轻度发热、咳嗽、全身皮肤出现细沙样玫瑰色斑丘疹，耳后及枕部淋巴结肿大为主要特征的一种急性出疹性传染病；冬、春季节好发，1～5 岁小儿多见；患病后可获得持久性免疫。

2. 病位　在肺卫。

3. 病因　感受风疹时邪。

4. 诊断　风疹接触史，初期症状类似感冒，发热 1 日左右，皮肤出现淡红色斑丘疹，经过 1 日后皮疹布满全身；出疹 1～2 日后，发热渐退，皮疹逐渐隐没；皮疹消退后，可有皮肤脱屑，但无色素沉着，一般全身症状较轻，但常伴耳后及枕部臖核肿大、左胁下痞块。

5. 治疗原则　疏风清热。

6. 辨证论治　以温病卫气营血辨证为纲。

证型	治法	症候特点	代表方（加减）
邪犯肺卫	疏风清热透疹	轻度发热，精神安宁，疹色淡红，分布均匀，其他症状较轻	银翘散
邪入气营	清气凉营解毒	壮热烦渴，疹色鲜红或紫暗，分布密集，临床较少见	透疹凉解汤

第二十六单元　丹痧

1. 概念　丹痧是感受痧毒疫疠之邪所引起的急性时行疾病；临床以发热、咽喉肿痛或伴糜烂，全身布发猩红色皮疹，疹后脱屑蜕皮为特征，又称"烂喉痧"。西医学称之为"猩红热"。冬、春两季为多，2～8 岁儿童多发。

2. 病位　在肺、胃。

3. 病因病机　痧毒疫疠之邪，乘时令不正之气，机体脆弱之机，从口鼻侵入人体，蕴于肺、胃。

4. 治疗原则　清热解毒，清利咽喉。

5. 辨证论治

证型	治法	症候特点	代表方（加减）
邪侵肺卫	辛凉宣透，清热利咽	前驱期：发热恶寒，咽喉肿痛，痧疹隐现	解肌透痧汤
毒炽气营	清气凉营，泻火解毒	出疹期：壮热口渴，咽喉糜烂、有白腐，皮疹色红如丹，舌光红起刺	凉营清气汤
疹后阴伤	养阴生津，清热润喉	恢复期：口渴唇燥，皮肤脱屑，舌红少津	沙参麦冬汤

6. 其他疗法（对密切接触的易感儿应隔离 7～12 日）

（1）中药成药：取锡类散、珠黄散药少许吹喉中；用于咽喉肿痛。

（2）西医治疗：首选青霉素，如对青霉素过敏，可用红霉素或头孢菌素。

第二十七单元　水痘

1. 概念　水痘是由水痘时邪（水痘–带状疱疹病毒）引起的一种传染性强的出疹性疾病。以发热，皮肤黏膜分批出现瘙痒性皮疹、丘疹、疱疹、结痂（"四世同堂"）同时存在为主要特征；冬、春二季发病率高，以 6～9 岁儿童最为多见。

2. 病位　在肺、脾。

3. 病因　感受水痘时邪。

4. 病机　时邪蕴邪肺脾，湿热蕴蒸，透于肌表。

5. 鉴别诊断　脓疱疮好发于炎热夏季，多见于头面部及肢体暴露部位，病初为疱疹，很快成为脓疱，疱液混浊。

6. 治疗原则　清热解毒利湿。

7. 辨证论治　重在辨卫分、气分、营分。

证型	治法	症候特点	代表方（加减）
邪伤肺卫	疏风清热，利湿解毒	正盛邪轻，致水痘稀疏、疹色红润、疱浆清亮	银翘散
邪炽气营	清热凉营，解毒化湿	毒传营分，致水痘密集、疹色暗紫、疱浆混浊	清胃解毒汤

第二十八单元　流行性腮腺炎

1. 概念　流行性腮腺炎是由痄腮（腮腺炎）时邪引起的急性传染病，以发热、耳下腮部肿胀疼痛为主；冬、春季节易于流行。多发于 3 岁以上儿童，一般预后良好；少数患儿可见邪陷心肝、毒窜睾腹之变证。感染本病后，可获终生免疫。

2. 病位　常证病在少阳经；变证病在少阳、厥阴二经。

3. 病机　邪毒壅阻足少阳经脉，与气血相搏，凝滞于耳下腮部。

4. 诊断　发热，以耳垂为中心的腮部肿痛，边缘不清，触之有弹性感，压痛明显。常一侧先肿大，2~3日后对侧亦可肿大。腮腺管口红肿，有时颌下腺可出现肿痛。

5. 鉴别诊断　化脓性腮腺炎，中医名"发颐"，即腮腺肿大多为一侧，表皮泛红，疼痛剧烈，拒按，按压腮部可见口腔内腮腺管口有脓液溢出，无传染性，血白细胞总数及中性粒细胞计数增高。

6. 治疗原则　清热解毒，软坚散结。

7. 辨证论治　以经络辨证为主，同时辨常证与变证。

（1）常证：发热，耳下腮肿，无神志障碍，无抽搐，无睾丸肿痛或少腹疼痛。

（2）变证：高热不退，神志不清，反复抽搐，或睾丸肿痛、少腹疼痛。

证型		治法	症候特点	代表方（加减）
常证	邪犯少阳	疏风清热，散结消肿	轻微发热恶寒，一侧或两侧耳下腮部漫肿疼痛	柴胡葛根汤
	热毒蕴结	清热解毒，软坚散结	高热，坚硬拒按，张口咀嚼困难，或有烦躁	普济消毒饮
变证	邪陷心肝	清热解毒，息风开窍	高热，腮部肿痛，坚硬拒按，神昏嗜睡，抽搐	清瘟败毒饮
	毒窜睾腹	清肝泻火，活血止痛	腮部肿胀消退后，一侧或双侧睾丸肿胀疼痛	龙胆泻肝汤

8. 预防与调护　流行期间，易感儿勿去公共场所。生病期间应隔离治疗，直至腮部肿胀完全消退后3日为止。

第二十九单元　流行性乙型脑炎

1. 概念　流行性乙型脑炎，是由感受流行性乙型脑炎时邪（流行性乙型脑炎病毒）引起，以高热、昏迷、抽搐为主要特征的一种小儿急性传染性疾病。

2. 病因病机

（1）急性期：感受暑温时邪而发病。急性期疾病变化不外卫、气、营、血的传变规律。

（2）恢复期、后遗症期：气血营卫失调，筋脉失养，或余邪未清，风痰留阻络道。

3. 辨证论治

证型			代表方（加减）
急性期	邪犯卫气	偏卫分	新加香薷饮
		偏气分	白虎汤
	邪炽气营		清瘟败毒饮
	邪入营血		犀角地黄汤合增液汤
恢复期	余热未尽		青蒿鳖甲汤或黄芪桂枝五物汤
	痰蒙清窍		涤痰汤或龙胆泻肝汤
	内风扰动		止痉散或大定风珠

第三十单元　寄生虫病

一、蛔虫病

1. 发病特点　以脐周疼痛，时作时止，饮食异常，大便下虫，或粪便镜检有虫卵为特征；儿童发病率高于成人，多见于 3～10 岁儿童；重者可能出现并发症，其中以蛔厥证、虫瘕证多见。

2. 诊断要点　可有吐蛔、便蛔史，反复脐周疼痛，时作时止。合并蛔厥证、虫瘕证者可见阵发性剧烈腹痛，伴恶心呕吐，甚或吐出蛔虫。

3. 治疗原则　以驱蛔杀虫为主，辅以调理脾胃；合并蛔厥证、虫瘕证见剧烈腹痛者，"得酸则安，得辛则伏，得苦则下"。西医治疗以甲苯达唑为主。

4. 辨证论治　以六腑辨证为纲。

证型	治法	症候特点	代表方（加减）
肠蛔虫证	驱蛔杀虫，调理脾胃	最多见，虫居肠腑，多为实证，以发作性脐周腹痛为主	使君子散
蛔厥证	安蛔定痛，继之驱虫	蛔虫窜入胆腑，阵发性剧烈绞痛，常见呕吐胆汁和蛔虫	乌梅丸
虫瘕证	行气通腑，散蛔驱虫	腹部扪及条索状或网状包块，伴有剧烈呕吐，大便多不通	驱蛔承气汤

二、蛲虫病

1. 发病特点　以夜间肛门及会阴附近奇痒，并见到蛲虫为特征。蛲虫色白，形细小如线头，俗称"线虫"；2～9 岁儿童感染率最高，蛲虫的寿命不超过 2 个月，如果无重复感染患儿，可自行痊愈。

2. 治疗原则　治疗以驱虫为主。①常内服、外治相结合，内服中药杀虫止痒，结合驱虫粉外治；②西医一般以恩波吡维铵、阿苯咪唑（2 岁以下）为主。

第三十一单元　夏季热

1. 概念　夏季热又称暑热症，是婴幼儿在暑天发生的特有的季节性疾病；多见于 6 个月至 3 岁的婴幼儿；发病集中在 6、7、8 三个月；气温愈高，发病愈多，秋凉后，症状多能自行消退。

※特点：长期发热、口渴多饮、多尿、少汗或汗闭。

2. 病位　在肺、胃，可涉及脾、肾。

3. 病因　小儿体质不能耐受夏季炎暑。

4. 病机　初起热淫于上，肺卫津亏；后期脾肾阳虚，上盛下虚。

5. 治疗原则　清暑泄热、益气生津。

6. 辨证论治

证型	治法	症候特点	代表方（加减）
暑伤肺胃	清暑益气，养阴生津	发热持续，气温越高，体温越高，皮肤灼热	王氏清暑益气汤
上盛下虚	温补肾阳，清心护阴	脾肾阳虚，发热朝盛暮衰，精神萎靡，下肢清冷，小便清长	温下清上汤

第三十二单元　紫癜

1. 概念　紫癜是小儿常见的出血性疾病；临床以血液溢于皮肤、黏膜之下，出现瘀点、瘀斑，压之不退色为其临床特征。

（1）过敏性紫癜：好发年龄为 3～14 岁，以学龄儿童多见，男性多于女性，春、秋两季发病较多。

（2）血小板减少性紫癜：发病年龄多在 2～5 岁，其死亡率约为 1%，主要致死原因为颅内出血。

2. 病位　在心、肝、脾、肾。

3. 病因病机　风热之邪与气血相搏，热伤血络，迫血妄行。

4. 治疗原则　实证以清热凉血为主；虚证以益气摄血、滋阴降火为主。

5. 辨证论治

证型	治法	症候特点	代表方（加减）
风热伤络	疏风清热，凉血安络	起病较急，可有发热、腹痛、关节肿痛	银翘散
血热妄行	清热解毒，凉血止血	起病较急，皮肤出现瘀点、瘀斑	犀角地黄汤
气不摄血	健脾养心，益气摄血	病程迁延，紫癜反复出现，神疲乏力，食欲不振	归脾汤
阴虚火旺	滋阴降火，凉血止血	紫癜时发时止，鼻衄齿衄，血色鲜红，低热盗汗	知柏地黄丸

第九章

中医妇科学

第一单元　女性的生理特点

一、月经

1. 月经的生理表现

女性月经	生理表现	病理状态
月经初潮	第一次月经来潮，平均14岁，即"二七"之年	超过16岁仍不来潮，为原发性闭经
月经周期	出血第一日为周期的开始，直到下次出血第一日为一个月经周期，一般21~35日	一般应不能提前或推后1周以上
经期	月经持续时间，正常为3~7天，多数为3~5天	超7日，甚至10日以上，属经期延长
月经量、色、质	每次月经量以30~50mL为适中；经色暗红，经质不稀不稠、不凝固，无血块，无特殊臭气（"三不两无"）	每月经量大于80mL，为月经过多
经期表现	行经前，可出现胸乳略胀，小腹略坠，腰微酸，情绪易波动，一般经来自消，不作病论	痛经，经行口糜，经行吐衄
绝经	妇女一生中最后1次行经后，停闭1年以上，称为绝经；一般为45~55岁	绝经1年以上，见子宫出血者，为经断复来
特殊生理现象	并月，月经2月1至	—
	居经或季经，月经3月1至	—
	避年，月经1年1至	—
	暗经，终生不潮却能受孕	—
	激经或盛胎、垢胎，即受孕初期仍能按月经周期有少量出血而无损于胎儿	—

2. 月经产生的机理（脏腑、天癸、气血、经络的协调作用）

类目	释义
脏腑与月经	五脏各司其职，与月经产生密切相关的是肾、肝、脾，尤以肾为主导（肝主疏泄，肾主封藏）
天癸与月经	天癸是肾中精气充盛到一定程度时体内出现的具有促进人体生长、发育、生殖的一种精微物质；天癸主宰月经的潮与止，源于先天肾气；"天癸至"至，则"月事以时下，故有子"；"天癸竭，地道不通，故形坏而无子也"
气血与月经	血是月经的物质基础，而气能生血、行血、摄血。气血调和，则经候如常
经络与月经	冲、任、督、带与月经关系密切，其中冲、任、督三脉均起源于胞中，"一源三歧"；冲脉为十二经之海，为血海；任脉为阴脉之海，主胞胎；带脉主约束纵行的诸经
胞宫与月经	子宫是化生月经和受孕育的内生殖器官。其生理由肾、天癸、气血、冲任调节

二、妊娠与产育

1. 妊娠生理现象

妊娠生理现象	特点
月经停闭	妊娠后，阴血下注冲任、子宫以养胎，阴血上营乳房以化乳，子宫藏精气而不泻，月经停经
妊娠滑脉	妊娠脉滑，轻取流利，中取鼓指，重按不绝
早孕反应	不思饮食或恶心欲呕、择食，倦怠，嗜睡，头晕
子宫增大	早孕40日，子宫颈呈紫蓝色、质软；非孕时子宫容量为5mL（50g），足月时子宫容量为5000mL（1000g）
乳房增大	乳头增大变黑，乳晕外周散在小结节（蒙氏结节）；妊娠4~5个月，挤压乳头可有少量乳汁
下腹膨隆	一孕二胎者称"双胎"或"骈胎"，一孕三胎者称"品胎"；妊娠4~5个月后，胎体逐渐增大，孕妇小腹部逐渐膨隆

2. 预产期的计算方法 从末次月经的第一日算起，月数加9（或减3），日数加7（阴历则加14）。

3. 产后恶露

恶露性质	具体
浆液性恶露	后渐变淡红，量由多渐少，持续7~10日干净
红恶露	暗红色的血性恶露，持续3~4日干净
白恶露	继后渐为不含血色的白恶露，持续2~3周干净

4. 哺乳的生理表现 顺产后30分钟可在产床开始哺乳；哺乳期可停经，或月经规则。

第二单元 妇科疾病的病因病机

一、病因

1. 寒、热、湿邪 最易导致妇科疾病的外邪——寒、热、湿。

2. 情志因素 最易导致妇科疾病的情志——怒、思、恐。

3. 生活因素 房劳多产、饮食不节、劳逸失常、跌仆损伤、调摄失宜。

4. 体质因素 先天肾气不足、子宫发育不良、素性忧郁、性格内向等。

二、病机

1. 脏腑功能失常 五脏中关系最密切的是肾、肝、脾三脏。

2. 气血失调 气分病机有气虚、气陷、气滞、气逆的不同；血分病机有血虚、血瘀、血热、血寒之分。

3. 其他 冲、任、督、带损伤；胞宫、胞脉、胞络受损；肾－天癸－冲任－胞宫轴失调（主要发病机制）。

第三单元　月经病

一、概述

1. 概念　月经病是以月经的周期、经期、经量发生异常，或以伴随症状，或在绝经前后出现一系列症状的疾病的统称。

2. 病因病机

（1）病因：外感六淫，内伤七情，房劳多产，饮食不节，劳倦过度，体质。

（2）病机：脏腑功能失常、气血失调、冲任二脉损伤、肾－天癸－冲任－胞宫轴功能失调。

3. 月经病的诊断与辨证

辨月经	具体表现
气虚	月经提前，量多，色淡，质清稀，伴神疲乏力
血虚	月经延后，量少，色淡红，质清稀，伴头晕眼花
血热	月经量多，或日久不止，色深红，质黏稠
血寒	月经延后，量少，色暗，喜温畏寒（拒按）
血瘀	经行下腹刺痛，经量多，色紫红，有血块，块下痛减
气血不足	肾气未充，脾肾亏虚，气血不足：月经初潮年龄过迟，周期不定，量少色淡
肝郁	月经提前或延后，经量或多或少，色紫红、有血块（气滞致血瘀），伴胸胁作胀
肾虚	月经提前或延后，经量少，色淡暗，质稀，伴腰酸（更多的是肾阳虚、肾气虚）
实寒	月经延后，经行下腹冷痛，拒按，得热痛减
虚寒	经行或经后下腹冷痛，形寒畏冷，喜按，得热则减；把握虚证的特点，即经后和喜按

4. 治疗原则　一是重在治本调经；二是分清先病和后病的论治原则；三应遵循"急则治其标，缓则治其本"的原则。

5. 应注意的问题　①经前勿滥补，经后勿滥攻；②青春期少年重治肾，生育期中年重治肝，更年期或老年重治脾；③虚补实泻，治虚多以补肾扶脾养血为主，治实多以疏肝理气活血为主。

二、月经先期

1. 概念　月经周期提前7日以上，甚至十余日一行，连续2个周期以上，又称经期超前、经行先期、经水不及期。

2. 病因病机

（1）病因：气虚和血热。气虚则统摄无权，冲任不固；血热则热伏冲任，伤及子宫，血海不宁。

（2）病机：冲任不固，经血失于约制。

3. 辨证论治

证型		治法	代表方（加减）
气虚证	脾气虚	补脾益气，摄血调经	补中益气汤
	肾气虚	补益肾气，固冲调经	固阴煎
血热证	阳盛血热	清热凉血调经	清经散
	阴虚血热	养阴清热调经	两地汤
	肝郁血热	疏肝清热，凉血调经	丹栀逍遥散

三、月经后期

1. 概念 月经周期延后 7 日以上，甚至 3~5 个月一行，连续出现 2 个周期以上；或称"经行后期""月经延后"等。

2. 病因病机

（1）病因：虚证为肾虚、血虚、虚寒——源断其流；实证为血寒、气滞、痰湿——瘀滞不通。

（2）病机：精血不足或邪气阻滞，血海不能按时满溢，遂致月经后期。

3. 辨证论治

证型		治法	代表方（加减）
肾虚		补肾养血调经	当归地黄饮
血虚		补血益气调经	大补元煎
血寒	虚寒	扶阳祛寒调经	温经汤（《金匮要略》）
	实寒	温经散寒调经	温经汤（《妇人大全良方》）
气滞		理气行滞调经	乌药汤
痰湿		燥湿化痰，活血调经	苍附导痰丸

四、月经先后无定期

1. 概念 月经周期或提前或延后 7 日以上，连续 3 个周期以上者，以月经周期紊乱为特征（周期不正常，但行经期正常，经量正常）；又称"经水先后无定期""月经愆期""经乱"等。

2. 病因病机

（1）病因：多为肝郁、肾虚。

（2）病机：肝肾功能失调，冲任功能紊乱，血海蓄溢失常。

3. 辨证论治

证型	治法	代表方（加减）
肝郁	疏肝理气调经	逍遥散
肾虚	补肾调经	固阴煎

续表

证型	治法	代表方（加减）
肝郁肾虚	补肾疏肝调经	定经汤

五、月经过多

1. 概念 月经量较正常明显增多，而周期基本正常者；一般经量以 30～50mL 为适宜，超过 80mL 为月经过多。

2. 病因病机

（1）病因：气虚不能摄血、血热迫血妄行、血瘀血不循经。

（2）病机：冲任不固，经血失于制约。

3. 辨证论治

证型	治法	代表方（加减）
气虚	补气摄血固冲	举元煎
血热	清热凉血，固冲止血	保阴煎加地榆、茜草
血瘀	活血化瘀止血	失笑散加益母草、三七、茜草

六、月经过少

1. 概念 月经周期正常，月经量明显减少，或行经时间不足 2 日，甚或点滴即净者（每次经量＜20mL）。

2. 病因病机

（1）病因：肾虚、血虚、血瘀、痰湿多见。

（2）病机：虚证因精亏血少，冲任血海亏虚，经血乏源；实证因瘀阻不通，或瘀血内停，或痰湿阻滞，冲任壅塞，血行不畅。

3. 鉴别诊断 激经是受孕早期，月经仍按月来潮，经量少，无损胎儿发育，可伴有早孕反应，妊娠试验阳性。

4. 辨证论治

证型		治法	代表方（加减）
虚证	肾虚	补肾益精，养血调经	归肾丸
	血虚	养血益气调经	滋血汤
实证	血瘀	活血化瘀调经	桃红四物汤
	痰湿	化痰燥湿调经	苍附导痰丸

七、经间期出血

1. 概念 两次月经中间，即氤氲之时，出现周期性少量阴道出血者（不是月经）。

2. 病因病机 当阳气内动之时，阴阳转化不协调，阴络易伤，损及冲任，血溢于外，酿成经间期出血。

3. 鉴别诊断

（1）与月经先期鉴别：月经先期的出血时间非经间期，经量正常或时多时少，基础体温由高温下降至低温开始时出血；而经间期出血较月经量少，出血时间规律地发生于基础体温低高温交替时。

（2）与月经过少鉴别：月经过少，周期尚正常，仅量少，甚或点滴而下；经间期出血常发生在2次月经的中间时期。

（3）与赤带鉴别：赤带无周期性，持续时间长，反复发作，妇科检查常见宫颈糜烂等情况。

4. 辨证论治

证型	治法	代表方（加减）
肾阴虚	滋肾养阴，固冲止血	两地汤合二至丸
脾气虚	健脾益气，固冲摄血	归脾汤
湿热	清利湿热，固冲止血	清肝止淋汤去阿胶、红枣，加小蓟、茯苓
血瘀	化瘀止血	逐瘀止血汤

八、崩漏

1. 概念　崩漏是月经周期、经期、经量发生严重失常的病证，指经血非时暴下不止或淋沥不尽，前者谓之崩中，后者谓之漏下。

2. 病因病机

（1）病因：肾虚、脾虚、血热和血瘀。

（2）病机：冲任损伤，不能制约经血，使子宫藏泄失常。

3. 崩漏治疗原则　"急则治其标，缓则治其本"。

4. "治崩三法"　塞流、澄源、复旧。

（1）塞流：即止血，用于暴崩之际，急当塞流止血防脱。

（2）澄源：既是正本清源，亦是求因治本，是治疗崩漏的重要阶段。一般用于出血减缓后的辨证论治。

（3）复旧：固本善后，是巩固治疗的重要阶段，用于止血后恢复健康，调整月经周期，或促排卵。

4. 崩漏的急症处理　"急则治其标，缓则治其本"，暴崩之际，急当"塞流"止崩，以防厥脱；补气摄血止崩用独参汤，温阳止崩用参附汤，以滋阴固气止崩、祛瘀止崩，还可针灸止血、西药或手术止崩等。

5. 辨证论治

证型		治法	代表方（加减）
脾虚		补气摄血，固冲止崩	固本止崩汤
肾虚	肾气虚	补肾益气，固冲止血	加减苁蓉菟丝子丸加党参、黄芪、阿胶
	肾阳虚	温肾益气，固冲止血	右归丸加党参、黄芪
	肾阴虚	滋肾益阴，固冲止血	左归丸合二至丸
血热	虚热	养阴清热，固冲止血	上下相资汤
	实热	清热凉血，固冲止血	清热固经汤
血瘀证		活血化瘀，固冲止血	逐瘀止血汤

九、闭经

1. 概念　女子年逾 16 周岁，月经尚未来潮，或月经来潮后停止 3 个周期或 6 个月以上者，前者称"原发性闭经"，后者称"继发性闭经"。

2. 病机　源断其流，瘀阻不通。

3. 治疗原则　虚者补而通之，实者泻而通之。

4. 辨证论治

证型		治法	代表方（加减）
虚证	气血虚弱	益气养血调经	人参养荣汤
	肾气亏损	补肾益气，调理冲任	加减苁蓉菟丝子丸加淫羊藿、紫河车
	阴虚血燥	养阴清热调经	加减一阴煎加丹参、黄精、女贞子、制香附
实证	气滞血瘀	理气活血，祛瘀通经	血府逐瘀汤
	痰湿阻滞	健脾燥湿化痰，活血调经	苍附导痰丸
	寒凝血瘀	温经散寒，活血调经	温经汤（《妇人大全良方》）

十、痛经

1. 概念　妇女正值经期或经行前后出现周期性小腹疼痛，或痛引腰骶，甚至剧痛晕厥者，称为痛经。另，西医将痛经分为原发性痛经与继发性痛经。由于盆腔器质性疾病如子宫内膜异位症、子宫腺肌病、盆腔炎或宫颈狭窄等所引起的痛经属于继发性痛经。

2. 病因病机　实证为不通则痛，气滞血瘀、寒凝血瘀、湿热瘀阻等；虚证为不荣则痛，气血虚弱、肾气亏损、阳虚内寒等。

3. 辨证论治

证型		治法	代表方（加减）
实证（经前痛＋拒按）	气滞血瘀	理气行滞，化瘀止痛	膈下逐瘀汤
	寒凝血瘀	温经散寒，化瘀止痛	少腹逐瘀汤
	湿热瘀阻	清热除湿，化瘀止痛	清热调血汤加车前子、薏苡仁、败酱草

证型		治法	代表方（加减）
虚证（经后痛＋喜按）	气血虚弱	益气养血，调经止痛	圣愈汤
	肾气亏损	补肾益精，养血止痛	益肾调经汤或调肝汤
	阳虚内寒	温经扶阳，暖宫止痛	温经汤（《金匮要略》）加附子、艾叶、小茴香

十一、经行泄泻

1. 概念 每值行经前后或经期，大便溏薄，甚或水泻，日解数次，经净自止者，或遇经行而腹泻发作尤甚。

2. 病因 主要责之于脾肾虚弱。

3. 辨证论治

证型	治法	代表方（加减）
脾虚	健脾渗湿，理气调经	参苓白术散
肾虚	温阳补肾，健脾止泻	健固汤合四神丸

十二、经行浮肿

1. 概念 每逢经行前后，或正值经期，头面四肢浮肿者。

2. 病机 临床常见的有脾肾阳虚和气滞血瘀。

（1）脾：脾主运化，脾虚则运化失职，水湿为患，泛溢肌肤则为肿。

（2）肾：肾虚则气化失职，不能化气行水，水液溢于肌肤而为肿。

（3）肝：肝郁气滞，气滞血瘀，气机升降失常，水湿运化不利，泛溢肌肤，滞而为肿。

3. 辨证论治

证型	治法	代表方（加减）
脾肾阳虚	温肾化气，健脾利水	肾气丸合苓桂术甘汤
气滞血瘀	理气行滞，养血调经	八物汤加泽泻、益母草

十三、经行吐衄

1. 概念 每逢经行前后或经期，出现周期性吐血或衄血者，常伴经量减少，又有"倒经""逆经"之称。

2. 病机 血热而冲气上逆、迫血妄行。

3. 辨证论治

证型	治法	代表方（加减）
肝经郁火	清肝调经	清肝引经汤
肺肾阴虚	滋阴养肺	顺经汤

十四、绝经前后诸证

1. 概念 妇女在绝经期前后，围绕月经紊乱或绝经出现明显不适证候，如烘热汗出、烦躁易怒、潮热面红、眩晕耳鸣、心悸失眠、腰背酸楚、面浮肢肿、情志不宁等。

2. 病机 以肾虚为主，肾阴阳平衡失调。

3. 辨证论治

证型	治法	代表方（加减）
肾阴虚	滋养肾阴，佐以潜阳	左归丸
肾阳虚	温肾扶阳	右归丸
肾阴阳俱虚	阴阳双补	二仙汤
心肾不交	滋阴补血，养心安神	天王补心丹

十五、经断复来

1. 概念 绝经期妇女月经停止 1 年及 1 年以上，又再次出现子宫出血。

2. 病机 冲任受损，失于固摄。

3. 辨证论治

证型	治法	代表方（加减）
脾虚肝郁	健脾调肝，安冲止血	安老汤
肾阴虚	滋阴清热，安冲止血	知柏地黄丸加阿胶、龟甲
湿热下注	清热利湿，止血凉血	易黄汤加黄芩、茯苓、泽泻等
血热证	清热凉血，固冲止血	益阴煎加牡蛎、茜根、地榆
湿毒瘀结	利湿解毒，化瘀散结	萆薢渗湿汤合桂枝茯苓丸去滑石

第四单元 带下病

一、概述

1. 概念 带下病指带下量明显增多或减少，色、质、气味发生异常，或伴有全身或局部症状者。

2. 治疗原则 带下过多者，治疗以除湿为主；带下过少者，治疗重在滋补肝肾之阴精，佐以养血、化瘀。

3. 辨证要点

（1）虚证：带下量多，色淡，质稀，无臭味。

（2）实证：带下量多，色黄，质稠，有秽臭。

（3）阳虚：带下量多，色白，质清，稀如水。

（4）阴虚夹湿：带下量多或不多，色黄，或赤白带下，质稠。

（5）脾虚：带下量多，色淡黄或白，质稀，无气味，伴神疲乏力。

（6）湿热：带下量多，色黄或黄白，质黏腻，有臭味。

（7）湿毒：赤白带下，质稠，或带下如脓，有臭味或腐臭难闻（有毒，往往是带下五色夹杂）。

（8）天癸早衰：带下量明显减少，甚至无带，大多为肾精亏虚，天癸早衰，任带虚损。

二、带下过多

1. 概念 带下量明显增多，色、质、气味异常，又称为"白沃""赤白沥""下白物"。

2. 病因病机 湿邪伤及任、带二脉，则任脉不固，带脉失约。

（1）本虚：脾虚致生湿化浊，肾阳虚失去温煦，肾阴虚，感受湿邪，伤及任、带二脉。

（2）标实：脏腑湿热下注→遏久化毒。

3. 辨证论治

	证型	治法	代表方（加减）
主证	脾虚	健脾益气，升阳除湿	完带汤
	肾阳虚	温肾培元，固涩止带	内补丸
	阴虚夹湿	滋肾益阴，清热利湿	知柏地黄汤
	湿热下注	清利湿热，佐以解毒杀虫	止带方
	热毒蕴结	清热解毒	五味消毒饮加土茯苓、败酱草、鱼腥草、薏苡仁
变证	脾虚湿蕴化热	健脾祛湿，清热止带	易黄汤
	肝经湿热下注	清肝利湿止带	龙胆泻肝汤
	湿盛	清热利湿，疏风化浊	萆薢渗湿汤

第五单元　妊娠病

一、概述

1. 概念 妊娠期间发生的与妊娠有关的疾病。

2. 发病机理 阴血虚、脾肾虚、冲气上逆、气滞。

3. 治疗原则 治疗时要注意以胎元的正常与否为前提。

（1）胎元正常：宜治病与安胎并举；安胎之法以补肾健脾、调理气血为主。

（2）胎元不正：胎堕难留，或胎死不下，或孕妇有病而不宜继续妊娠者，宜从速下胎以益母。

4. 妊娠用药禁忌　峻下、滑利、祛瘀、破血、耗气、散气及一切有毒药品，都应慎用或禁用。

二、妊娠恶阻

1. 概念　妊娠早期出现恶心呕吐、头晕倦怠，甚至食入即吐者。

2. 病机　冲脉之气上逆，胃失和降。

3. 辨证论治

证型	治法	代表方（加减）
脾胃虚弱	健脾和胃，降逆止呕	香砂六君子汤
肝胃不和	清肝和胃，降逆止呕	橘皮竹茹汤加法半夏、白芍、枇杷叶、柿蒂、乌梅
痰滞	化痰除湿，降逆止呕	青竹茹汤

三、胎漏、胎动不安

1. 概念

（1）胎漏：妊娠期间阴道少量出血，或出血淋漓不断，而无腰酸、腹痛、小腹下坠者。

（2）胎动不安：妊娠期间出现腰酸、腹痛、小腹下坠，或伴有少量阴道出血者。

2. 病机　冲任损伤、胎元不固。

3. 鉴别诊断

（1）胎漏、胎动不安：以胚胎胎儿存活为前提，重点辨胎儿存活与否。

（2）妊娠腹痛：腰酸与阴道出血同时出现，为胎动不安；如果只是腹痛，而无腰酸、无阴道出血，则为妊娠腹痛。

4. 辨证论治　重点辨胎元未殒或已殒，补肾安胎。

证型	治法	代表方（加减）
肾虚	补肾健脾，益气安胎	寿胎丸
血热	清热凉血，养血安胎	保阴煎
气血虚弱	补气养血，固肾安胎	胎元饮
跌仆伤胎	补气和血，安胎	圣愈汤合寿胎丸
癥瘕伤胎（血瘀）	祛瘀消瘤，固冲安胎	桂枝茯苓丸合寿胎丸

四、子肿

1. 概念　子肿又称"妊娠肿胀"，其主症是妊娠中晚期，孕妇出现肢体面目肿胀。另外，"子气"为自膝至足肿，小水短少者；"皱脚"为两脚肿而肤厚者；"脆脚"为两脚肿而皮薄者。

2. 病机 脾肾阳虚、水湿不化，或气滞湿停。

3. 辨证论治 治病与安胎并举，以运化水湿为主。

证型	治法	代表方（加减）
脾虚	健脾利水	白术散加砂仁
肾虚	补肾温阳，化气利水	真武汤或肾气丸
气滞	理气行滞，除湿消肿	天仙藤散或正气天香散

五、妊娠小便淋痛

1. 概念 妊娠期间出现尿频、尿急、淋沥涩痛等症。

2. 病因病机 病因总因于热；病机为热灼膀胱，气化失司，水道不利。

3. 治疗原则 治则以清润为主，不宜过于苦寒通利，以免重耗阴液，损伤胎元。

4. 辨证论治

证型	治法	代表方（加减）
阴虚津亏	滋阴清热，润燥通淋	知柏地黄丸加麦冬、五味子、车前子
心火偏亢	清心泻火，润燥通淋	导赤散加玄参、麦冬
湿热下注	清热利湿，润燥通淋	加味五苓散

六、妊娠小便不通

1. 概念 妊娠期间，小便不通，甚至小腹胀急疼痛，心烦不得卧，称"妊娠小便不通"。

2. 病因病机 胎气下坠，压迫膀胱，致膀胱不利，水道不通，溺不得出。

第六单元　产后病

一、概述

1. 概念 产后病是产妇在产褥期内发生与分娩或产褥有关的疾病，产褥期一般为6周。"弥月为期，百日为度，小满月为产后一月（弥月），大满月为产后三月（百日）。

2. 产后"三冲""三病""三急"等含义

类目	释义
产后"三病"	病痉，病郁冒，病大便难
产后"三冲"	冲心，冲肺，冲胃
产后"三急"	呕吐，盗汗，泄泻

类目	释义
产后"三审"	①一审小腹痛与不痛，以辨有无恶露停滞； ②二审大便通与不通，以验津液之盛衰； ③三审乳汁行与不行，以及饮食多少，以察胃气之强弱
产后用药"三禁"	禁大汗以防亡阳，禁峻下以防亡阴，禁通利小便以防亡津液

3. 病因病机 "多虚多瘀"的病机特点，是产后病发生的基础和内因。

4. 治疗原则 "勿拘于产后，亦勿忘于产后"，结合病情进行辨证论治。

二、产后血晕

1. 概念 产妇分娩后突然头晕眼花，不能起坐，或心胸满闷，恶心呕吐，痰涌气急，心烦不安，甚则神昏口噤，不省人事者。

2. 病因病机 血虚气脱，则神无所养，魂无所主；瘀阻气闭，则败血上冲，扰乱清窍。

3. 鉴别诊断

（1）产后郁冒：产后血晕与产后郁冒都可见眩晕症状，但产后郁冒是因产后亡血复汗而感受寒邪所致，症见头晕目眩、郁闷不舒、呕不能食，大便反坚，但头汗出。产后血晕，临床诊断时以不省人事、口噤、昏迷不醒为特点。

（2）产后痉病：口噤不开为二病的相似之处，但产后痉病多由产时创伤，感染邪毒，或产后亡血伤津，筋脉失养所致，其发病时间较产后血晕缓慢，其症状以四肢抽搐、项背强直、角弓反张为主。

（3）产后子痫：虽都可见神志不清，但产后子痫除了产前有头晕目眩、头面及四肢浮肿、高血压、蛋白尿等病史外，尚有典型的抽搐症状，可与产后血晕相鉴别。

4. 急症处理 "急则治其标，缓则治其本"，立即将产妇置于头低脚高的仰卧体位，同时予以保温；针刺眉心、人中、涌泉等穴，予强刺激以促速醒。

三、产后发热

1. 概念 产褥期（产后6周）内，发热持续不退，或突然高热寒战，并伴有其他症状者。

2. 病机 正气易虚，易感病邪，易生瘀滞。

3. 诊断 产褥期内，尤以新产后（7日）出现发热为主，持续发热，若产后24小时之后至10日内出现体温≥38℃，大多数情况下表示有产褥感染；常伴有恶露异常和小腹疼痛，尤以恶露异常为要点。

4. 急症处理 ①支持疗法：加强营养，纠正水、电解质平衡紊乱，贫血严重者必要时输血治疗；②热入营血者治宜清营解毒、凉血养阴，可予清营汤加味或清开灵注射液滴注；③热入心包者，治宜清营汤送服安宫牛黄丸或紫雪丹；④热深厥脱者，急当回阳救逆，方用独参汤、生脉散。

5. 辨证论治

证型	治法	代表方（加减）
感染邪毒	清热解毒，凉血化瘀	五味消毒饮合失笑散
	若持续高热，热毒与瘀血互结胞中，则应清热逐瘀，排脓通腑，用大黄牡丹汤	
外感	养血祛风，疏解表邪	荆防四物汤
	外感风热：辛凉解表，疏风清热，用银翘散 邪入少阳：和解少阳，用小柴胡汤 外感暑热，气津两伤：清暑益气，养阴生津，用王氏清暑益气汤	
血瘀	活血化瘀，和营退热	生化汤加味或桃红消瘀汤
血虚	补血益气，和营退热	八珍汤

四、产后腹痛

1. 概念　产妇在产褥期内，发生与分娩或产褥有关的小腹疼痛。

※妊娠恶阻——恶阻；妊娠腹痛——胞阻；妊娠小便不通——转胞；产后腹痛之瘀血证——儿枕痛。

2. 病因病机

（1）病因：血虚和血瘀。

（2）病机：冲任、胞宫气血运行不畅，不荣而痛或不通则痛。

3. 辨证论治

证型	治法	代表方（加减）
气血两虚	补血益气，缓急止痛	肠宁汤
瘀滞子宫	活血化瘀，温经止痛	生化汤加益母草

五、产后恶露不绝

1. 概念　产后血性恶露持续10日以上，仍淋沥不尽者，又称"恶露不尽（止）"。生理状态下，红恶露持续3~4日后，浆液性恶露持续7~10日，最后变为白恶露，持续2~3周。

2. 病因病机　胞宫藏泄失度，冲任不固，血海不宁。

3. 鉴别诊断　子宫黏膜下肌瘤也可表现为产后阴道出血淋漓不尽，若B超检查提示宫内无胎盘及胎膜残留，则提示黏膜下肌瘤。

4. 辨证论治

证型	治法	代表方（加减）
气虚	补气摄血固冲	补中益气汤加艾叶、阿胶、益母草
血瘀	活血化瘀止血	生化汤加益母草、炒蒲黄
血热	养阴清热止血	保阴煎加益母草、七叶一枝花、贯众

第七单元　妇科杂病

一、概述

1. 概念　凡不属于经、带、胎、产和前阴疾病范畴，而又与女性解剖、生理、病因病机特点有密切关系的疾病。

2. 病机　肾、肝、脾功能失常，气血失调，直接或间接地影响冲任、胞宫、胞脉、胞络而发生妇科杂病。

3. 治疗　重在调补肾、肝、脾功能，调理气血，调治冲任、督脉、胞宫，以恢复其生理功能，并注意祛邪。

二、癥瘕

1. 概念　妇人下腹结块，伴有或胀，或痛，或满，或异常出血者。

（1）癥者（血病）：有形可征，固定不移，痛有定处。

（2）瘕者（气病）：瘕聚成形，聚散无常，推之可移，痛无定处。

2. 辨证论治

证型	治法	代表方（加减）
气滞血瘀	行气活血，化瘀消癥	香棱丸或大黄䗪虫丸
痰湿瘀结	化痰除湿，活血消癥	苍附导痰丸合桂枝茯苓丸
湿热瘀阻	清热利湿，化瘀消癥	大黄牡丹汤
肾虚血瘀	补肾活血，消癥散结	补肾祛瘀方或益肾调经汤

三、盆腔炎

1. 概念　盆腔炎指女性内生殖器官及其周围结缔组织、盆腔腹膜发生的炎症。

2. 病因病机

（1）急性盆腔炎：邪毒乘虚侵袭，与气血相搏结，邪正交争，而发热疼痛。

（2）慢性盆腔炎：经行产后，风寒湿热之邪或虫毒乘虚内侵，与冲任气血相搏结，反复进退，缠绵难愈。

3. 临床表现

（1）急性盆腔炎：呈急性病容，辗转不安，面部潮红，高热不退，小腹部疼痛难忍，赤白带下或恶露量多，甚至如脓血，亦可伴有腹胀、腹泻、尿频、尿急等症状。

（2）慢性盆腔炎：下腹部疼痛，痛连腰骶，可伴有低热起伏，易疲劳，劳则复发，月经不调，甚至不孕。

4. 辨证论治

（1）急性盆腔炎：发病急，病情重，病势凶险，治以清热解毒为主，以祛湿化瘀为辅。

（2）慢性盆腔炎：多为邪热余毒残留，与冲任之气血相搏结，日久难愈，耗伤气血，虚实错杂。

证型		治法	代表方（加减）
急性	热毒炽盛	清热解毒，利湿排脓	五味消毒饮合大黄牡丹汤
	湿热瘀结	清热利湿，化瘀止痛	仙方活命饮加薏苡仁、冬瓜仁
慢性	湿热瘀结	清热利湿，化瘀止痛	银甲丸或当归芍药散加丹参、毛冬青、忍冬藤、田七
	气滞血瘀	活血化瘀，理气止痛	膈下逐瘀汤
	寒湿凝滞	祛寒除湿，活血化瘀	少腹逐瘀汤加苍术、茯苓
	气虚血瘀	益气健脾，化瘀散结	理冲汤

四、不孕症

1. 概念　凡女子婚后未避孕，有正常性生活，同居 2 年而未受孕者；或曾有妊娠，后未避孕连续 1 年未再受孕者。前者为原发性不孕，古称"全不产"；后者为继发性不孕，古称"断绪"。

2. 病因病机

（1）虚者：因冲任、胞宫失于濡养与温煦，多为肾阳亏损和肾阴不足。

（2）实者：因瘀滞内停，冲任受阻，多为肝郁、痰湿和血瘀。

3. 辨证论治

证型		治法	代表方（加减）
肾虚证	肾气虚	补肾益气，温养冲任	毓麟珠
	肾阳虚	温肾暖宫，调补冲任	温胞饮或右归丸
	肾阴虚	滋肾养血，调补冲任	养精种玉汤
肝气郁结		疏肝解郁，理血调经	开郁种玉汤
瘀滞胞宫		逐瘀荡胞，调经助孕	少腹逐瘀汤
痰湿内阻		燥湿化痰，理气调经	苍附导痰丸

五、阴痒

1. 概念　妇女外阴及阴道瘙痒，甚则痒痛难忍，坐卧不宁，或伴带下增多等，称为阴痒。

2. 辨证论治

证型	治法	代表方（加减）
肝经湿热	清热利湿，杀虫止痒	内服龙胆泻肝汤或萆薢渗湿汤，外用蛇床子散
肝肾阴虚	滋阴补肾，清肝止痒	知柏地黄汤加当归、栀子、白鲜皮

3. 外治法　熏洗盆浴（蛇床子、百部、苦参、徐长卿、黄柏、荆芥），或阴道纳药。

六、阴挺（子宫脱垂）

1. 概念　妇女子宫从正常位置沿阴道下降，宫颈外口达坐骨棘水平以下，甚至子宫全部脱出于阴道口以外。

2. 病因病机　与分娩损伤有关，常见病因有气虚、肾虚。

3. 子宫脱垂分度

子宫脱垂分度		释义
Ⅰ度	轻型	宫颈外口距处女膜缘＜4cm，未达处女膜缘
	重型	宫颈外口已达处女膜缘，阴道口可见子宫颈
Ⅱ度	轻型	宫颈外口脱出于阴道口，宫体仍在阴道内
	重型	部分宫体脱出于阴道口
Ⅲ度		宫颈及宫体全部脱出于阴道口外

4. 辨证论治

证型	治法	代表方（加减）
气虚	补中益气，升阳举陷	补中益气汤加金樱子、杜仲、续断
肾虚	补肾固脱，益气升提	大补元煎加黄芪

附

模拟题

使用说明

1. 本书所附两套模拟题均为按照考核大纲要求编写，考题依据难易程度，划分为简单难度考题、中等难度考题和高难度考题，所有考题均出自考点。

（1）简单难度考题，是可以直接通过掌握导师带教、教材、中医经典书籍原文中的知识点解题获得答案的考题。简单难度考题占总考题体量的10%以下。

（2）中等难度考题，是需要在掌握简单难度考题要求掌握的知识点的基础上，结合中医理论进行分析运用或在临床上实践运用以解题获得答案的考题。中等难度题型占总考题体量的70%。

（3）高难度考题，是需要通过掌握导师带教、教材、中医经典书籍中获得的知识点，结合多个中医理论依据进行综合分析运用以解题获得答案的考题；或是通过在临床上实践运用导师带教、教材、中医经典书籍中学习与掌握的多种治疗方案进行解题获得答案的考题。高难度考题占总考题体量的20%左右。

2. 综合近十年不完全统计，各科出题数量和比例并没有严格按照考核大纲执行，结合培训经验，所附两套模拟题在考核大纲的基础上，各科出题比例都有适当加减。

3. 结合近年趋势，模拟题适当增加中医骨伤的考核内容。

4. 所附两套模拟题的目的是让考生在复习时提前适应考试题型和答题难度，但题量有限，不能覆盖所有考点，需要考生知晓。

传统医学师承人员出师和确有专长人员考核模拟试卷（一）

A1 型题 (1~75 题)

1. 乙癸同源指的是（　　）
   A. 金水相生
   B. 精血互化
   C. 津气互生
   D. 水火既济
   E. 培土生金

2. 下列哪项不是血厥虚证的特点（　　）
   A. 口开手撒
   B. 汗出肢冷
   C. 痰涎壅盛
   D. 面色苍白
   E. 声低息微

3. 下列哪项不是气厥实证的特点（　　）
   A. 面赤唇紫
   B. 头晕头痛
   C. 脉沉而弦
   D. 呼吸气粗
   E. 突然昏仆

4. 十二经脉气血流注的形式为（　　）
   A. 循环贯注
   B. 手足贯注
   C. 左右贯注
   D. 上下贯注
   E. 前后贯注

5. 交接于足小趾端的两条经脉是（　　）
   A. 足少阳经与足厥阴经
   B. 足太阴经与手少阴经
   C. 足阳明经与足太阴经
   D. 足太阳经与足少阴经
   E. 足厥阴经与足太阳经

6. 长于祛风解表的药组是（　　）
   A. 麻黄和桂枝
   B. 桑叶和菊花
   C. 荆芥和防风
   D. 紫苏和生姜
   E. 羌活和独活

7. 疮疡初起，兼有表证者应首选（　　）
   A. 麻黄
   B. 桂枝
   C. 香薷
   D. 荆芥
   E. 紫苏

8. 分布于上肢内侧前缘的经脉为（　　）
   A. 手少阴心经

B. 手太阴肺经

C. 手厥阴心包经

D. 手太阳小肠经

E. 手太阴肺经

9. 具有"主束骨而利关节"作用的是（　）

A. 十二经别

B. 十五别络

C. 十二经筋

D. 十二皮部

E. 十二经脉

10. 十二经脉中循行于腹部的经脉，自内向外的顺序是（　）

A. 足少阴→足阳明→足太阴→足厥阴

B→足少阴→足阳明→足厥阴→足太阴

C→足太阴→足阳明→足少阴→足厥阴

D→足阳明→足少阴→足太阴→足厥阴

E→足阳明→足厥阴→足太阴→足阳明

11. 能加强足三阴、足三阳经脉与心脏的联系的是（　）

A. 奇经

B. 别络

C. 经别

D. 经筋

E. 经脉

12. 冲脉为（　）

A. 髓海

B. 阴脉之海

C. 气海

D. 十二经脉之海

E. 血海

13. 遗尿的主要病机是（　）

A. 湿热内蕴

B. 脾肾气虚

C. 肺脾气虚

D. 膀胱失约

E. 肝肾亏虚

14. 治疗表实无汗、咳嗽气喘者，应首选（　）

A. 石膏

B. 桔梗

C. 麻黄

D. 苦杏仁

E. 射干

15. 麻黄用于发汗解表宜（　）

A. 蜜炙

B. 酒炒

C. 生用

D. 醋制

E. 盐制

16. 下列可用于治疗风湿痹痛、风疹瘙痒和疥癣的药物是（　）

A. 羌活

B. 香薷

C. 辛夷

D. 苍耳子

E. 白芷

17. 功能为发汗解表、和中化湿、利水消肿的药物是（　）

A. 麻黄

B. 香薷

C. 苍耳子

D. 紫苏

E. 生姜

18. 麻疹一年四季均可发病，但最多见的季节是（　）

A. 春夏

B. 冬春

C. 夏秋

D. 春秋

E. 冬春

19. 葛根长于治疗（　　）

    A. 外感风热，项背强痛

    B. 外感风热，咽喉肿痛

    C. 外感风热，寒热往来

    D. 外感风热，胸中烦闷

    E. 外感风热，大汗淋漓

20. 既能发表解肌，又能升阳止泻的药物是（　　）

    A. 升麻

    B. 柴胡

    C. 葛根

    D. 桑叶

    E. 桂枝

21. 下列不是薄荷的适应证的是（　　）

    A. 风热感冒

    B. 肝郁气滞

    C. 咽喉肿痛

    D. 痈肿疮毒

    E. 风寒束表

22. 要疏肝解郁，柴胡宜（　　）

    A. 生用

    B. 炒炭

    C. 醋炙

    D. 酒炒

    E. 蜜炙

23. 治疗风热、肝热之目赤肿痛的首选是（　　）

    A. 桑叶，菊花

    B. 蝉蜕，牛蒡子

    C. 葛根，升麻

    D. 菊花，麻黄

    E. 薄荷，柴胡

24. 下列选项中，不属于蝉蜕功效的是（　　）

    A. 明目退翳

    B. 宣通鼻窍

    C. 疏散风热

    D. 透疹止痒

    E. 利咽开音

25. 脾肾气虚的尿频患儿宜选用（　　）

    A. 八正散

    B. 小蓟饮子

    C. 参苓白术散合玉屏风散

    D. 肾气丸

    E. 不换金正气散

26. 睡中经常遗尿，醒后方觉，小便清长，神疲乏力，面色苍白，形寒肢冷，下肢乏力，腰膝酸软，舌淡，苔白，脉沉迟无力的证候表现属于遗尿（　　）

    A. 肾气不足

    B. 肺脾气虚

    C. 肝经湿热

    D. 湿热化火

    E. 肝肾亏虚

27. 五迟、五软中，肝肾不足证的主方是（　　）

    A. 六味地黄丸加减

    B. 当归六黄汤加减

    C. 养肝煎加减

    D. 杞菊地黄丸加减

    E. 一贯煎

28. 幼儿急疹的出疹特点为（　　）

    A. 可触及淋巴结肿大

    B. 伴咳嗽、流涕

    C. 热退疹出

    D. 低热

    E. 咽喉肿痛

29. 麻疹的主要病因是（　　）

    A. 感受风邪

    B. 感受湿邪

C. 感受麻毒时邪

D. 饮食不节

E. 感受热邪

30. 麻疹出现邪陷心肝逆证时，宜治以（　　）

　　A. 清热凉营，息风开窍

　　B. 清热利咽消肿

　　C. 清热解毒透疹

　　D. 宣肺解表透疹

　　E. 清热凉血，清肝明目

31. 风疹一年四季均可发生，但主要见于（　　）

　　A. 春夏

　　B. 冬春

　　C. 夏秋

　　D. 春秋

　　E. 秋冬

32. 十二经筋的别络都是从（　　）

　　A. 胸背部分出

　　B. 头面部分出

　　C. 四肢肘膝以下分出

　　D. 四肢肘膝以上分出

　　E. 头顶部分出

33. 十二经别的循行特点是（　　）

　　A. 多从四肢肘膝以下分出

　　B. 起、结、聚、布

　　C. 多交叉于十二经脉

　　D. 离，入，出，合

　　E. 生，降，浮，沉

34. 寿胎丸的药物组成是（　　）

　　A. 桑寄生、菟丝子、杜仲、阿胶

　　B、菟丝子、桑寄生、续断、杜仲

　　C、菟丝子、覆盆子、阿胶、续断

　　D、菟丝子、桑寄生、阿胶、续断

　　E、菟丝子、桑寄生、杜仲、阿胶

35. 患者停经 54 日，阴道出血 5 日，量少，色淡暗，小腹隐痛，腰酸下坠，头晕耳鸣，面色晦暗，舌淡暗，苔白，脉沉细，尺脉弱。B 超检查提示宫内妊娠 8 周，可见胎心搏动。治疗应首选的方剂是（　　）

　　A. 寿胎丸加党参、白术

　　B. 胶艾汤加菟丝子、续断

　　C. 毓麟珠

　　D. 胎元饮

　　E. 保胎丸

36. 胎漏、胎动不安血瘀证的治法是（　　）

　　A. 活血消癥，养血安胎

　　B. 行气活血，化瘀安胎

　　C. 活血化瘀，补肾安胎

　　D. 活血化瘀，行气安胎

　　E. 活血化瘀，安神养胎

37. 治疗胎漏、胎动不安气血虚证应首选的方剂是（　　）

　　A. 举元煎

　　B. 胎元饮

　　C. 归脾丸

　　D. 泰山磐石散

　　E. 寿胎丸

38. 妊娠腹痛的主要发病机理是（　　）

　　A. 胞脉阻滞，气血运行不畅

　　B. 肝郁脾虚

　　C. 寒凝血瘀，胞脉不温

　　D. 冲任气血运行不畅

　　E. 肝肾阴虚

39. 刘某，妊娠 30 周后出现踝部、小腿水肿，诊断为（　　）

　　A. 子冒

　　B. 子肿

　　C. 子眩

D. 子痛

E. 子晕

40. 子肿的主要病因病机不包括 （　　）

A. 脾虚

B. 肾虚

C. 气滞

D. 血瘀

E. 肝郁

41. 患者外感风热，咽喉肿痛，咳痰不利，兼大便秘结，治疗宜首选 （　　）

A. 桑叶

B. 蔓荆子

C. 薄荷

D. 牛蒡子

E. 蝉蜕

42. 下列具有疏散风热、清利头目、祛风止痛功效的是 （　　）

A. 葛根

B. 升麻

C. 淡豆豉

D. 蔓荆子

E. 羌活

43. 治疗子肿脾虚证的代表方是 （　　）

A. 参苓白术散

B. 白术散

C. 防己黄芪汤

D. 五苓散

E. 归脾丸

44. 妊娠小便淋痛的主要发病机制是 （　　）

A. 感受湿邪，下焦湿热

B. 肾虚膀胱，气化不利

C. 膀胱郁热，气化失司

D. 心火偏亢，心肾不交

E. 痰湿困脾，湿热下注

45. 妊娠小便淋痛的主要症状为 （　　）

A. 妊娠期间尿频、尿急而痛

B. 妊娠期间小腹拘急

C. 妊娠期间尿液自行排出

D. 妊娠期间小腹坠胀、腰痛

E. 妊娠期间小腹疼痛、无便意

46. 治疗阳明头痛要药的是 （　　）

A. 防风

B. 白芷

C. 羌活

D. 藁本

E. 川芎

47. 不具有通鼻窍、散风寒功效的是 （　　）

A. 羌活

B. 白芷

C. 细辛

D. 苍耳子

E. 辛夷

48. 以下药组中，哪项具有祛风胜湿止痛的功效 （　　）

A. 羌活，香薷，桂枝

B. 防风，独活，白薇

C. 藁本，紫苏，防风

D. 防风，羌活，藁本

E. 麻黄，桑叶，荆芥

49. 可清泻肝火、定惊，治疗惊风抽搐，且内服不宜入汤剂的是 （　　）

A. 夏枯草

B. 龙胆草

C. 赤芍

D. 青黛

E. 珍珠母

50. 导致汗证的病机为 （　　）

A. 表虚不固

B. 心肾不交

C. 阴阳失衡

D. 脾胃不和

E. 脾虚湿盛

51. 汗证之心脾积热者的主方是 （ ）

A. 玉屏风散加减

B. 生脉散加减

C. 当归六黄汤加减

D. 缓肝理脾汤

E. 防风通圣散

52. 以下不属于"惊风四证"的是 （ ）

A. 痰

B. 热

C. 燥

D. 风

E. 惊

53. 急惊风的病因不包括 （ ）

A. 外感风热

B. 感受疫毒

C. 暴受惊恐

D. 饮食不节

E. 痰热积滞

54. 水肿病之风水相搏证宜选 （ ）

A. 麻黄连翘赤小豆汤

B. 小蓟饮子

C. 龙胆泻肝汤

D. 十枣汤

E. 苓桂术甘汤

55. 水肿病之湿热内侵证治宜 （ ）

A. 清热利湿

B. 宣肺利水

C. 健脾化湿

D. 清心利水

E. 行气逐水

56. 子肿的治疗原则是 （ ）

A. 急则治其标

B. 化瘀祛湿

C. 利水化湿

D. 化瘀行水

E. 健脾利湿

57. 妊娠期间小便淋痛属心火偏亢者，（ ）

A. 治法为滋阴清热，润燥通淋

B. 治法为清心泻火，润燥通淋

C. 方选知柏地黄丸

D. 方选导赤清心汤

E. 方选八正散

58. 子肿治疗用药需注意 （ ）

A. 重用温阳之品

B. 重用滋阴养血之品

C. 重用健脾利湿之品

D. 重用行气通络之品

E. 重用行气逐水之品

59. 张某，妊娠 36 周出现小便不通、小腹胀痛，诊断为 （ ）

A. 妊娠小便淋痛

B. 子淋

C. 妊娠腹痛

D. 妊娠小便不通

E. 子肿

60. 下列位于腕横纹上的腧穴是 （ ）

A. 曲池

B. 偏历

C. 少海

D. 神门

E. 合谷

61. 在腕背横纹上 3 寸，尺骨与桡骨之间的腧穴是 （ ）

A. 支沟

B. 养老

C. 通里

D. 间使

E. 列缺

62. 产后病的主要病因病机不包括（　　）

    A. 亡血伤津

    B. 元气受损

    C. 瘀血内阻

    D. 血虚生风

    E. 饮食房劳

63. 下列不属于关节脱位早期并发症的是（　　）

    A. 血管损伤

    B. 感染

    C. 韧带撕裂

    D. 关节囊破裂

    E. 神经受损

64. 下列不属于肩关节脱位者体征的是（　　）

    A. 方肩畸形

    B. 肩关节弹性固定

    C. 搭肩试验阳性

    D. 假关节形成

    E. 肩部疼痛

65. 《备急千金要方》中记有何种脱位的复位方法（　　）

    A. 肩关节

    B. 膝关节

    C. 髋关节

    D. 下颌关节

    E. 踝关节

66. 伤科常用于清热解毒的方剂是（　　）

    A. 五味消毒饮

    B. 小蓟饮子

    C. 大成汤

    D. 膈下逐瘀汤

    E. 桑菊饮

67. 下列各项中，不属于涌泉的主治病证的是（　　）

    A. 昏厥

    B. 中暑

    C. 大便难

    D. 耳鸣

    E. 目眩

68. 中医筋的范围不包括（　　）

    A. 关节液

    B. 皮肤

    C. 韧带

    D. 关节囊

    E. 神经

69. 进行肱骨外上髁炎检查时，做何种动作可引起患处疼痛（　　）

    A. 抗阻力腕关节掌屈

    B. 抗阻力腕关节背伸

    C. 前臂旋后

    D. 前臂旋前

    E. 手臂背伸

70. 伤科常用于凉血止血的方剂是（　　）

    A. 五味消毒饮

    B. 小蓟饮子

    C. 大成汤

    D. 膈下逐瘀汤

    E. 大黄牡丹汤

71. 半月板损伤时，呈阳性的是（　　）

    A. 回旋挤压试验

    B. 抽屉试验

    C. 侧向试验

    D. 挺髌试验

    E. 直腿抬高试验

72. 膝关节侧副韧带损伤，呈阳性的是（　　）

    A. 回旋挤压试验

    B. 研磨试验

    C. 抽屉试验

D. 侧向试验

E. 浮髌试验

73. "弹响指" 多发于 （　）

A. 拇指

B. 食指

C. 中指

D. 小指

E. 无名指

74. 腕管综合征病程长者可有哪一肌肉的萎缩 （　）

A. 掌侧骨间肌

B. 蚓状肌

C. 小鱼肌

D. 大鱼肌

E. 腓肠肌

75. 下列哪种情况不合并筋伤 （　）

A. 关节脱位

B. 开放骨折

C. 肢体离断伤

D. 骨质疏松

E. 手外伤

A2 型题 （76～120 题）

> **答题说明**
>
> 　　每道考题由两个以上相关因素组成或以一个简要病历形式出现，其下面都有 A、B、C、D、E 五个备选答案。请从中选择一个最佳答案，并在答题卡上将相应题号的相应字母所属的方框涂黑。

76. 患者疾病急骤，壮热口渴，头痛烦躁，恶心呕吐，大便频频，痢下鲜紫脓血，腹痛剧烈，甚者神昏惊厥，舌红绛，苔黄燥，脉滑数。治疗宜选用代表方 （　）

A. 桃花汤合真人养脏汤

B. 黄连阿胶汤合驻车丸

C. 不换金正气散

D. 白头翁汤合芍药汤

E. 归脾丸

77. 位于膝后区，腘横纹上，半腱肌肌腱外侧缘的腧穴是 （　）

A. 涌泉

B. 足通谷

C. 阴谷

D. 大钟

E. 三阴交

78. 位于肘前区，肘横纹上，肱二头肌腱尺侧缘凹陷中的腧穴是 （　）

A. 天池

B. 中府

C. 极泉

D. 曲泽

E. 曲池

79. 位于掌区，横平第 3 掌指关节近端，第 2、3 掌骨之间，偏于第 3 掌骨的腧穴是 （　）

A. 天池

B. 内关

C. 大陵

D. 劳宫

E. 间使

80. 泻下物清稀，或如水样，腹痛肠鸣，脘闷纳少，舌苔白腻，脉濡缓，其治法是

（　）

A. 清热利湿，分消止泻

B. 消食导滞，和中止泻

C. 温补脾胃，固涩止泻

D. 芳香化湿，解表散寒

E. 健脾利湿，固涩止泻

81. 黎明五更之时，腹痛肠鸣，泻下清稀，形寒肢冷，腰膝酸软，舌体胖嫩，舌淡，苔白，脉沉细无力。其治疗的最佳选方是（　）

A. 参苓白术散

B. 痛泻要方

C. 葛根芩连汤

D. 四神丸

E. 大陷胸汤

82. 下列哪类病理因素不属于邪蕴肠道，与肠中气血相搏结，导致大肠传导功能失司而形成痢疾（　）

A. 暑热

B. 湿热

C. 寒湿

D. 食积

E. 时疫

83. 患者下痢赤白脓血，日久不愈，痢下鲜血黏稠，量少、难出，心烦口干，夜热不寐，午后低热，形瘦乏力，舌质红绛而干，舌苔少，脉细数。其治疗的最佳方剂应是（　）

A. 真人养脏汤

B. 胃苓汤

C. 沙参麦冬汤

D. 黄连阿胶汤合驻车丸

E. 归脾汤

84. 汗证，蒸蒸汗出，汗黏，汗液易使衣服黄染，面赤烘热，苔薄黄，脉弦数。其

辨证应属（　）

A. 肺卫不固证

B. 心血不足证

C. 阴虚火旺证

D. 邪热郁蒸证

E. 中焦湿热证

85. 虚劳证，咳嗽无力，痰液清稀，短气自汗，声音低怯，时寒时热，平素易于感冒，苔薄白，脉弱。其辨证应属（　）

A. 肺阴虚证

B. 肺气虚证

C. 心气虚证

D. 脾气虚证

E. 肾气虚证

86. 治疗肝肾亏损、髓枯筋痿之痿证者，应首选（　）

A. 六味地黄丸

B. 虎潜丸

C. 大补阴丸

D. 补肝汤

E. 右归丸

87. 某男，64岁，近一月来寒热持续不解，恶寒较甚，发热无汗，身楚倦怠，咳嗽，咳痰无力，舌淡苔白，脉浮无力。其治疗方剂宜首选（　）

A. 新加香薷饮

B. 葱白七味饮

C. 参苏饮

D. 再造散

E. 加减葳蕤汤

88. 患者恶寒较甚，发热，无汗，头痛身楚，咳嗽，痰白，咳痰无力，舌淡苔白，脉浮而无力。其治法宜首选（　）

A. 辛温解表

B. 辛凉解表

C. 祛湿解表

D. 益气解表

E. 滋阴解表

89. 风寒咳嗽的治法是（　）

A. 疏风散寒，宣肃肺气

B. 清热化痰止咳

C. 燥湿化痰止咳

D. 疏风清热止咳

E. 清热燥湿止咳

90. 患者咳嗽频剧，咳痰不爽，痰黏稠而黄，咳声嘶哑，喉燥咽痛，身热恶风，头痛肢楚，鼻流黄涕，口渴，小便黄，苔薄黄，脉浮数。其治法宜（　）

A. 疏风清肺，润肺止咳

B. 疏风散寒，宣肺止咳

C. 疏风清热，宣肺止咳

D. 滋阴清热，润肺止咳

E. 清热肃肺，豁痰止咳

91. 患者干咳少痰、质黏，常感痰滞咽喉而咳之难出，胸胁胀痛，症状可随情绪波动而增减，咽干口苦，舌红，苔薄黄，脉弦数。其辨证是（　）

A. 肺阴亏虚

B. 风燥伤肺

C. 风热犯肺

D. 肝火犯肺

E. 痰热郁肺

92. 咳嗽痰多，色黄黏稠难咳，或伴发热口渴、烦躁不安、小便黄少、大便干燥、舌质红、苔黄腻、脉滑数或指纹紫，可诊断为（　）

A. 风寒咳嗽

B. 风热咳嗽

C. 痰湿咳嗽

D. 痰热咳嗽

E. 阴虚咳嗽

93. 患者始恶寒发热，咳嗽，咳白色黏痰，后痰量逐渐增多，胸痛，咳则尤甚，呼吸不利，口干鼻燥，苔薄黄，脉浮数。其应诊断为（　）

A. 风热咳嗽

B. 燥热咳嗽

C. 初期肺痈

D. 风热感冒

E. 成痈期肺痈

94. 肺痈患者，壮热面赤，咳嗽气急，咳痰腥臭，痰色黄绿，口渴。其治法是（　）

A. 清肺化痰活血

B. 排脓解毒

C. 养阴清肺解毒

D. 清肺化瘀消痈

E. 清热解毒化痰

95. 患者胸痛剧烈，心痛彻背，背痛彻心，痛无休止，身寒肢冷，气短喘息，脉沉紧。其治法宜选用（　）

A. 乌头赤石脂丸

B. 血府逐瘀汤

C. 冠心苏合丸

D. 瓜蒌薤白半夏汤

E. 天王补心丹

96. 患者心胸疼痛剧烈，如刺如绞，痛有定处，伴有胸闷，日久不愈，可因暴怒而加重，舌紫暗，脉弦涩。其证属（　）

A. 痰浊痹阻

B. 寒凝心脉

C. 气滞心胸

D. 心血瘀阻

E. 心阳不振

97. 患者胸闷，心烦不寐，泛恶嗳气，头重目眩，口苦，舌红，苔黄腻，脉滑数。

其证属（　）

A. 阴虚火旺

B. 心火炽盛

C. 肝郁化火

D. 痰热扰心

E. 心胆气虚

98. 患者头晕易怒，突然发病，口眼歪斜，神志欠清或昏糊，痰多而黏，或腹胀便秘，舌质暗红，或有瘀斑，脉弦滑。其治法是（　）

A. 息风化痰，活血通络

B. 清肝泻火，息风潜阳

C. 清火除烦，宁心安神

D. 通腑泄热，息风化痰

E. 滋阴宁心，镇惊安神

99. 患者胸闷，心烦不寐，泛恶嗳气，头重目眩，口苦，舌红，苔黄腻，脉滑数。

其证属（　）

A. 阴虚火旺

B. 心火炽盛

C. 肝郁化火

D. 痰热扰心

E. 心胆气虚

100. 患者心烦不寐，胸闷脘痞，泛恶嗳气，伴口苦、头重、目眩，舌偏红，苔黄腻，脉滑数。其治法是（　）

A. 清心宁神，养阴除烦

B. 养阴生津，除烦宁神

C. 清火除烦，宁心安神

D. 清化痰热，和中安神

E. 滋阴宁心，镇惊安神

101. 患者精神抑郁，表情淡漠，神志痴呆，语无伦次，不思饮食，舌苔腻，脉弦滑。其证候是（　）

A. 肝气郁结

B. 痰气郁结

C. 痰火上扰

D. 风痰闭阻

E. 痰浊壅塞

102. 患者鼻翼右侧有一枚粟粒样脓头，麻痒并作，红肿热痛，顶突根深坚硬，舌红，苔薄黄，脉数。其治则应为（　）

A. 和营托毒

B. 清热利湿，和营消肿

C. 散风清热，化痰消肿

D. 清热解毒

E. 和营托毒，清热利湿

103. 患者5岁，生疖于头顶皮肉较薄之处，引流不畅，头皮窜空。其诊断为（　）

A. 痈

B. 有头疽

C. 附骨疽

D. 蝼蛄疖

E. 多发性疖

104. 8月上旬，一男性儿童前额部出现2个红肿结块，大小约2cm×2cm，中央有一个脓头未溃，疼痛拒按，伴口渴、便秘、尿短赤。其应选用（　）

A. 五味消毒饮

B. 仙方活命饮

C. 清暑汤

D. 防风通圣散

E. 黄连解毒汤

105. 患者女性，24岁，左乳房内单个肿块，无疼痛，边界清楚，表面光滑，活动度好，应诊断为（　）

A. 乳癖

B. 乳核

C. 乳痈

D. 乳岩

E. 乳疬

106. 患者女性，42岁，乳房肿块，界限不清，经前乳房胀痛，应首先考虑（　）

　　A. 乳岩

　　B. 乳核

　　C. 乳癖

　　D. 乳痈

　　E. 乳疬

107. 某患者，一侧乳房广泛紧韧肿硬，皮色紫红，皮肤呈橘皮样变，全身炎症反应不明显，应首先考虑（　）

　　A. 乳岩

　　B. 乳疬

　　C. 乳痈

　　D. 乳发

　　E. 以上都不是

108. 患者孕前经行前后头痛，现孕后眩晕，烦躁易怒，头目胀痛眩晕，腰膝酸软，舌红，脉弦。其证属（　）

　　A. 肝肾阴虚

　　B. 肝郁气滞

　　C. 肝郁化热

　　D. 肝阳上亢

　　E. 肝胃不和

109. 患者为"七七"之年，经乱无期，时而暴下不止，时或淋漓不尽。末次月经已行二十多日未止，量仍较多，经色淡，质清稀；神疲气短，面浮肢肿，小腹空坠，四肢不温，纳呆便溏；舌质淡胖，苔白，脉细弱。其最佳治法是（　）

　　A. 益气健脾，止血调经

　　B. 补气摄血，固冲止崩

C. 益气摄血调经

D. 补气健脾，止血养血

E. 补中益气，固冲止血

110. 一妇人暴崩下血，继而淋漓不止已月余，血色淡暗质稀；面色晦暗，眼眶暗，肢冷畏寒，腰膝酸软，小便清长，夜尿多；舌淡暗，苔白，脉沉细无力。其证属（　）

　　A. 脾虚崩漏

　　B. 肾阴虚崩漏

　　C. 肾阳虚崩漏

　　D. 血瘀崩漏

　　E. 脾肾阳虚崩漏

111. 患者经乱无期，阴道出血累月不尽，经色鲜红，质稍稠；伴头晕耳鸣，腰膝酸软，五心烦热，夜寐不宁；舌红少苔，脉细数，应诊断为（　）

　　A. 血热崩漏

　　B. 肾阴虚崩漏

　　C. 虚热崩漏

　　D. 实热崩漏

　　E. 肾阳虚崩漏

112. 患者经血非时而下，出血量时多时少，时出时止已月余，经色紫暗、有血块，小腹疼痛；舌紫暗，边有瘀点，苔白，脉弦涩。其最佳选方是（　）

　　A. 逐瘀止血汤

　　B. 桃红四物汤

　　C. 失笑散

　　D. 少腹逐瘀汤

　　E. 血府逐瘀汤

113. 患者阴道下血月余，量时多时少，时出时止，经色紫暗、有小血块，小腹隐痛；舌尖边有瘀点，脉弦涩。其最佳治法是（　）

A. 补气摄血

B. 活血化瘀，固冲止血

C. 补肾固冲止血

D. 补气化瘀

E. 补肾活血

114. 患儿，4 个月。前日其母喂其蛋黄后，患儿出现哭闹不安，大便干结，吃奶量少。此时应采取的措施是（　）

A. 暂停母乳喂养

B. 暂停添加辅食

C. 继续添加辅食

D. 改为人工喂养

E. 改为混合喂养

115. 患儿，出生后 4 日。家长发现小儿两侧颊部各有一个垫状隆起，可活动。以下观点中，正确的是（　）

A. 会影响吸乳，消毒后挑割

B. 会影响吸乳，手术切除

C. 应予治疗，解毒消肿

D. 有利于吸乳，不予处理

E. 有利吸乳，但易感染

116. 患儿，出生 1 日，面目红赤，多啼声响，无胎粪排出，最可能的原因是（　）

A. 胎毒

B. 胎怯

C. 胎惊

D. 五硬

E. 胎寒

117. 患儿，3 岁。平素反复外感，面白少华，形体消瘦，肌肉松软，鸡胸龟背，腰膝酸软，形寒肢冷，发育落后，动则气喘，少气懒言，多汗易汗，食少纳呆，大便稀溏，舌淡，苔薄白，脉沉细无力。其治法是（　）

A. 调和营卫，益气固表

B. 温补肾阳，健脾益气

C. 养阴润肺，益气健脾

D. 补肺固表，健脾益气

E. 健脾益气，养阴益胃

118. 患儿，4 岁。反复外感，面白、颧红、少华，食少纳呆，口渴，盗汗自汗，手足心热，大便干结，舌红，苔花剥，脉细数。其证候是（　）

A. 肺脾气虚

B. 营卫失调

C. 脾肾两虚

D. 肺脾阴虚

E. 气阴两虚证

119. 患儿，9 岁。反复呼吸道感染，诉恶风恶寒，面色少华，四肢不温，多汗易汗，舌淡红，苔薄白，脉无力。其治法是（　）

A. 调和营卫，益气固表

B. 温补肾阳，健脾益气

C. 养阴润肺，益气健脾

D. 补肺固表，健脾益气

E. 健脾益气，养阴益胃

120. 患儿，6 个月。泄泻十多日，经用抗生素治疗，泄泻已止，但口舌出现散在白屑，红晕不著，口干不渴，手足心热，舌红，苔少。其治疗应首选（　）

A. 导赤散

B. 泻黄散

C. 竹叶石膏汤

D. 知柏地黄丸

E. 清热泻脾散

B1 型题（121～150 题）

> **答题说明**
>
> 以下两道试题共用 A、B、C、D、E 五个备选答案，备选答案在上，题干在下。请从每题中选择一个最佳答案，并在答题卡上将相应题号的相应字母所属的方框涂黑。每个备选答案可被选择一次、多次或不被选择。

A. 脑

B. 肝

C. 心

D. 五脏

E. 经络

121. 有机整体的中心是（　）

122. 有机整体的主宰是（　）

A. 阴偏衰

B. 阳偏衰

C. 阴偏盛

D. 阳偏盛

E. 阴阳两虚

123. "阴病治阳" 的病理基础是（　）

124. "阳病治阴" 的病理基础是（　）

A. 心肾不交

B. 胆郁痰扰

C. 心脾两虚

D. 心阳亏虚

E. 心脉痹阻

125. 睡眠时时惊醒，不易安卧多见于（　）

126. 不易入睡，甚至彻夜不眠，兼心烦不寐多见于（　）

A. 自汗

B. 盗汗

C. 大汗

D. 战汗

E. 头汗

127. 上焦热盛可见于（　）

128. 中焦湿热可见于（　）

A. 硼砂

B. 雄黄

C. 轻粉

D. 水银

E. 朴硝

129. 不宜与砒石同用的药物是（　）

130. 不宜与硫黄同用的药物是（　）

A. 陈皮配半夏

B. 石膏配牛膝

C. 乌头配半夏

D. 生姜配黄芩

E. 丁香配郁金

131. 属于十八反的药对是（　）

132. 属于十九畏的药对是（　）

A. 桑寄生

B. 蕲蛇

C. 五加皮

D. 威灵仙

E. 木瓜

133. 具有祛风湿，补肝肾，强筋骨，安胎作用的药物是（　）

134. 具有祛风湿，补肝肾，强筋骨，利水作用的药物是（　）

A. 牡丹皮、芍药

B. 石膏、麦冬

C. 玄参、丹参

D. 黄芩、黄柏

E. 石膏、知母

135. 清营汤的组成药物中含有（　　）

136. 犀角地黄汤的组成药物中含有（　　）

A. 桑菊饮

B. 定喘汤

C. 玉屏风散

D. 射干麻黄汤

E. 柴胡疏肝散

137. 发作期之热哮病的治疗代表方是（　　）

138. 发作期之冷哮病的治疗代表方是（　　）

A. 安神定志丸

B. 黄连温胆汤

C. 天王补心丹合朱砂安神丸

D. 桂枝甘草龙骨牡蛎汤合参附汤

E. 归脾汤

139. 心悸之阴虚火旺证的治疗代表方宜首选（　　）

140. 心悸之心血不足证的治疗代表方宜选（　　）

A. 养血祛风通络

B. 平肝潜阳，活血通络

C. 豁痰息风，辛温开窍

D. 化痰息风，宣郁开窍

E. 回阳救阴，益气固脱

141. 中风之中脏腑脱证的治法是（　　）

142. 中风之中脏腑阴闭证的治法是（　　）

A. 早期肛裂

B. 息肉痔

C. 肛隐窝炎

D. Ⅱ期内痔

E. 混合痔

143. 一青年妇女，近月余便时疼痛剧烈，大便秘结，点滴下血，应考虑为（　　）

144. 一4岁儿童，大便每日一行，色黄质软，便时下血，应首先考虑为（　　）

A. 痛经

B. 带下过少

C. 胎动不安

D. 子晕

E. 滑胎

145. 肝气郁结，血为气滞，冲任不畅者，可发生（　　）

146. 肝阴不足，肝阳偏亢者，可发生（　　）

A. 滑胎

B. 不孕症

C. 带下过少

D. 经行浮肿

E. 子肿

147. 肾气虚，胎失所系者，可发生（　　）

148. 肾阳虚，命门火衰，不能暖宫者，可发生（　　）

A. 神昏抽搐

B. 肌肤硬肿

C. 右胁下痞块，腹壁青筋暴露

D. 肤黄色晦暗，大便溏薄灰白

E. 口渴嘴唇干，小便黄赤短少

149. 胎黄之寒湿阻滞证常见（　　）

150. 胎黄之气滞血瘀证常见（　　）

传统医学师承人员出师和确有专长人员考核模拟试卷（二）

A1 型题（1～75 题）

> **答题说明**
>
> 每道考题下面有 A、B、C、D、E 五个备选答案。请从中选择一个最佳答案，并在答题卡上将相应题号的相应字母所属的方框涂黑。

1. 以下可用于区分幼儿急疹和猩红热的是（ ）
   - A. 有无色素沉着
   - B. 有无发热
   - C. 有无口周苍白圈
   - D. 体温高低
   - E. 有无疼痛

2. 治疗伤食泻首选（ ）
   - A. 保和丸加减
   - B. 健脾丸加减
   - C. 小承气汤加减
   - D. 枳实导滞丸加减
   - E. 小陷胸汤加减

3. 风疹的发病机制为（ ）
   - A. 卫表不和
   - B. 营卫不和
   - C. 风热时邪侵犯肺卫，外发肌肤
   - D. 风邪犯卫

4. 猩红热的好发季节是（ ）
   - A. 春秋
   - B. 秋冬
   - C. 春夏之交
   - D. 冬春
   - E. 夏秋

5. 泄泻患儿阴竭阳脱时治疗宜采用（ ）
   - A. 回阳救逆
   - B. 回阳固脱
   - C. 温肾助阳
   - D. 温补脾肾
   - E. 温经通络

6. 孕妇为何要预防风疹，因为风疹病毒可导致（ ）
   - A. 胎儿先天畸形
   - B. 流产
   - C. 早产
   - D. 死胎
   - E. 滑胎

7. 治疗脾胃阴虚证的厌食患儿，常选用（ ）
   - A. 大补阴丸加减
   - B. 异功散加减
   - C. 养胃增液汤
   - D. 参苓白术散加减
   - E. 金匮肾气丸

8. 水痘主要发生于儿童（　　）

　　A. 10 岁以内

　　B. 5 岁以内

　　C. 18 岁以内

　　D. 2 岁以内

　　E. 4 岁以内

9. 夏季热多见于儿童（　　）

　　A. 1 ~ 3 岁

　　B. 6 个月至 3 岁

　　C. 2 岁以内

　　D. 10 ~ 15 岁

　　E. 2 ~ 3 岁

10. 治疗疳气患儿，方选（　　）

　　A. 资生健脾丸

　　B. 补中益气汤

　　C. 黄芪汤

　　D. 参苓白术散

　　E. 健脾丸

11. 与夏季热密切相关的是（　　）

　　A. 暑邪入营

　　B. 暑邪入血

　　C. 小儿体质因素

　　D. 感受暑邪

　　E. 脾虚湿盛

12. 治疗眼疳患儿，方选（　　）

　　A. 石斛夜光丸加减

　　B. 杞菊地黄丸加减

　　C. 桑菊饮

　　D. 银翘散

　　E. 柴胡疏肝散

13. 治疗表虚不固之汗证的最佳选方为
（　　）

　　A. 玉屏风散加减

　　B. 生脉散加减

　　C. 牡蛎散加减

　　D. 玉屏风散合牡蛎散加减

　　E. 消风散

14. "惊风八候"不包括（　　）

　　A. 反

　　B. 伸

　　C. 窜

　　D. 视

　　E. 颤

15. 导致水肿病的病因不包括（　　）

　　A. 外邪犯肺

　　B. 情志失调

　　C. 湿热内侵

　　D. 肺脾气虚

　　E. 饮食劳倦

16. 产后腹痛的主要病机是（　　）

　　A. 寒湿凝滞

　　B. 瘀阻脉络

　　C. 湿热瘀结

　　D. 不通则痛，不荣则痛

　　E. 肝郁阻滞

17. 李某，产后 10 日，小腹疼痛，拒按，
得热缓解，恶露不多、色暗有块，舌紫
暗，脉沉紧，方选（　　）

　　A. 当归芍药散加延胡索、桃仁

　　B. 少腹逐瘀汤

　　C. 桃红四物汤加乌药、延胡索

　　D. 生化汤加乌药、延胡索、川楝子

　　E. 血府逐瘀汤

18. 生化汤的药物组成包括（　　）

　　A. 当归、川芎、生姜

　　B. 桃仁、炙甘草、赤芍

　　C. 炮姜、川芎、炙甘草

　　D. 当归、桃仁、延胡索

　　E. 生姜、赤芍、炙甘草

19. 产后恶露不绝的发病机理为（　　）

A. 脾虚气陷，冲任不固，血失统摄

B. 气血虚弱，冲任不固，不能摄血

C. 胞宫藏泻失度，冲任不固，气血失常

D. 肝郁化热，热伤冲任，迫血妄行

E. 肝肾亏虚，任脉不固，气不统血

20. 产后恶露不绝的辨证要点是（　）

A. 恶露的量、色、质和气味

B. 恶露的量

C. 恶露的色和持续时间

D. 恶露的持续时间

E. 恶露的量和持续时间

21. 患者产后 14 日，恶露不止，量多，色红，口干，面色潮红，舌红苔少，脉细数无力，治疗应首选的方药是（　）

A. 保阴煎加减

B. 固冲汤加减

C. 清营汤加减

D. 丹栀逍遥散加减

E. 一贯煎加减

22. 下列说法正确的是（　）

A. 不孕症、癥瘕、带下病、阴痒属妇科杂病范畴

B. 妇科杂病的治疗需从整体出发，辨证论治

C. 妇科杂病的治疗以六经核心为主，辨证施治

D. 妇科杂病病情单一，治疗以补肾、健脾、清热、祛湿、化瘀等为法

E. 妇科的月经病、带下病均由肝肾亏虚引起

23. 妇人癥瘕的主症是（　）

A. 下腹部胀满

B. 下腹部疼痛

C. 腰腹部疼痛

D. 下腹部结块

E. 下腹部刺痛

24. 下列各项中，不属癥瘕病因病机的是（　）

A. 气滞血瘀

B. 痰湿瘀结

C. 气血虚弱

D. 肾虚血瘀

E. 湿热邪毒

25. 患者小腹积块质硬，下腹痛，胸胁胀闷，面色晦暗，肌肤不润，舌暗，苔薄白，脉弦涩。其治宜（　）

A. 行气活血，化瘀消癥

B. 行气导滞，活血化瘀

C. 理气化痰，破瘀消癥

D. 清热利湿，破瘀消癥

E. 疏肝解郁，活血化瘀

26. 治疗癥瘕之湿热瘀阻证，应首选的方剂（　）

A. 大黄牡丹汤

B. 大黄䗪虫丸

C. 银甲丸

D. 清热调血汤

E. 仙方活命饮

27. 对于急性盆腔炎，下列说法不正确的是（　）

A. 中医治疗应遵循"急则治其标"的原则

B. 以中西医结合治疗为主

C. 需与子宫内膜异位囊肿破裂相鉴别

D. 一经诊断，应积极行手术治疗

E. 中医治疗需要辨证论治

28. 患者，女，24 岁。小腹及少腹胀痛拒按，伴腰骶疼痛，低热起伏，带下量多、色黄、质稠，溲黄，舌红，苔黄腻，脉弦滑。其治法是（　）

A. 健脾利湿，化瘀止痛

B. 清热利湿，活血止痛

C. 疏肝理气，化瘀止痛

D. 凉血活血，化瘀止痛

E. 补益肝肾，化瘀止痛

29. 急性盆腔炎的主要发病机制为（ ）

    A. 痰湿、瘀血互结于冲任胞宫

    B. 寒湿凝滞，瘀阻胞宫

    C. 热毒侵袭冲任、胞宫

    D. 湿、热、毒交结，邪正相争

    E. 肝郁气滞，湿热下注

30. 治疗盆腔炎性疾病后遗症之气虚血瘀证，应首选的方剂是（ ）

    A. 八珍汤

    B. 理冲汤

    C. 少腹逐瘀汤

    D. 理中丸

    E. 血府逐瘀汤

31. 五脏阴液的根本是（ ）

    A. 肝阴

    B. 心阴

    C. 肺阴

    D. 肾阴

    E. 脾阴

32. 与肾主水有关的是（ ）

    A. 肾阳的蒸化作用

    B. 肾精的濡养作用

    C. 肾阴的凉润作用

    D. 肾血的营养作用

    E. 肾液的滋养作用

33. 在五脏关系中，主要体现气血方面的两脏是（ ）

    A. 心与脾

    B. 心与肺

    C. 脾与肾

D. 肺与肾

E. 肝和肾

34. 在气的生成和水液代谢方面密切相关的是（ ）

    A. 心与肺

    B. 心与肾

    C. 肺与脾

    D. 肺与肝

    E. 肝与肾

35. "筋之余"是指（ ）

    A. 发

    B. 爪

    C. 毛

    D. 唇

    E. 皮

36. 五脏的主要生理特点是（ ）

    A. 藏精气而不泻，满而不能实

    B. 藏精气而不泻，实而不能满

    C. 藏精气而不泻，虚实而交替

    D. 传化物而不藏，满而不能实

    E. 藏精气而不满，满而不能泻

37. 脾不统血所致的出血特点是（ ）

    A. 血色暗红

    B. 血液黏稠

    C. 夹有血块

    D. 血色淡红

    E. 出血量大

38. 下列选项中，称为"精血同源"的两脏是（ ）

    A. 心与肾

    B. 脾与肾

    C. 心与肝

    D. 肝与肾

    E. 肺与肾

39. 多与气滞血瘀证相关的脏器是（ ）

A. 脾

B. 肝

C. 肺

D. 心

E. 肾

40. 容易发生阴阳互损的脏是（　　）

A. 肝

B. 脾

C. 肾

D. 心

E. 肺

41. 与人体是一个有机整体的体现无关的是（　　）

A. 形神一体观

B. 五脏一体观

C. 病理上相互影响、传变

D. "从阴引阳，从阳引阴"

E. 六腑一体观

42. 中医学整体观念的内涵是（　　）

A. 形神合一的统一观

B. 自然界是统一的整体

C. 以五脏为中心的统一观

D. 人体为整体，并与自然界相统一

E. 宇宙是统一的整体

43. 下列各项中，不属于中医学整体观念内容的有（　　）

A. 形与神俱

B. 因地制宜

C. 同病异治

D. 四时养生

E. 人体是一个有机整体

44. 下列各项中，符合中医学辨证论治的有（　　）

A. 对症治疗

B. 同病异治

C. 病同治同

D. 因病选方

E. 中西结合

45. 下列有关"证"的表述中，正确的是（　　）

A. 对疾病所表现症状的综合认识

B. 对疾病症状与体征的综合分析

C. 对疾病某一阶段的病理概括

D. 对疾病某一阶段的症状概括

E. 对疾病整体的症状概括

46. 同病异治、异病同治的依据是（　　）

A. 病机

B. 病程

C. 症状

D. 体征

E. 病史

47. 证候不包括（　　）

A. 四诊检查所得

B. 内外致病因素

C. 疾病的全过程

D. 疾病的性质

E. 疾病的特征

48. 同病异治的实质是（　　）

A. 证同治异

B. 证异治异

C. 病同治异

D. 证异治同

E. 病异治异

49. 因中气下陷所致的久痢、脱肛及子宫下垂，都可采用升提中气法治疗。此属于（　　）

A. 因人制宜

B. 同病异治

C. 异病同治

D. 审因论

E. 因地制宜

50. 对于感冒的治疗，可分别采用辛温解表法或辛凉解表法。此属于（　）
    A. 辨病论治
    B. 因人制宜
    C. 同病异治
    D. 异病同治
    E. 因地制宜

51. 构成宇宙本原的是（　）
    A. 天气
    B. 精气
    C. 阳气
    D. 阴气
    E. 宗气

52. 以下选项中，不属于构成人体本原物质的是（　）
    A. 精气
    B. 清气
    C. 阳气
    D. 阴气
    E. 中气

53. 天地万物相互联系的中介是（　）
    A. 天气
    B. 地气
    C. 精气
    D. 阴阳
    E. 阳气

54. 精的概念源于（　）
    A. 阴阳说
    B. 水地说
    C. 五行说
    D. 元气说
    E. 阴阳说

55. 气的概念源于（　）
    A. 阴阳说

B. 水地说
C. 五行说
D. 云气说
E. 水地说

56. 产生气化过程的前提和条件是（　）
    A. 气的运动
    B. 气的充盈
    C. 气的调控
    D. 气的温煦
    E. 气的升发

57. 宇宙万物发生与发展变化的前提是（　）
    A. 阴阳交感
    B. 阴阳互根
    C. 阴阳制约
    D. 阴阳消长
    E. 阴阳互用

58. 气的运动形式不包括（　）
    A. 化
    B. 降
    C. 聚
    D. 散
    E. 浮

59. 构成人体的基本物资质是（　）
    A. 水精
    B. 精气
    C. 阳气
    D. 阴气
    E. 元气

60. 关于精气学说，下列错误的是（　）
    A. 精气的存在形式有"无形"和"有形"两种状态
    B. 精气是构成宇宙万物的本原
    C. 精气是天地万物相互联系的中介
    D. 精气学说起源于《伤寒论》

E. 精气推动着宇宙万物的发生、发展和变化

61. 白术能补气健脾，用以治疗食少便溏、脘腹胀满等病症，一般该药归（　）

A. 肝经

B. 心经

C. 肾经

D. 脾经

E. 肺经

62. 善治少阴头痛的药物是（　）

A. 羌活

B. 柴胡

C. 细辛

D. 吴茱萸

E. 独活

63. 善治阳明经头痛的药物是（　）

A. 独活

B. 柴胡

C. 细辛

D. 白芷

E. 羌活

64. 善治厥阴肝经头痛的药物是（　）

A. 独活

B. 羌活

C. 藁本

D. 吴茱萸

E. 白芷

65. 中药的"毒性"作用是指（　）

A. 药物的毒性

B. 药物的不良反应

C. 药物的治疗作用

D. 药物的毒性、不良反应及治疗作用

E. 药物的致死作用

66. 中药配伍中的相畏是指（　）

A. 治疗目的相同的药物配伍应用

B. 性能功效相类似的药物配合应用，可以增强原有疗效的配伍

C. 一种药物的毒副作用能被另一种药物消除或降低的配伍

D. 一种药物能使另一种药物功效降低或丧失的配伍

E. 两种药物辅助提高各自的功效

67. 相须是指（　）

A. 性能功效相类似的药物合用

B. 性能完全相同的药物合用

C. 性能功效有某种共性的药物同用

D. 性能完全不同的药物合用

E. 性能、性味归经完全一致的药物合用

68. 十九畏中，硫黄畏（　）

A. 朴硝

B. 硼砂

C. 朱砂

D. 珍珠

E. 生姜

69. 生姜和半夏配伍，生姜可以抑制半夏的毒性，生姜对半夏而言是（　）

A. 相须

B. 相反

C. 相杀

D. 相畏

E. 相使

70. 人参与莱菔子同时服用，莱菔子可以降低人参的补气作用。这种配伍关系属于（　）

A. 相须

B. 相反

C. 相杀

D. 相恶

E. 相畏

71. 七情配伍中，可以降低药物毒副作用的

是（　　）

  A. 相须、相使

  B. 相杀、相畏

  C. 相恶、相反

  D. 相杀、相反

  E. 相使、相须

72. 健胃消食药的服药时间是（　　）

  A. 多次分服

  B. 空腹时服

  C. 饭后服

  D. 饭前服

  E. 没有时间要求

73. 入煎剂，需先煎的药物是（　　）

  A. 薄荷

  B. 附子

  C. 番泻叶

  D. 车前子

  E. 生姜

74. 一般情况下，5 岁以下小儿通常用成人量的（　　）

  A. 1/2

  B. 1/4

  C. 1/3

  D. 1/5

  E. 1/6

75. 在汤剂的服用方法中，分 2 次服用的时间间隔是（　　）

  A. 2～3h

  B. 4～5h

  C. 3～6h

  D. 4～6h

  E. 1～6h

A2 型题（76～120 题）

> **答题说明**
>
>   每道考题由两个以上相关因素组成或以一个简要的病历形式出现，其下面都有 A、B、C、D、E 五个备选答案。请从中选择一个最佳答案，并在答题卡上将相应题号的相应字母所属的方框涂黑。

76. 对于贵重药材，为了更好地将其有效成分煎出，一般采用的煎法是（　　）

  A. 包煎

  B. 另煎

  C. 溶化

  D. 先煎

  E. 后下

77. 凡能疏肌解表、促进发汗，用以发散表邪、解除表证的药物，称为（　　）

  A. 发汗药

  B. 解毒药

  C. 解表药

  D. 清热药

  E. 泻下药

78. 善于治疗乳痈，人称"乳痈良药，通淋妙品"的药物是（　　）

  A. 金银花

  B. 连翘

  C. 夏枯草

  D. 鱼腥草

  E. 蒲公英

79. 善于治疗梅毒或因梅毒服用汞剂而致肢体拘挛的药物是（　　）

  A. 鱼腥草

B. 土茯苓

C. 败酱草

D. 蒲公英

E. 地肤子

80. 既能够治疗热毒疮疡，又能够治疗风热外感的药物是（　　）

A. 黄连

B. 蒲公英

C. 牛黄

D. 桑叶

E. 金银花

81. 用治温热病热毒发斑、神昏、壮热，以及血热毒盛之丹毒、咽肿等，当选用的药物是（　　）

A. 金银花

B. 连翘

C. 大青叶

D. 生地黄

E. 穿心莲

82. 归脾汤和补中益气汤两方均具有的功用是（　　）

A. 升阳举陷

B. 益气补脾

C. 补脾养心

D. 益气退热

E. 养心安神

83. 主治劳倦伤脾所致的发热，后世称为"甘温除热法"的方剂是（　　）

A. 归脾汤

B. 炙甘草汤

C. 竹叶石膏汤

D. 白虎加人参汤

E. 补中益气汤

84. 患者经期小腹胀痛、拒按，胸胁、乳房胀痛，经行不畅，月经色紫暗、有块，舌紫暗，脉弦。其治疗应选用（　　）

A. 肉桂

B. 艾叶

C. 牡丹皮

D. 川芎

E. 青皮

85. 患者，男性，55岁。有慢性咳喘病史十余年，平素易汗出，劳动后尤甚，易外感，体倦乏力，恶风，舌苔薄白，脉细弱。其治疗宜首选（　　）

A. 麻杏石甘汤

B. 桂枝汤

C. 玉屏风散

D. 当归六黄汤

E. 桂枝甘草龙骨牡蛎汤

86. 患者，女性，30岁，蒸蒸汗出，汗液易使衣服黄染，面赤烘热，苔薄，脉弦数。其辨证应属（　　）

A. 心血不足证

B. 肺卫不固证

C. 阴虚火旺证

D. 中焦湿热证

E. 邪热郁蒸证

87. 患者肢体痿软，身体困重，足胫热气上腾，发热，胸痞脘闷，舌苔黄腻，脉滑数。其治法是（　　）

A. 清热润燥，养肺生津

B. 清热利湿，通利筋脉

C. 泻南补北，滋阴清热

D. 补益肝肾，清热滋阴

E. 补益脾气，健运升清

88. 病程缓慢，渐见肢体痿软无力，以下肢为甚，腰膝酸软，不能久立，甚则步履全废，腿胫大肉渐脱，或伴有眩晕耳鸣，舌咽干燥，遗精或遗尿，或月经不

调。其治宜（ ）

A. 温肾壮阳，强健筋骨

B. 补益肝肾，滋阴清热

C. 补气活血，滋肾填精

D. 补中益气，健脾升清

E. 益气养营，活血行瘀

89. 患者男性，40 岁，急性发病，发病半日，尿道窘迫疼痛，少腹拘急，腰部绞痛，大便秘结，曾发作二次排尿突然中断，舌红，苔黄腻，脉弦紧数。其应选用的主方为（ ）

A. 石韦散

B. 八正散

C. 沉香散

D. 四妙丸

E. 大柴胡汤

90. 患者小便热涩刺痛，尿色深红，夹有血块，心烦，舌苔黄，脉滑数。其治法是（ ）

A. 清热泻火，利湿通淋

B. 滋阴清热，补虚止血

C. 化瘀通淋，凉血止血

D. 清热通淋，凉血止血

E. 清热利湿，通淋排石

91. 患者梁某，男，52 岁，近来胁肋隐痛，悠悠不休，遇劳加重，口干咽燥，心中烦热，头晕目眩，舌红少苔，脉细弦而数。其治法宜选用（ ）

A. 疏肝理气

B. 祛瘀通络

C. 清热利湿

D. 养阴柔肝

E. 以上都不是

92. 患者，男，60 岁，久患胁痛，悠悠不休，遇劳加重，头晕目眩，口干咽燥，

舌红少苔，脉弦细。其治疗应首选（ ）

A. 柴胡疏肝散

B. 逍遥散

C. 杞菊地黄丸

D. 一贯煎

E. 二阴煎

93. 患者初起恶寒发热，咽痛，眼睑浮肿，小便不利，经治后，表虽解，但肿势未退，身重困倦，胸闷，纳呆，泛恶，苔白腻，脉沉缓。其最佳选方是（ ）

A. 越婢加术汤

B. 猪苓汤

C. 五皮饮合胃苓汤

D. 苓桂术甘汤

E. 防己黄芪汤

94. 患者因皮肤疮疡破溃而引发水肿，肿势自颜面渐及全身，发热咽红，舌红，苔薄黄，脉滑数。其治法是（ ）

A. 温运脾阳，以利水湿

B. 健脾化湿，通阳利水

C. 宣肺解毒，利湿消肿

D. 散风清热，宣肺利水

E. 温肾助阳，化气行水

95. 患者，女，45 岁，甲状腺肿大 20 年，漫肿无痛，随喜怒而消长。该病属中医（ ）

A. 石瘿

B. 肉瘿

C. 瘿痈

D. 气瘿

E. 失荣

96. 患者，女，50 岁，结喉正中偏右有一圆形包块，边界清楚，表面光滑，皮色如常，可随吞咽上下移动。其辨证为

（　　）

A. 气瘿

B. 肉瘿

C. 筋瘿

D. 血瘿

E. 石瘿

97. 患者颈部肿块柔韧，随吞咽动作上下移动，急躁易怒，汗出心悸，失眠多梦，消谷善饥，形体消瘦，手部震颤。其辨证为（　　）

A. 肝郁气滞证

B. 气滞痰凝证

C. 气阴两虚证

D. 肝肾不足证

E. 冲任失调证

98. 患者白疕初起，皮损遍身，多呈点滴状，颜色鲜红，层层银屑，瘙痒剧烈，抓之有点状出血，伴口干舌燥、便干溲黄，舌红，苔薄黄，脉弦滑。其证属（　　）

A. 火毒炽盛证

B. 湿毒蕴阻证

C. 气血瘀滞证

D. 血热内蕴证

E. 以上均不是

99. 患者皮损初起为针头大小的丘疹，逐渐扩大为绿豆大小的鲜红色斑丘疹，表面覆盖多层干燥银白色鳞屑，刮除鳞屑则露出发亮的、半透明的薄膜，再刮除薄膜，则出现多个筛状出血点。其中医诊断为（　　）

A. 白屑风

B. 牛皮癣

C. 白疕

D. 白癜风

E. 晒斑

100. 患者，男性，32 岁，头面部有淡红色斑片，干燥、脱屑、瘙痒，受风加重，口干口渴，大便干燥，舌偏红，苔薄黄，脉细数。其治疗首选的方剂是（　　）

A. 八珍汤

B. 参苓白术散

C. 四物消风饮

D. 消风散合当归饮子

E. 四物汤合六味地黄汤

101. 患者，男性，52 岁，不明原因下出现便血，肛门重坠。肛门指诊触及肠壁上有一硬结性肿块，推之不移，指套上有脓血黏液。其诊断应首先考虑（　　）

A. 直肠息肉

B. 直肠癌

C. 直肠腺瘤

D. 肛乳头肥大

E. 直肠黏膜下脓肿

102. 患儿，男性，7 岁，排便时肛门脱出一肿物，呈环形，色较鲜红，便后自行回纳，有时伴少许出血，多染于便纸上。最可能的诊断是（　　）

A. 内痔脱出

B. 息肉脱出

C. Ⅰ度直肠脱垂

D. Ⅱ度直肠脱垂

E. Ⅲ度直肠脱垂

103. 患者，男性，左足怕冷、疼痛、间歇性跛行年余。月余来足痛转为持续性静止痛，夜间痛剧，不能入睡，足背动脉搏动消失。其诊断为（　　）

A. 痹证

B. 脱疽

C. 糖尿病坏疽

D. 闭塞性动脉硬化症

E. 雷诺病（肢端动脉痉挛症）

104. 患者，男性，35 岁，吸烟 15 年，出现右下肢麻木、发凉、间歇性跛行 8 年。患者初次就诊时，下列最重要的措施是（ ）

A. 使用抗生素

B. 使用激素

C. 使用免疫抑制剂

D. 嘱患者保暖

E. 嘱患者戒烟

105. 屡孕屡堕，甚则应期而堕，伴有腰酸膝软，头晕耳鸣，夜尿频多，舌淡，苔薄白，脉细滑、尺脉沉弱。其属滑胎之（ ）

A. 肾气不足证

B. 气血亏虚证

C. 肾阳亏虚证

D. 肾精亏耗证

E. 肾阴虚证

106. 孕妇邵某，28 岁，因反复恶心呕吐，诊断为妊娠恶阻，辨证属脾胃虚弱。其治疗宜采用（ ）

A. 健脾和胃，降逆止呕

B. 清热和胃，降逆止呕

C. 温中和胃，降逆止呕

D. 抑肝和胃，降逆止呕

E. 养阴和胃，降逆止呕

107. 患者王某，停经 44 日，曾做妊娠试验为阳性，近 5 日出现恶心呕吐，逐渐加剧，呕吐酸水、苦水，口干口苦，头胀而晕，胸胁胀满，喜叹息，舌淡红，苔黄，脉弦滑。其首选方为（ ）

A. 橘皮竹茹汤

B. 香砂六君子汤

C. 左金丸

D. 小半夏加茯苓汤

E. 加味温胆汤

108. 一孕妇孕 6 个月余，小便频数，艰涩刺痛，尿少色黄，伴面赤心烦，喜冷饮，舌上溃疡，舌红欠润，少苔，脉细数。其治疗首选（ ）

A. 五苓散

B. 导赤散

C. 保阴煎

D. 龙胆泻肝汤

E. 知柏地黄丸

109. 患者江某，新产后 1 周小腹隐隐作痛，数日不止，喜按喜揉，恶露量少、色淡红、质稀无块，面色苍白，头晕眼花，心悸怔忡，舌淡，苔薄白，脉细弱。其最佳治法是（ ）

A. 补血益气，缓急止痛

B. 补血养血，化瘀止痛

C. 补血益气，温经止痛

D. 补血益气，暖宫止痛

E. 温经散寒，化瘀止痛

110. 一产妇分娩后感觉小腹疼痛拒按，得热痛减，恶露量少，涩滞不畅，色紫暗有块，块下痛减，面色青白，四肢不温，舌紫暗，脉沉紧。其最佳治法是（ ）

A. 温经散寒，化瘀止痛

B. 理气行滞，活血化瘀

C. 活血化瘀，温经止痛

D. 养血活血，缓急止痛

E. 温经散寒，理气行滞

111. 一产妇产后遍身关节酸楚疼痛，肢体

麻木，面色萎黄，头晕，心悸，舌淡，苔薄，脉细弱。其最佳治法是（　）

A. 养血活血，温阳通络

B. 疏肝养血，通络止痛

C. 养血益气，温经通络

D. 养血温中，通络止痛

E. 养血滋阴，通络止痛

112. 一产妇产后身痛，尤以下肢疼痛、麻木、发硬、重着、肿胀明显，屈伸不利，小腿压痛，恶露量少、色紫暗有血块，小腹疼痛拒按，舌暗，苔白，脉弦涩。其治宜（　）

A. 活血化瘀，通络止痛

B. 温经散寒，化瘀止痛

C. 养血行气，缓急止痛

D. 益气行气，缓急止痛

E. 养血活血，化瘀祛湿

113. 患者产后腰酸，足跟疼痛，艰于俯仰，头晕耳鸣，夜尿多，舌淡暗，脉沉细弦。其证属（　）

A. 血虚证之产后身痛

B. 血寒证之产后身痛

C. 血瘀证之产后身痛

D. 气血两虚证之产后身痛

E. 肾虚证之产后身痛

114. 患儿，女，6 岁，突然出现小便频数短赤，尿道灼热疼痛，尿液淋沥浑浊，小腹坠胀，腰部酸痛，伴有发热，烦躁口渴，甚有恶心呕吐，舌红，苔黄腻，脉数有力。其治疗首选方剂为（　）

A. 龙胆泻肝汤

B. 八正散

C. 缩泉丸

D. 桑螵蛸散

E. 知柏地黄丸

115. 患儿，3 岁，患病日久，小便频数，滴沥不尽，尿液不清，神疲乏力，面色萎黄，食欲不振，畏寒怕冷，手足不温，大便稀薄，眼睑浮肿，舌淡或有齿痕，苔薄腻，脉细弱。其辨证为（　）

A. 湿热下注

B. 下元虚寒

C. 脾肾气虚

D. 肺脾气虚

E. 肝经湿热

116. 患儿，男，4 岁，反复浮肿月余，尿蛋白镜检（+++），尿蛋白定量 > 300mg/（kg·d），血白蛋白 28g/L，血胆固醇 10.4mmol/L。证见腰腹下肢肿甚，面白无华，畏寒肢冷，神疲乏力，小便短少，纳少便溏，舌淡，苔白滑，脉沉无力。其诊断是（　）

A. 小儿水肿之风水相搏证

B. 小儿水肿之脾肾阳虚证

C. 小儿水肿之脾虚湿困证

D. 小儿水肿之肺脾气虚证

E. 小儿水肿之肾虚湿困证

117. 患儿，8 岁，头面肢体浮肿或轻或重，小便短赤，头身困重，脘闷纳呆，口苦口黏，大便不爽，舌红，苔黄腻，脉滑数。其治疗应首选（　）

A. 麻黄连翘赤小豆汤合五苓散

B. 五味消毒饮合小蓟饮子

C. 苓桂术甘汤合小蓟饮子

D. 甘露消毒丹合五苓散

E. 甘露消毒丹合小蓟饮子

118. 患儿，10 岁，肢体面部浮肿，头痛眩晕，烦躁不安，视物模糊，口苦，恶

心呕吐，甚至抽搐、昏迷，尿短赤，舌红，苔黄糙，脉弦数。其治疗应首选（ ）

A. 麻黄连翘赤小豆汤合五苓散

B. 五味消毒饮合小蓟饮子

C. 龙胆泻肝汤合羚角钩藤汤

D. 龙胆泻肝汤合小蓟饮子

E. 甘露消毒丹合羚角钩藤汤

119. 患儿，1 岁 9 个月，形体极度消瘦，貌似老人，毛发干枯，面色白，精神萎靡，腹凹如舟，大便溏，舌质淡嫩，苔薄少，指纹淡。其治疗应首选（ ）

A. 肥儿丸

B. 八珍汤

C. 六君子汤

D. 六味地黄丸

E. 资生健脾丸

120. 患儿，1 岁，体重 7.2kg，面色无华，精神萎靡不振，不思饮食，腹膨如鼓，一身浮肿，双踝肿甚，按之凹陷，舌淡，苔薄白，指纹淡。其治法是（ ）

A. 补益气血，佐以运脾

B. 养血柔肝，活血化瘀

C. 滋阴生津，养血安神

D. 健脾温阳，利水消肿

E. 调脾健运，开胃进食

B1 型题（121～150 题）

答题说明

以下两道试题共用 A、B、C、D、E 五个备选答案，备选答案在上，题干在下。请从每题中选择一个最佳答案，并在答题卡上将相应题号的相应字母所属的方框涂黑。每个备选答案可被选择一次、多次或不被选择。

A. 口舌满布白屑

B. 口舌散在白屑

C. 舌如草莓

D. 舌起芒刺

E. 恶寒发热

121. 鹅口疮之心脾积热证，证见（ ）

122. 鹅口疮之虚火上浮证，证见（ ）

A. 厌恶进食，多食饱胀，精神尚可

B. 不欲饮食，脘腹胀满，烦躁多啼

C. 不思进食，食而不化，形瘦肢倦

D. 不思进食，食少饮多，便干烦躁

E. 食欲不振，大便稀溏，完谷不化

123. 厌食之脾胃气虚证，证见（ ）

124. 厌食之脾胃阴虚证，证见（ ）

A. 五味消毒饮

B. 己椒苈黄丸

C. 麻黄连翘赤小豆汤合五苓散

D. 知柏地黄丸

E. 真武汤

125. 治疗小儿水肿之脾肾阳虚证，首选方为（ ）

126. 治疗小儿水肿之风水相搏证，首选方为（ ）

A. 健脾养心，补益气血

B. 补益肝肾，养血填精

C. 健脾补肾，益气养阴

D. 补肾填髓，养肝强筋

E. 益气行血，通经活络

127. 五迟、五软之肝肾亏损证的治法为
（　　）

128. 五迟、五软之心脾两虚证的治法为
（　　）

　　A. 清解透表汤

　　B. 透疹凉解汤

　　C. 凉营清气汤

　　D. 清胃解毒汤

　　E. 化斑解毒汤

129. 治疗猩红热之毒炽气营证的首选方剂
是（　　）

130. 治疗风疹之邪入气营证的首选方剂是
（　　）

　　A. 右归丸

　　B. 固本止崩汤

　　C. 金匮肾气丸

　　D. 左归丸

　　E. 举元煎

131. 治疗崩漏之肾阳虚证的首选方是（　　）

132. 治疗崩漏之脾虚证的首选方是（　　）

　　A. 苍附导痰丸

　　B. 少腹逐瘀汤

　　C. 桃红四物汤

　　D. 血府逐瘀汤

　　E. 启宫丸

133. 气滞血瘀型闭经的首选方是（　　）

134. 痰湿阻滞型闭经的首选方是（　　）

　　A. 归肾丸

　　B. 滋血汤

　　C. 六味地黄丸

　　D. 保阴煎

　　E. 右归丸

135. 肾虚型月经过少的首选方是（　　）

136. 血虚型月经过少的首选方是（　　）

　　A. 妊娠初期，呕吐不食，或呕吐清涎

　　B. 妊娠初期，恶心欲呕，晨起尤甚

　　C. 妊娠初期，呕吐酸水、苦水

　　D. 妊娠初期，呕吐痰涎，胸脘满闷

　　E. 妊娠初期，呕吐剧烈，干呕或呕吐
　　　苦黄水，甚则血水

137. 属于脾胃虚弱型妊娠恶阻的症状为
（　　）

138. 属于肝胃不和型妊娠恶阻的症状为
（　　）

　　A. 胎元饮

　　B. 寿胎丸

　　C. 当归散

　　D. 举元煎

　　E. 归肾丸

139. 肾虚型胎漏、胎动不安的首选方是
（　　）

140. 气血虚弱型胎漏、胎动不安的首选方
是（　　）

　　A. 四海疏郁丸

　　B. 逍遥蒌贝散

　　C. 柴胡疏肝汤

　　D. 生脉散合海藻玉壶汤

　　E. 逍遥散合海藻玉壶汤

141. 肉瘿之气滞痰凝证的首选方为（　　）

142. 肉瘿之气阴两虚证的首选方为（　　）

　　A. 早期肛裂

　　B. 息肉痔

C. 肛隐窝炎

D. Ⅱ期内痔

E. 混合痔

143. 一青年妇女，近月余便时疼痛剧烈，大便秘结，点滴下血，应考虑为（ ）

144. 一4岁儿童，大便每日一行，色黄质软，便时下血，应考虑为（ ）

A. 发热，恶寒，无汗，鼻塞，流清涕，打喷嚏，微咳

B. 发热，恶风，少汗，头痛，鼻塞流浊涕，咽红肿痛

C. 高热，恶寒，无汗，头痛，目赤咽红，肌肉酸痛

D. 发热，恶寒，无汗，鼻塞流涕，微咳，脘腹胀满

E. 高热，无汗，惊惕哭闹，睡卧不宁，骤然抽风

145. 小儿风热感冒证见（ ）

146. 小儿时邪感冒证见（ ）

A. 咳嗽反复不已，痰白清稀，气短懒言，自汗畏寒

B. 干咳无痰，口渴咽干，咽痒声嘶，舌红少苔

C. 咳嗽不爽，痰黄黏稠，不易咳出，舌苔黄腻

D. 咳嗽频作，声重咽痒，咳痰清稀，舌苔薄白

E. 咳嗽重浊，痰多壅盛，胸闷纳呆，舌苔白腻

147. 阴虚咳嗽证见（ ）

148. 气虚咳嗽证见（ ）

A. 辛凉宣透，清热利咽

B. 清热解毒，软坚消肿

C. 养阴益气，清解余邪

D. 养阴生津，清热润喉

E. 辛凉透表，清宣肺卫

149. 猩红热之疹后阴伤证的治法是（ ）

150. 猩红热之邪侵肺卫证的治法是（ ）

参考答案

传统医学师承人员出师和确有专长人员
考核模拟试卷（一）

1. B	2. C	3. A	4. A	5. D	6. C	7. D	8. B	9. C	10. A
11. C	12. D	13. D	14. C	15. C	16. D	17. B	18. B	19. A	20. C
21. D	22. C	23. A	24. B	25. C	26. A	27. A	28. C	29. C	30. A
31. B	32. C	33. D	34. D	35. A	36. C	37. B	38. A	39. B	40. D
41. D	42. D	43. B	44. C	45. A	46. B	47. A	48. D	49. D	50. C
51. D	52. C	53. D	54. A	55. A	56. C	57. B	58. C	59. D	60. D
61. A	62. D	63. B	64. D	65. D	66. A	67. D	68. A	69. B	70. B
71. A	72. D	73. A	74. D	75. D	76. D	77. C	78. D	79. D	80. D
81. D	82. A	83. D	84. D	85. B	86. B	87. C	88. D	89. D	90. C
91. C	92. C	93. C	94. D	95. A	96. D	97. D	98. D	99. B	100. C
101. B	102. D	103. D	104. C	105. B	106. C	107. A	108. D	109. B	110. C
111. B	112. A	113. B	114. B	115. D	116. A	117. B	118. D	119. A	120. D
121. D	122. E	123. B	124. A	125. B	126. A	127. E	128. E	129. D	130. E
131. C	132. E	133. A	134. C	135. C	136. A	137. B	138. D	139. C	140. C
141. E	142. C	143. A	144. B	145. A	146. D	147. A	148. B	149. D	150. C

传统医学师承人员出师和确有专长人员
考核模拟试卷 （二）

1. C	2. A	3. C	4. D	5. B	6. A	7. C	8. A	9. B	10. A
11. C	12. A	13. D	14. B	15. B	16. D	17. D	18. C	19. C	20. A
21. A	22. B	23. D	24. C	25. A	26. A	27. D	28. B	29. D	30. C
31. D	32. A	33. B	34. C	35. B	36. A	37. D	38. D	39. B	40. C
41. D	42. D	43. C	44. B	45. C	46. A	47. C	48. B	49. C	50. C
51. B	52. E	53. C	54. B	55. C	56. A	57. A	58. A	59. B	60. D
61. D	62. C	63. D	64. D	65. D	66. C	67. A	68. B	69. D	70. D
71. B	72. C	73. B	74. B	75. D	76. B	77. C	78. E	79. B	80. E
81. C	82. B	83. E	84. D	85. C	86. E	87. B	88. B	89. A	90. D
91. D	92. D	93. C	94. C	95. D	96. B	97. C	98. D	99. C	100. D
101. B	102. C	103. B	104. E	105. A	106. A	107. A	108. B	109. A	110. C
111. C	112. E	113. E	114. B	115. C	116. B	117. B	118. C	119. B	120. D
121. A	122. B	123. C	124. D	125. E	126. C	127. D	128. A	129. C	130. B
131. A	132. B	133. D	134. A	135. A	136. B	137. A	138. C	139. B	140. A
141. E	142. D	143. A	144. B	145. B	146. C	147. B	148. A	149. D	150. A